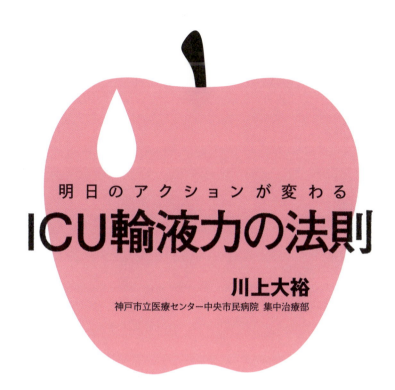

明日のアクションが変わる
ICU輸液力の法則

川上大裕
神戸市立医療センター中央市民病院 集中治療部

The Rule of
Fluid Management in ICU

中外医学社

序

　目指すは甘く実った赤リンゴではない．
　未熟で酸っぱくとも明日への希望へ満ち溢れた青りんごの精神です．
安藤忠雄

　本書は，集中治療医を志す若手医師だけでなく，急性期の輸液・循環管理に携わるすべての医師に向けて書きました．新しいエビデンスが次々と乱立していく現在，それらに振り回されることなくそれらを使いこなすことができるようになることを本書は目指しています．そのためには，根っこである循環生理をしっかり理解することが大切です．

　ICUでは様々なモニターが装着されています．モニターの数値は安心感を与えてくれます．しかし一方で，いたづらにそれらの値に振り回されてしまうということにも陥りがちです．どういう時に，どういうモニターが有効で，どういう時にエラーが出るのか，モニターの原理から理解する必要があります．モニターの数値だけを見ていませんか？　モニターの声に耳を傾けてみましょう．そして，治すのはモニターの数値ではなく患者です．本書で循環生理から理解した暁には，急性期の循環輸液管理の理解が深まり，明日からの臨床でのみえる景色が変わることでしょう．

　本書の執筆を行ったのはちょうど卒後10年目の時分でした．私の尊敬する指導医の言葉に，「卒後10年までは自己研鑽，10年経ったら社会に還元する方法を考えよ」というものがあります．たかだか卒後10年というまだまだ未熟な小生が，いっちょまえに本を出すということは大変恐れ多くはありますが，未熟であるからこそ初学者にも寄り添える一面があると信じ，本書を出版させていただきました．そして何年経っても「未熟で酸っぱくとも明日への希望へ満ち溢れた青りんごの精神」を持ち続けようと思います．熟れたりんごは食べられるか落ちるだけ．人生最後まで青く！

　本書を通じ「輸液力」を高め，読者の皆様が自信を持って急性期の循環管理が行えるようになることを願っています．

　また，私を集中治療の世界に導いてくださった飯塚病院時代の指導医である尾田

琢也先生，同じく飯塚時代からことあるごとに相談に乗ってくださった"ストロング"吉野俊平先生，集中治療（人生？）の師匠である神戸市立医療センター中央市民病院の瀬尾龍太郎先生，循環管理のカリスマ 下薗崇宏先生，いつも暖かく見守ってくださる美馬裕之先生，植田のアニキにこの場を借りて感謝を申し上げます．また，日々切磋琢磨している戦友である歴代神戸集中治療フェローのみんなにも．そして常に私の前を走り続ける循環器内科医である実兄，川上将司にも．本書の企画，編集において中外医学社の宮崎雅弘さま，沖田英治さまには大変お世話になりました．お礼申し上げます．

2019年，初夏の潮香る神戸，港島にて

川上大裕

明日のアクションが変わる ICU輸液力の法則 目次

第1章 輸液の基本 ……1
どのコンパートメントにどの輸液製剤を入れるか？

1. どのコンパートメントに水を入れるのかを意識する …… 2
2. どの輸液製剤を入れるべきか，それが問題だ …… 4
   1) 輸液製剤の体内分布（前編 〜水の移動の法則） …… 4
   2) 輸液製剤の体内分布（後編 〜輸液製剤のキャラクター編） …… 11
   3) 永遠のライバル，晶質液と膠質液 〜晶質液編 …… 18
   4) 永遠のライバル，晶質液と膠質液 〜膠質液編 …… 23
3. 侵襲時に体液動態はどう変わるのか？ 晶質液 vs. 膠質液 …… 29
   1) サードスペースとは？ …… 29
   2) 輸液研究の金字塔 〜SAFE study は従来の
      体液コンパートメントでは説明できない？ …… 31
   3) Revised Starling 式とグリコカリックスモデルで紐解く
      Context sensitive という概念 …… 33
   4) 晶質液 vs. 膠質液の仁義なき戦い …… 44

第2章 循環管理の基本① ……53
輸液の「目標」は何か？

1. 何のために輸液をするのか？ …… 54
   1) ショックとは何か？ …… 54
   2) 酸素需給バランスとは？ …… 57
   3) 血圧はなぜ重要なのか？ …… 72
   4) 何のために輸液をするのか？ …… 82

目次 i

2● 静脈系＝右室前負荷　〜静脈系は血液の巨大な貯蔵庫 ………… 85
　　1）静脈系には循環に作用しない，ただ蓄えているだけの
　　　　volumeがある　〜stressed volumeとunstressed volume … 85
3● 前負荷と動脈系　〜左室前負荷とCOのはなし ……………… 92
　　1）Frank-Starling曲線とは ………………………………………… 92
　　2）右室の前負荷と左室の前負荷をイメージする ……………… 94
4● 輸液反応性と輸液必要性を考える ……………………………… 103
　　1）輸液反応性とは？　Frank-Starling曲線のどこにいる？ … 103
　　2）輸液反応性があれば輸液をするのか？　輸液必要性 ……… 104
　　3）大量輸液の害 …………………………………………………… 106

第3章　循環管理の基本②　111
何を「指標」に輸液をするのか？

1● 何を「指標」に輸液をするのか？ ……………………………… 112
2● 血行動態モニターを制すれば輸液を制す？ …………………… 117
　　1）PAC　〜血行動態モニター界のキング ……………………… 117
　　2）FloTracモニター　〜血行動態モニター界の若きエース …… 142
　　3）PiCCOモニター　〜血行動態モニター界のクィーン ……… 148
　　4）その他の非侵襲的モニター
　　　　〜血行動態モニター界のニューウェーブ …………………… 155
　　5）エコー　〜血行動態モニター界のジョーカー ……………… 159
3● 静的指標と動的指標 ……………………………………………… 170
　　1）静的指標とは何か．動的指標とは何か ……………………… 170
　　2）静的指標と動的指標．どっちを使う？ ……………………… 175
4● "フェーズ"を意識する …………………………………………… 180
　　1）急性期輸液の4つの"フェーズ"を知っていますか？ …… 180
　　2）経験の積み重ねからクリニカルコースをイメージ
　　　　できるようになる …………………………………………… 183
　　3）モニターに踊らされるな　〜PACはなぜ消えた？ ………… 188

4）イメージしたコースと異なる 〜なにかおかしいな？
　　　　　と思ったとき ……………………………………………… 192
　　5）維持輸液とボーラス輸液 〜輸液管理の実際とコツ ……… 195
　　6）侵襲的モニターが使用できない環境下での輸液戦略 ……… 197

第4章 輸液管理の実際 　205
　　　実践編

1 ● 敗血症性ショック ………………………………………………… 207
　　1）敗血症の定義の変遷 …………………………………………… 212
　　2）SSCG2016における輸液戦略 ………………………………… 218
　　3）カテコラミンを使い分ける …………………………………… 224
　　4）敗血症のステロイド …………………………………………… 235
　　5）AKIの輸液戦略 ………………………………………………… 239
2 ● 急性心不全 ………………………………………………………… 245
　　1）急性心不全の分類 ……………………………………………… 249
　　2）PVループで循環管理を深める ……………………………… 254
　　3）右心というもの ………………………………………………… 272
　　4）弁膜症患者の循環管理 ………………………………………… 277
3 ● ARDS　急性呼吸窮迫症候群 …………………………………… 282
　　1）ARDSとは ……………………………………………………… 285
　　2）結局変わらないARDSの輸液管理のコンセプト …………… 291
4 ● ACS　腹部コンパートメント症候群 …………………………… 303
　　1）もう一つのACSを知っていますか？ ………………………… 305
　　2）膀胱内圧とIAP ………………………………………………… 308
　　3）ACSのマネージメント ………………………………………… 310

終章　輸液管理のプロトコール　317

1) 急性期輸液療法のプロトコール ……………………………… 318
2) プロトコールを採用すべきか？ ……………………………… 321

COLUMN

- 総体内水分量はみんな同じ？ ……………………………………… 3
- 生理食塩液は等張？　生理的？ …………………………………… 9
- 高 Na 血症を伴うショック時には輸液は何を使う？ …………… 17
- ドナン効果はどんな効果？ ………………………………………… 27
- アルブミン製剤の有害事象 ………………………………………… 28
- 輸血の血漿増量効果？ ……………………………………………… 43
- 投与した晶質液，膠質液はどれくらいの時間血管内に
  とどまるのか？ …………………………………………………… 43
- 血漿増量効果，膠質浸透圧維持以外のアルブミンの効果 ……… 49
- 蘇生時に血中アルブミン濃度を目標にアルブミンを
  投与すべきか？ …………………………………………………… 50
- 蘇生輸液は等張アルブミン？　高張アルブミン？ ……………… 51
- VO_2 の求め方 ……………………………………………………… 70
- $ScvO_2$ と SvO_2 ………………………………………………… 70
- PCO_2 ギャップ …………………………………………………… 71
- 非観血的か観血的か ………………………………………………… 78
- SBP と DBP ………………………………………………………… 81
- 後負荷とは？ ……………………………………………………… 100
- 輸液のトリガー …………………………………………………… 115
- いろいろな CO の測定法 ………………………………………… 139
- PAWP で心原性肺水腫と非心原性肺水腫は区別できるか？ … 140
- microcirculation を評価するモニター …………………………… 157

- PLRの測定に関してのちょっとマニアックな話 …………… 173
- ショックの分類 ……………………………………………… 230
- 敗血症性心筋症にご用心 …………………………………… 232
- 前負荷，後負荷，心収縮力の相互依存性の変化 ………… 271
- ラシアル？ …………………………………………………… 296
- ARDSと右心 ………………………………………………… 297
- ARDSとECMO 〜VVとVA ………………………………… 299

索引 …………………………………………………………… 325

第1章

輸液の基本
~どのコンパートメントにどの輸液製剤を入れるか?~

神は細部に宿る
God is in the details.
Ludwig Mies van der Rohe

1. どのコンパートメントに水を入れるのかを意識する

どんな輸液の教科書も「体内の水分布」についての話から始まります．なぜ体内の水分布を知っておかないといけないのでしょうか？ 輸液製剤にはいろいろ種類があります．ある輸液製剤を投与した際に水が体内にどう分布するのか？ 特に蘇生時には**何％が血管内に残るのか？** ということを意識することがとても大切だからです．人の体内で水が分布する場所は，細胞内と細胞外の2つの分画＝コンパートメントに分かれます．細胞外はさらに間質と血管内に分けられますので，最終的には細胞内，（細胞外）間質，（細胞外）血管内の3つのコンパートメントに分かれるといえます．

人の体にはどれくらいの水分があるのでしょうか？ 人の体の60％は水でできています．よって**体重の60％が総体内水分量**となります．そのうち体重の**40％**が75兆個もの細胞の内にある細胞内液（ICF：intracellular fluid）であり，残りの**20％**分が細胞外液（ECF：extracellular fluid）です．さらに細胞外液の3/4（体重の**15％**）が間質，1/4（体重の**5％**）が血管内に分布しています 図1-1 ．

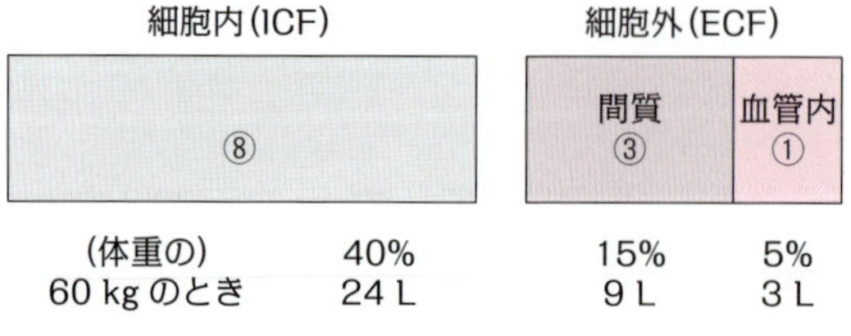

細胞内（ICF）	間質	血管内
⑧	③	①
40％	15％	5％
（体重の）60 kg のとき 24 L	9 L	3 L

図1-1 体の水分布
体重の60％が水分であり，細胞内：（細胞外）間質：（細胞外）血管内＝40％：15％：5％＝8：3：1である．この8：3：1という比は必ず暗記する！

例えば体重60kgとすれば，細胞内液が24L（40%），間質が9L（15%），血管内が3L（5%）ということになりますね．血管内の水分量は体重の5%です．循環血液量が体重の7～8%と聞いたことがある方は，一致していないことを不思議に感じられるかもしれませんね．ここでいう「血管内」とは血球成分を除いた循環血漿量を指します（循環血液量ではありません）．Hctを40%とすると，血液のおおよそ40%が血球で，60%が血漿です．血管内＝血漿であり，血球を含めた血液量ではないことに注意してください．

体内には水が分布するコンパートメントが3つあります．そのうち**急性期，ショックの蘇生時に水を入れるべきコンパートメントは血管内**です．輸液製剤にはたくさん種類がありますが，輸液した水がどのコンパートメントに分布するのかは製剤によって異なります．それぞれの輸液製剤が，どれくらい血管内にとどまるのかについてみていきましょう．

●体液は，細胞内：（細胞外）間質：（細胞外）血管内＝8：3：1で分布する！

COLUMN

総体内水分量はみんな同じ？

厳密にいうと総体内水分量は，男性で60%程度，女性で50%程度です．女性は男性に比べ一般的に脂肪量が多いためといわれています．脂肪には水はありません．一方，筋肉には水分が多く含まれます．やせている人やマッチョな人は太った人より体の水分は多いのです．高齢の方で筋肉量が落ちてくると総体内水分量は50%程度となります．

2. どの輸液製剤を入れるべきか，それが問題だ

1）輸液製剤の体内分布（前編 ～水の移動の法則）

　輸液製剤にはたくさん種類があります．それらを使いこなすためには，それぞれがどのコンパートメントに分布するのか，どれくらい血管内に留まるのかについて知っておかねばなりません．水は体液コンパートメント間を移動します．この体液コンパートメント間の水の移動を知るためには2つのキーワードがあります．それは，**Starlingの法則（静水圧と膠質浸透圧）と張度（有効浸透圧）**です．体外への水の出入りは常に血管内を介して起こります．経口もしくは輸液で入れた水は，最初に必ず血管内コンパートメントに分布します．その後，Starlingの法則と張度の差に従い各コンパートメントに分布していくのです．

　Starlingの法則，張度というちょっと難しめのことばが出てきました．これから解説していきますね．まず，細胞内・間質・血管内の3つのコンパートメント間は，それぞれ**細胞膜**と**毛細血管膜**という半透膜によって隔てられています 図1-2 ．細胞内（細胞膜）間質（毛細血管膜）血管内といった感じです．**細胞膜は水を通しますが，電解質などの溶質を通しません．**一方，**毛細血管膜は水や電解質などの溶質は通しますが，分子量の大きいアルブミンなどの蛋白は通しません．**細胞膜間の水の移動を規定しているのが張度で，毛細血管膜間の水の移動を規定しているのがStarlingの法則です．

　まずは，細胞膜間の水の移動＝張度についてみていきます．張度（tonicity）は有効浸透圧（effective osmolality）ともいいます．国家試験の時に式を暗記した「血漿浸透圧」と何が違うのでしょうか？　血漿浸透圧

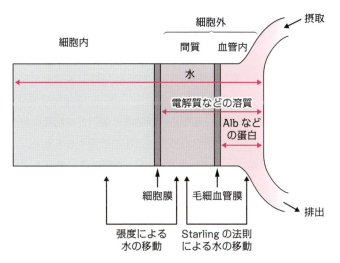

図1-2 細胞膜と毛細血管膜

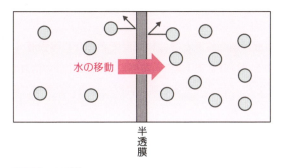

図1-3 半透膜

半透膜を移動できない溶質によって濃度差が生じ，それが浸透圧差となり水の移動を引き起こす．

を求める式は以下のように表されるのでした．

$$血漿浸透圧 = 2 \times [Na] + Glucose/18 + BUN/2.8$$

浸透圧は電解質などの溶質の総数を表しています．溶質のサイズとは無関係であくまで溶質の数が浸透圧を規定しています．溶質1mol（6.0×10^{23}個）は，浸透圧1 Osm（オスモル）といいます．血漿中の浸透圧を形成する物質は，主に電解質と糖と尿素窒素です．血漿の陽イオンの大部分

はNaでそれと同数の陰イオンがあるため,総電解質数はおおよそNa数の2倍に近似できます.それに血糖と尿素窒素を加えることよって血漿浸透圧(=血漿中の溶質の数)は求められるのです〔グルコースの分子量180,尿素窒素の分子量28で割ることでモル(数)に変換しています〕.

尿素窒素は自由に細胞膜を移動し,細胞内と細胞外に均等に分布します.よって尿素窒素によっては細胞内外で浸透圧格差が生じません.このように**細胞膜は水や尿素はよく通しますが,Naや糖は通しません**(糖はインスリンと共に細胞内に移動しますがわずかです).このNaや糖によって浸透圧較差が生じます.よって,水の移動に真に有効な浸透圧=張度は尿素を除いたものになり,以下のように表されます 図1-4 .

張度(有効血漿浸透圧)= 2 ×[Na]+ Glucose(mg/dL)/18

細胞外の張度はほとんどがNaと血糖によって規定されているのですね.

0.9%生理食塩液は細胞外液と等しい張度であるため**等張液**(または,**細胞外液補充液**)とよばれます(コラム参照).生理食塩液の溶質である電解質はNaとClです.NaとClは毛細血管膜を通過しますが,細胞膜は

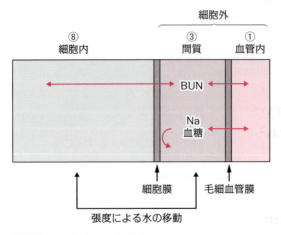

図1-4 張度による水の移動

通過しないのでしたね．生理食塩液は血管内に入ったあと，すみやかに細胞外コンパートメントに分布します．生理食塩液は等張ですので，投与後の細胞外コンパートメントの張度は変化しません．そのため細胞膜を介した細胞内への水の移動は起こりません．よって，**生理食塩液を投与した場合，細胞外のみに分布**することになります．細胞内：（細胞外）間質：（細胞外）血管内＝8：3：1でしたね．間質：血管内は3：1ですので，投与した生理食塩液の1/4のみが血管内に残ることになるのです．

では，張度の高い3％食塩液（高張食塩液）を加えた場合はどうなるでしょうか？ 加えた電解質は血管内から細胞外に分布し，今度は細胞外の張度が上昇するため細胞内→細胞外への水の移動が起こります．ちょっと難しいので計算は省きますが，1Lの3％生理食塩液を投与した場合，細胞外液量は2.5L増加し，細胞内液量は1.5L減少すると計算することができます．

さて，次に毛細血管膜間の移動＝Starlingの法則をみていきましょう．**毛細血管膜の水の移動は静水圧（P）と膠質浸透圧（π）によって規定されています**．間質と血管内の電解質組成（張度）はほぼ同じです．毛細血管膜を蛋白は通過しないため，蛋白質濃度は血管内≫間質となります．これによって膠質浸透圧が形成されます．Starlingの法則を式で表すと，

血管内→間質への水の移動：

$$Jv = Lp \times S \times \{(Pc - Pi) - \sigma(\pi c - \pi i)\}$$

Lpは膜の透過度（permeability），Sは膜の表面積（surface area），σは反発係数でいずれも係数です．cはcapillary，iはinterstitialの頭文字でPc/iはそれぞれ血管内/間質の静水圧，πc/iはそれぞれ血管内/間質の膠質浸透圧を表しています．慣れるまでは暗号のようで吐き気がしますね．一見難しく感じますが，**血管内静水圧が高いと血管内→間質へ水が移動し，血管内膠質浸透圧が高いと間質→血管内へ水が引き込まれる**といっているだけです 図1-5．

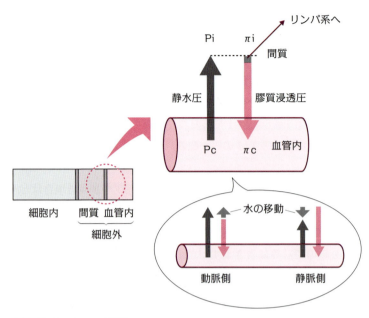

図 1-5 Starling の法則

血管内→間質，間質→血管内へ水を移動させる力はほぼ等しく均衡が保たれている．毛細血管の動脈側は静水圧が高いため血管内→間質へ水が移動する．一方，静脈側では動脈側での水の移動に伴う蛋白濃度上昇より膠質浸透圧が高くなっているため間質→血管内へ水が引き込まれる．動脈側，静脈側の正味で水の移動はほぼ等しく，打ち消される．しかし実際には，わずかながら血管内→間質への水の移動が多く起こる．この間質に残った水はリンパ管によって血管内に戻される．

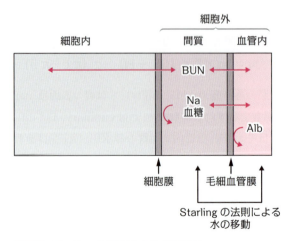

図 1-6 Starling の法則による水の移動

8

5%アルブミン製剤は血管内の膠質浸透圧とほぼ等しいため，投与後の血管内の膠質浸透圧は変わりません．よって，毛細血管膜を介した水の移動は起こりません．そのため**投与した5%アルブミンは全て血管内のみに分布**することになります．

POINT
- 体液コンパートメント間の水の移動はStarlingの法則と張度によって決まる！
- 0.9%生理食塩液（等張液）を投与すると細胞外コンパートメントに分布し，血管内には1/4のみ残る．
- 5%アルブミン液を投与すると血管内コンパートメントに分布し，全て血管内に残る．

COLUMN

生理食塩液は等張？ 生理的？

　生理食塩液は154mEq/LのNaと154mEq/LのClからなります．足して生理食塩液の張度は308mOsm/kg H_2O となります．あれ，正常の血漿浸透圧って290mOsm/kg H_2O くらいじゃなかったっけ？？　と思った方はいませんか？

　生理食塩液の理論的な浸透圧は154 + 154 = 308mEq/L（mOsm/kg H_2O）ですが，実際にはイオン間同士の相互作用があるため浸透圧を求める際には張度に「浸透圧係数」をかける必要があり，生理食塩液の浸透圧係数0.93をかけ，実際の浸透圧は286mOsm/kg H_2O となり，血管内の浸透圧とほぼ等しくなるのです．

　例えば正常の血清Na濃度を142mEq/L，血糖を106mg/dLとすると，血漿の張度＝2×[Na]＋Glucose（mg/dL）/18＝293mOsm/Lと求められます．同じ式で生理食塩液の張度を求めると，生理食塩液の張度＝154×2＝308mOsm/Lです．あれ？？　血漿の張度＜生理食塩液の張度と

なっていませんか？　生理食塩液は等張じゃなかったのでしょうか？　実際，血漿中の陽イオンには Na 以外の K や Ca, Mg などの陽イオンも含まれますので，その分を足すと結果として血漿と生理食塩液の張度は同じになります．紛らわしいですが，生理食塩液の Na 濃度は 154mEq/L であり，血清 Na 濃度 142mEq/L より高く全然生理的とはいえませんが，等張ではあるのですね．

2）輸液製剤の体内分布（後編 〜輸液製剤のキャラクター編）

前項では水の移動の法則を学びながら，細胞外と等しい張度の生理食塩液は細胞外コンパートメントに，血管内の膠質浸透圧と等しい5％アルブミンは血管内コンパートメントのみに分布することを学びました．さて，それでは生理食塩液以外の5％ブドウ糖液，○号液といった輸液製剤の血管内の分布とそれぞれのキャラクターについて見ていきましょう．

図1-2 を再掲します．水＝ free water（自由水）は毛細血管膜，細胞膜を自由に移動するのでしたね．浸透圧0の蒸留水を血管内に輸液すると浸透圧較差から赤血球が溶血してしまいます．そのため蒸留水にブドウ糖を加えることで等張にして溶血を防いでいます．5％ブドウ糖液に含まれるブドウ糖は，血管内ですぐに分解されるらしく，結果として自由水を入れていることになるのです．

さて，それではその他の輸液製剤を1L投与した際に，水がどう分布するのかを見ていくことにしましょう．重要なポイントは，○号液とよばれ

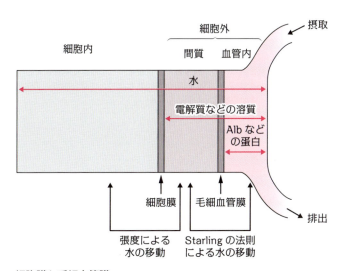

細胞膜と毛細血管膜

る輸液製剤は，生理食塩液と 5%ブドウ糖液を混ぜて作られたものだと理解することです．それぞれの輸液製剤の組成を示した 表1-1 を参照しながら読み進めていただけると理解しやすいかと思います．

表1-1　各輸液製剤の組成

輸液製剤	陽イオン Na$^+$ (mEq/L)	陽イオン K$^+$ (mEq/L)	陰イオン Cl$^-$ (mEq/L)	陰イオン 乳酸$^-$ (mEq/L)	P (mmol/L)	ブドウ糖 (g/L)	熱量 (kcal/L)	張度 (生食を1とする)
生理食塩液	154		154				0	1
5%ブドウ糖液						50	200	0
1号液 (ソリタT1®)	90		70	20		26	104	約3/5
1号液 (KN1A®)	77		77			25	100	1/2
2号液 (ソリタT2®)	84	20	66	28	10	32	128	約2/3
3号液 (ソリタT3®)	35	20	35	20		43	172	約1/3
4号液 (ソリタT4®)	30		20	10		43	172	約1/5

溶血が起こらないように，どの製剤も血漿浸透圧とほぼ同じ浸透圧（総電解質とブドウ糖から形成される）となるように作られている．しかしこの浸透圧は輸液製剤の有効浸透圧（張度）とは異なる．なぜなら輸液中のブドウ糖は投与後すぐに分解されるため，輸液製剤の張度を考える際は総電解質量のみから考える．例えば3号液の張度は 2 ×（Na+K）= 2 ×（35+20）= 110 となり，生理食塩液の張度の約 1/3 である．これにブドウ糖分を加えた浸透圧は血漿浸透圧と等しくなる．

0.9%生理食塩液

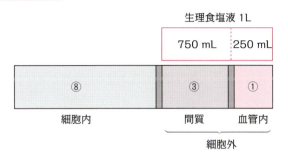

図1-7　0.9%生理食塩液の体内分布

　生理食塩液1Lを投与すると，血管内に入ったあとに，等張液ですので細胞外コンパートメント内に均一に分布します．間質：血管内＝3：1ですので，間質に750mL，血管内に250mL分布します．投与量の1/4と比較的多くが血管内コンパートメントに分布するために，ショック時の蘇生輸液として用いられます．

5%ブドウ糖液

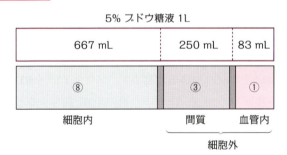

図1-8　5%ブドウ糖液の体内分布

　自由水ですので，すべてのコンパートメントを自由に行き来します．5%ブドウ糖液1L投与すると，すべてのコンパートメントに均一に分布します．細胞内：間質：血管内＝8：3：1ですので，細胞内に667mL，間質に250mL，血管内に83mL分布します．**5%ブドウ糖液は血管内には1/12しか残らない**のですね．主に高Na血症の際の自由水補充目的で用

いられます．血管内にほとんど残らないことからショック時のvolume負荷の手段として用いられることはありません．仮にショック時に5%ブドウ糖液を急速投与してしまうと，高血糖をきたす恐れもあります．また，脳浮腫の患者さんに投与してしまった場合，5%ブドウ糖は細胞内に多く水が移動するので脳浮腫を悪化させる危険性があります．

1号液

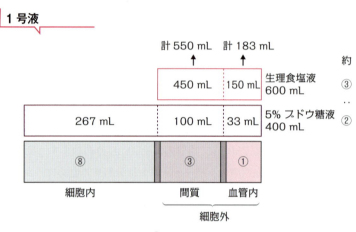

図1-9　1号液（ソリタT1®）の体内分布

　○号液というものは，生理食塩液と5%ブドウ糖液を混ぜて作ったものと理解するとわかりやすいです．例えば1号液のソリタT1®の張度は生理食塩液の60％＝3/5程度です．ソリタT1®を1L投与することは，生理食塩液600mLと5%ブドウ糖400mL投与すると捉えます．この場合，細胞内に267mL，間質に550mL，血管内に183mL分布します．

　また，同じ1号液であるKN1A®は張度50%であることから1/2生食＝half salineとよばれます．生理食塩液と5%ブドウ糖とのhalf-and-halfですね．1号液はKを含まず，腎機能が悪くても安全に使用できること，細胞内脱水（自由水欠乏），細胞外液量欠乏のどちらにも安全に使えることから古典的に開始液とよばれます．開始液とはよばれますが，主に血管内に水を入れたいショック時には生理食塩液などの細胞外液で開始すべきです．

2号液

2号液，ソリタT2®の張度は生理食塩液の2/3です．よって，ソリタT2®を1L投与することは，生理食塩液670mLと5％ブドウ糖330mL投与する場合と同じ水分布となります．

2号液は細胞内液補充液などとよばれます．KやPなどの細胞内の主要電解質を含むことが特徴です．refeeding syndromeを懸念する低栄養時に，電解質補充を兼ねながら細胞外液を補充する際などに好んで使われます．これもショックの蘇生に使われることはありません．ちなみに筆者の働く施設では採用もありません．

3号液

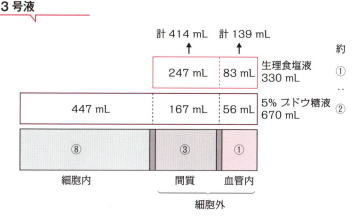

図1-10　3号液の体内分布

3号液，ソリタT3®の張度は生理食塩液の約1/3です．よって，ソリタT3®を1L投与することは，生理食塩液330mLと5％ブドウ糖670mL投与する場合と同じ水分布となります．よって，細胞内に447mL，間質に414mL，血管内に139mL分布します．**3号液は血管内には約140mLしか残らない**ので，ショック時の輸液としてはやはり適しませんね．

3号液は別名，**維持液**とよばれ頻用される輸液製剤です．1日に最低限必要な水，電解質はだいたい水が30×体重（kg）mL，Na 1mEq/kg，K 0.5mEq/kg程度です．60kgの人なら3号液を2000mL入れると水

2000mL, Na 70mEq, K 40mEq となります．だいたい1日に必要な水，電解質をまかなえるため維持液とよばれ，入院中の絶食患者の輸液などいわゆるメンテナンス量として好んで用いられます．

　ショック患者で経口摂取ができない場合，食べられないからといって蘇生期も回復期も一律に維持液を投与し続けるわけではありません．蘇生期は血管内の水を十分に保つために輸液することを考えればよく，その場合は生理食塩液などの細胞外液が適しています．そして回復期にはいわゆるrefillで水が血管内に戻ってきます．そのため必ずしも維持液というものは必要とはならず，たとえ水分の摂取がない状況でも血管内水分量は保たれておりほとんど輸液自体が必要とならないケースがほとんどです．また，心不全や肝硬変，ネフローゼ症候群など有効循環血漿量が低下した場合には，ADH（抗利尿ホルモン）の分泌が過剰となります．それ以外には術後患者などのほか，痛みや嘔気嘔吐など，様々なストレスによってもADHの分泌が過剰となります．ADHは水を再吸収しますので，そこに漫然と低張な維持液を投与することで医原性の低Na血症を招く恐れもあります．2017年のイギリスのNICEガイドラインでは維持液をルーチンとして勧めていますが，確かなエビデンスがあるわけでなく，入院患者が絶食となった際には電解質や体重などをモニターし，病態に応じて輸液製剤を使い分けるべきで，ルーチンに維持液を使用することは避けるべきと考えます[1]．

4号液

　4号液，ソリタT4®の張度は生理食塩液の1/5です．よって，ソリタT4®を1L投与することは，生理食塩液200mLと5％ブドウ糖800mL投与する場合と同じ水分布となります．

　4号液は別名，術後回復液ですが，これは命名に問題があると思われます．4号液の張度は低く，血管内にはほとんど残らないですし，術後は先ほど述べた通りADH分泌も亢進し低Na血症をきたしやすくなります．よって，術後に適した輸液とはいいがたく，Kが入っていないことから透析患者の維持液のような位置づけと捉えるとよいでしょう．

以上，生理食塩液，5%ブドウ糖液，○号液の輸液の分布，特徴について話してきましたが，血管内に水を入れたい蘇生時においては生理食塩液が第一選択となることがわかっていただけたと思います．また，前項で触れた5%アルブミンも血管内のみに分布する特徴をもつ輸液製剤でしたね．ショックの際には生理食塩液ないしは5%アルブミン製剤が適しています．次項では，この生理食塩液を代表とする晶質液と5%アルブミン液を代表とするアルブミン製剤の特徴についてさらに理解を深めていきたいと思います．

- 輸液製剤は，生理食塩液と5%ブドウ糖液を混ぜて作られたものと理解する．
- 蘇生期，回復期に漫然と維持液を投与しない．

COLUMN

高Na血症を伴うショック時には輸液は何を使う？

　集中治療の現場で高Na血症は大量の細胞外液輸液などのNa過負荷によって生じる場合もあります．しかし，利尿，嘔吐，下痢などの低張性体液の喪失によって起こることも多いです．血管内容量がさほど減少していない場合は，自由水喪失量（free water loss）を計算し（体重×0.6×([Na]/140−1)），2日間ほどで補正していけばいいのですが，高Na血症で血管内容量の減少によるショック状態にまで陥った際にも，5%ブドウ糖を選択するのでしょうか？　いや，その時はやはり血管内に水を入れる必要性があるため，細胞外液すなわち生理食塩液が選択されます．自由水の補充はそれとは別に考えましょう．

第1章　輸液の基本

3）永遠のライバル，晶質液と膠質液 〜晶質液編

晶質液＝ crystalloid とは，細胞膜を介し細胞外液コンパートメント内を自由に拡散できる電解質液です．生理食塩液を代表とする細胞外液補充液だけでなく，○号液や5％ブドウ糖液も晶質液に含まれます．しかし，これから蘇生時の輸液についての話を進めていきますので，本書で晶質液といえば細胞外液補充液を表すこととします．一方，**膠質液＝ colloid** は，溶質の分子量が大きく毛細血管壁を通過せず，膠質浸透圧によって血管内にとどまる製剤です．膠質液には，アルブミン製剤以外に，HESやデキストランといった人工膠質液も含まれます 表1-2 ．

晶質液の代表といえば生理食塩液．1L投与したら，250mLが血管内コンパートメントに分布するのでした．膠質液の代表といえば5％アルブミン液．1L投与したら，1Lが血管内コンパートメントに残るのでした．蘇生時はいかに血管内に水を入れるかがカギとなります．晶質液と膠質液はどちらも血管内コンパートメントへの分布が多い輸液製剤です．ショック時の輸液製剤としてどちらを用いるべきか？ という命題は常に議論され続けてきました．両者の使い分けを考えていく前に，両者の特徴について整理しておきましょう．まずは晶質液から．

前述のコラム「生理食塩液は等張？ 生理的？」という項を思いだして

表1-2　輸液製剤の分類

	晶質液		膠質液	
細胞外液補充液	○号液	5％ブドウ糖	アルブミン製剤	人工膠質液
生理食塩液			5％	HES
乳酸リンゲル			20％	デキストラン
酢酸リンゲル			25％	
重炭酸リンゲル				

ください．生理食塩液のNa濃度154mEq/Lは血漿Na濃度140mEq/Lよりも血中濃度が高いので生理的じゃないよねという話でした．生理食塩液はNaと同数のClイオンからなっています．蘇生時に大量の生理食塩液を投与した場合，NaだけでなくClも大量に投与されます．そうすると**高Cl性代謝性アシドーシス**を引き起こします．また，**Clの負荷は，腎の輸入細動脈を収縮させ，腎血流が低下し，AKI（急性腎障害）を引き起こす**ともいわれています．

この高Cl代謝性アシドーシスなどを防ぐ目的で**リンゲル液**が登場しました．リンゲル液は，輸液中のNa濃度が生理食塩液より低く，その他の陽イオンとしてCaやMgイオンなどを含む特徴があります．また，陰イオンに緩衝剤として乳酸や酢酸，重炭酸が入っており，Cl濃度が生理食塩液より低くなるように設定されています．張度は生理食塩液の90%程度になりますが，大量輸液時に高Cl性代謝性アシドーシスが起こりにくくなっています（起こらないわけではありません）．リンゲル液には緩衝剤の種類によって，**乳酸リンゲル，酢酸リンゲル，重炭酸リンゲル**があります．それぞれの特徴を見ていきましょう．

乳酸リンゲル

最初に開発されたのが，乳酸リンゲル液です．商品名でいうとラクテック®やラクトリンゲル®，ソルラクト®などです．生体において重要な緩衝剤はHCO_3^-ですが，陽イオンと結合して析出してしまうため輸液剤に含めることが技術的に困難でした．そこで乳酸に注目しました．緩衝剤である乳酸は投与後生体内で代謝され，HCO_3^-となります．しかし，肝不全時には乳酸の分解が間に合わず，血中乳酸濃度が上昇してしまい，乳酸アシドーシスをきたす恐れがあるため注意しないといけません．

酢酸リンゲル

乳酸値の上昇を克服すべく次に開発されたのが，酢酸リンゲル液です．商品名でいうとヴィーンF®やソルアセトF®などです．緩衝剤として乳酸の代わりに酢酸ナトリウムを使用しています．酢酸は，肝臓や腎臓だけでなく骨格筋でもHCO_3^-に代謝することができるのです．しかし，乳酸

表1-3 晶質液の電解質組成

輸液製剤	電解質 陽イオン			
	Na$^+$ (mEq/L)	K$^+$ (mEq/L)	Ca^{2+} (mEq/L)	Mg^{2+} (mEq/L)
生理食塩液	154			
乳酸リンゲル（ラクテック®）	130	4	3	
酢酸リンゲル（ヴィーンF®）	130	4	3	
重炭酸リンゲル（ビカーボン®）	135	4	3	1

より早いとはいえ，酢酸がHCO$_3^-$に代謝されるのにも時間がかかるといわれています．1時間に数Lもの短時間に大量の酢酸リンゲルを投与した際には心機能低下や血管拡張作用によって血圧低下をきたす可能性があるともいわれています．

重炭酸リンゲル

　輸液製剤中にHCO$_3^-$を含めることが技術的に困難だったのを克服し登場したのが重炭酸リンゲルです．わが国で開発されました．ビカーボン®，ビカネイト®などです．また陽イオンとしてMgイオンが含まれていることも特徴です．術後患者や敗血症患者など重症患者ではしばしば細胞内シフトによるMgの低下をきたすことがあり，不整脈や筋力低下などを惹起する可能性があります．これらを防ぐ目的で付加されてはいますが，乳酸マグネシウム注射液が20mEq/20mLであることを考えると，輸液中のMgイオンは2mEq/Lと極少量ではあります．腎機能障害時にはMg上昇も心配になりますからあまり多いと問題になりますしね．重炭酸が直接付加されているだけあって，筆者の印象としては代謝性アシドーシスをきたしにくい印象があります．

　これらリンゲル液が生理食塩液に比べ，高Cl性代謝性アシドーシスや腎機能障害をきたしにくく，死亡リスクを下げることがいくつかの観察研究で示されています．Cl濃度の高い生理食塩液と異なり人体の組成に近

陰イオン					張度 (生食を 1とする)	500mL 製剤の薬価 (円)
Cl⁻ (mEq/L)	乳酸⁻ (mEq/L)	酢酸⁻ (mEq/L)	HCO₃⁻ (mEq/L)	citrate³⁻ (mEq/L)		
154					1	
109	28				約0.9	200
109		28			約0.9	145
113			25	5	約0.9	219

いリンゲル液や日本では発売されていない Plasma Lyte などを Balanced crystalloid とよびます．この Balanced crystalloid と生理食塩液を比較した有名な RCT が 2 つあります．一つめは SPLIT trial とよばれるパイロット RCT です．サンプルサイズは計算されていません．2278 名を対象に Plasma Lyte 群と生理食塩液群で AKI の発症をプライマリアウトカムとし比較した研究で，結果に有意差はありませんでした[4]．2 つ目の RCT は SMART trial で，7942 名（多い！）を対象に Balanced crystalloid 群（乳酸リンゲル or Plasma Lyte）群と生理食塩液群で腎有害事象〔MAKE: major adverse kidney event〕：30 日 or 退院までの全死亡＋新規の腎代替療法（RRT）＋腎機能障害の遷延（ベースラインのクレアチニン値の 2 倍以上）の複合アウトカム〕をプライマリアウトカムとして比較した研究です[5]．MAKE は Balanced crystalloid 群で 14.3％，生理食塩液群で 15.4％と有意に Balanced crystalloid 群で少ない結果となりました（P = 0.04）．SPLIT trail で出なかった差がどうして SMART trial で見られたのでしょうか？ SPLIT trial は重症例が少なかったことが理由の一つとして考えられています．SPLIT trial では ICU での輸液量も 2L 程度と少なく，軽症の術後患者がほとんどでした．また，症例数が SMART trial はダントツに多く，些細な差を検出した可能性があります．SMART trial において，複合アウトカムでは有意差を認めるものの個々のアウトカムでは有意差はないこと，絶対リスク減少率は 1.1％で NNT 91 であることから統計的に有意であっても臨床的に意味のある差かどう

かは十分に吟味する必要があります．ただしこの論文では，「年間500万人のICU患者のいる米国においてはこの差も注目すべきだろう」としています．ちなみにSPLIT trialの研究グループがよりハイリスク群での大規模RCTを進行中です[6]．

　結局，自施設で採用されている輸液製剤の特徴を押さえた上で，その価格なども考慮に入れながらリンゲル液の選択をしていけばよいと思います．リンゲル液には少量のKも含まれるので，腎機能障害で高K血症を恐れる状況であれば生理食塩液を使えばいいと思います．しかし，腎機能障害患者では代謝性アシドーシスをきたしていることが多く，生理食塩液大量投与によって高Cl性代謝性アシドーシスが惹起されることも考慮する必要があります．大量輸液となりそうな人でKの若干の上昇が許容されるなら，リンゲル液を第一選択として用いるべきでしょう．それから脳浮腫をきたすような頭蓋内損傷患者では張度が若干低いリンゲル液よりも生理食塩液が好まれます．あと，肝障害が高度であれば乳酸リンゲルは避けるなどといった感じでしょうか．

　余談ですが，リンゲル液の側管から輸血製剤を投与しないようにしてください．輸血製剤中のクエン酸を失活させてルート内に血栓を生じるおそれがあります．

　世の中には糖入りのリンゲル液というものも存在します．例えばヴィーンD®はヴィーンF®に5％ブドウ糖が添加されています．急速投与は高血糖を惹起する恐れもあり，0.5g/kg体重/h，すなわち50kgの人で500mL/h以上の速度で投与することは避けるべきと添付文書にも書かれています．

● 高Cl性代謝性アシドーシスを避けるためにリンゲル液を使用する．

4）永遠のライバル，晶質液と膠質液 〜膠質液編

さて，晶質液の話が一通りすんだところで，次に膠質液の話をしていきましょう．膠質液は大きく分けて，アルブミン製剤と人工膠質液があります．

人工膠質液についてさらっとだけ触れておきたいと思います．アルブミンは人から採取し作られるのに対し，人工膠質液はその名のとおり，人工的に作りだされたものです．人工膠質液にはデキストランと HES（hydroxyethyl starch, ヒドロキシエチルデンプン）があります．HES の構成要素には①濃度，②分子量，③置換度があり，「① HES（②／③）」というふうに表されます．

①濃度は，HES が溶媒（生理食塩液など）に溶解している濃度のことです．本邦で認可されている HES は 6% です．濃度は血管内容量増加効果を規定しており，6% HES はだいたい 5% アルブミンと同等の血管内容量

表 1-4　HES 製剤の特徴

	第 1 世代	第 2 世代		第 3 世代
	6% HES (670/0.75)	10% HES (200/0.5)	6% HES (70/0.5)	6% HES (130/0.4)
商品名	Hetastarch	Pentastarch	サリンヘス® ヘスパンダー®	ボルベン®
容量 (mL)			500	500
濃度	6%	10%	6%	6%
分子量	670kDa (高分子量)	200kDa (高分子量)	70kDa (小分子量)	130kDa (中分子量)
置換度	0.75	0.5	0.5	0.4
Na^+			105.4	154
K^+			4	
Cl^-			92.3	154
Ca^{2+}			20	
薬価 (円)	日本にない	日本にない	789/757	970

増加効果があるとされています.

②分子量は大きいほど血管内にとどまる時間が長くなります．しかし，分子量が大きいほど副作用も多くなります．本邦で採用されているHESは小・中分子量であり，だいたい6時間ほど血管内にとどまるとされています．ちなみにアルブミンの分子量は69kDaです．

③置換度は，グルコース環あたりのヒドロキシエチル化の割合のことです．置換度は水溶性や分解速度を規定します．置換度が高いほど血中アミラーゼによって分解されにくく蓄積されやすくなります．置換度が大きいほど副作用が起きやすくなります．

HESは長いこと副作用に悩まされてきました．副作用の少ない理想的なHESは，分子量が小さく（小さすぎると血管内にとどまらなくなってしまいますが），置換度も小さいことが条件になります．そうやって進化を遂げたボルベン®は第三世代HESとよばれます．それでも臨床試験の結果などからは**腎障害や凝固障害，アナフィラキシーなど様々な副作用を克服できておらず，敗血症ガイドライン（SSCG）でもSSCG 2012以降はHESを使用しないよう勧告しています**．集中治療領域でHESが使用されることはほとんどありません．デキストランも同様の副作用があり，また研究も少なく使われることはありません．

それではアルブミン製剤の話に移りたいと思います．アルブミン製剤（人血清アルブミン）は人から精製され，生体のアルブミン濃度とほぼ同じの等張アルブミン製剤と生体のアルブミン濃度より濃い高張アルブミン製剤の2種類に分かれます．本邦には，等張アルブミン製剤として，5％アルブミン（12.5g/250mL）が，高張アルブミン製剤として20％アルブミン（4g/20mL, 10g/50mL），25％アルブミン（12.5g/50mL）があります．また，アルブミン濃度が4.4％以上で含有蛋白質の80％以上がアルブミンである製剤の加熱人血漿蛋白（PPF：plasma protein fraction）というものもあり，等張アルブミンに分類されます．

5％アルブミン製剤と25％アルブミン製剤はともに12.5gのアルブミンを含有しており，これは成人が1日に産生するアルブミン量に相当し

表 1-5 アルブミン製剤の種類

商品名	赤十字アルブミン5％静注®	赤十字アルブミン20％静注®	赤十字アルブミン25％静注®
規格	12.5g/250mL	4g/20mL, 10g/50mL	12.5g/50mL
薬価	6067	2146/5022	6204

ます．等張アルブミンと高張アルブミン製剤はどのように使い分けるのでしょうか？

　等張アルブミンである5％アルブミンは，投与したら全て血管内コンパートメントに分布するのでしたね．5％アルブミン1バイアル（12.5g/250mL）を投与したら，そのまま250mL分の血漿増加効果が望めるわけです．等張アルブミン製剤はショックの蘇生時の輸液として用います．

　一方，高張アルブミンである25％アルブミン1バイアル（12.5g/50mL）を投与した場合はどうでしょう．投与した輸液はまず血管内に入り，アルブミン製剤なので血管内コンパートメントにとどまります．高張アルブミンは生体内のアルブミンの5倍の濃度ですから，膠質浸透圧によって血管外から血管内へと水を引き込みます．水の引き込みによって理論上，計250mLが血管内コンパートメントに分布します．よって，25％アルブミン1バイアルも5％アルブミン1バイアルと同様に250mLの血漿増加効果が望めます．血管外から水を引き込むので，低蛋白血漿を伴う腹水や肺水腫の治療，難治性の浮腫の治療などの目的で使われることが多いです．特に肝硬変時の難治性腹水の管理，4～5L以上の大量腹水穿刺時の1Lあたりアルブミン8gの補充，特に腎障害を伴う特発性細菌性腹膜炎時（診断後6時間以内に1.5g/kgのアルブミン投与と，さらに第3病日にも1g/kgのアルブミン使用），肝腎症候群の際のアルブミン製剤とterlipressin（またはノルアドレナリン）の併用に関しては有効であるというエビデンスが存在し，高張アルブミンをよく用います．2015年に日本輸血・細胞治療学会から「科学的根拠に基づいたアルブミンの適正使用に関するガイドライン」というものが出されており，表1-6 に示すような病態でのアルブミンの使用が推奨されています．

表1-6　アルブミンの適正使用に関するガイドライン

	アルブミンの使用を推奨	効果が明らかでないため使用しない	害があるため使用しない
循環血漿量維持目的＝等張アルブミン	外傷，手術による出血（2C） 熱傷後18時間以降でAlb 2.0g/dL未満（2B） 急性膵炎の循環血液量減少（2D）	外傷，手術時の血管内容量減少（1A） 敗血症性ショック（1B） 循環動態が不安定な血液透析などの体外循環施行時（2C） 重症熱傷（1B）	重症頭部外傷の輸液蘇生（1A）
それ以外の目的＝高張アルブミン	肝硬変の難治性腹水管理（1B） 4-5L以上の腹水廃液時の8-10g/Lの補充（1A） 腎機能障害を伴う特発性細菌性腹膜炎（1A） 1型肝腎症候群時のノルアドレナリンとの併用（1A） 治療抵抗性の胸水，著明な浮腫でAlb 2.0g/dL以下（2B）	凝固因子の補充を必要としない血漿交換療法（希釈調整した等張もしくは高張アルブミン） 周術期の循環の安定した低アルブミン血症（2C） 炎症性腸疾患の低アルブミン血症 蛋白質源としての補充（2C） 低アルブミン血症でのルーチン投与（2C）	

　しかし高張アルブミンが血管内に水を引き込むという考えは現在疑問が投げかけられています．それは後ほど詳しく述べます．

　また，厚労省より2005年に「血液製剤の使用指針」が出されています．その中でアルブミン製剤の不適切使用として，1) 蛋白質源としての栄養補給，2) 脳虚血，3) 単なるアルブミン血清濃度の維持，4) 末期患者への投与をあげています．このような不適切な使用は厳に慎まなければなりません．

　ここまでの内容は，いってしまえば一般的な輸液の教科書に書いてある内容とほとんど同じです．本書は蘇生時の輸液をテーマにしていますので，

ここからは「急性期ではどうか？」という話を中心にしていきたいと思います．蘇生時には血管内コンパートメントに水を入れることを意識するため，輸液製剤としては等張アルブミン液か細胞外液補充液を用いることになります．では，膠質液と晶質液のどちらが急性期の蘇生輸液として適切なのでしょうか？ 急性期の輸液を考える上で，これまで話してきた理論が通用しない場面もあります．

さあ，いよいよ集中治療の扉を開ける時がきました．ようこそ，集中治療の世界へ．

- 集中治療領域において HES を積極的に使用する根拠は乏しい．
- 蘇生時の血管内容量増量を目指す場合は等張アルブミン＝5％アルブミンを使用する．

COLUMN

ドナン効果はどんな効果？

アルブミンは負の電荷をもちます．陽電荷である Na はアルブミンに引き寄せられます．Na は血管内，間質を自由に移動できるはずですが，血管内のアルブミンに引き寄せられた Na によって毛細血管膜を隔てて Na の濃度勾配ができてしまいます．これをドナン効果（Donnan effect）とよびます．膠質浸透圧の中には蛋白によって生み出される膠質浸透圧だけでなく，この Na 勾配によって生じた浸透圧差が含まれています．ドナン効果による浸透圧差は，膠質浸透圧全体の 1/3 程度を占めます．例えば肝硬変やネフローゼなどによる低アルブミン血症の場合には，このドナン効果もあり，アルブミン血中濃度が 2g/dL ほどの高度の低下を示さない限り膠質浸透圧低下による間質浮腫はきたしにくいといわれています[2]．

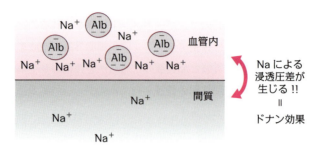

COLUMN

アルブミン製剤の有害事象

　アルブミン製剤は，高濃度エタノール，加熱処理し，ウイルスを不活性化しているとはいえ，人由来の血液製剤でありウイルス感染やプリオン病の危険性などはゼロとはいえません．それでもこれまでにウイルス感染の報告はないのですが，アナフィラキシー，ショック，蕁麻疹などのアレルギー反応の頻度は低いとはいえ起こる可能性はあります．

3. 侵襲時に体液動態はどう変わるのか？ 晶質液 vs. 膠質液

1) サードスペースとは？

　サードスペースという言葉を聞いたことがあるでしょうか？　巷では，家でも職場でもない「第3空間」という意味で用いられたりもします．私もたまに（よく？）ストレスがかかるとサードスペースに逃げたりしますが，今回はその意味ではありません．よく重症患者や周術期に，輸液が「サードスペースに逃げる」とか「サードスペースに漏れる」といった言葉を聞いたり使ったりすることがあると思います．"サードスペース"とは一体何でしょうか？

　サードスペースとは，細胞内でも細胞外（間質，血管内）でもない第3のコンパートメントを指します．そこは血管内とは機能的に交通せず，間質とも異なる場所であることから，「非機能的／非解剖的細胞外液」とよばれたりもします．損傷組織や極度の浮腫などの血管内と交通しない，間質でありそうなのに間質でない場所を狭義のサードスペースとよびますが，腸管内や胸腹水など明らかに細胞外液でも細胞内液でもないスペースも広義にはサードスペースとよばれます．大手術や外傷などの侵襲が加わった際に，血管内からこのサードスペースに水が漏れてたまり続けると考えられてきました．しかし，標識物質を使った研究などで，この狭義のサードスペースの存在は否定されています．

　しかし，侵襲時には水はどこかに漏れるのです．細胞外液を血管内に輸液したら1/4は血管内に残るはずなのに，侵襲時には全然血管内に水が残らずにどこかに消えているのです．ではどこに……？　なんてことはない，そこは「機能的／解剖学的」な間質であると考えられています．炎症時には血管透過性亢進により，水，蛋白質は間質に漏れ，間質にゲル状に蓄えられ，炎症性浮腫が起こります．水は炎症性浮腫として蓄えられてい

ますので，炎症時がおさまるまではリンパ管を介して血管内に水が戻りません．そしてひとたび炎症がおさまれば間質に溜まった水はリンパで吸収され血管内に戻っていく（＝ refilling）というわけです．

　サードスペースがあるとかないとかいう議論はどこか哲学的な香りもしますが，侵襲時には「サードスペースに漏れる」というより普通に「間質に漏れてとどまる」とイメージすれば良さそうですね．

POINT
- 侵襲時には，炎症がおさまるまで水は間質に漏れてとどまる．

2）輸液研究の金字塔 ～SAFE study は従来の体液コンパートメントでは説明できない？

　さて，蘇生時の輸液として晶質液と膠質液のどちらを用いるべきか？という話に戻りたいと思います．ここまで読み進めたみなさんは，投与した輸液のうち，晶質液は1/4，膠質液はほぼ全てが血管内コンパートメントに分布すると理解されていると思います．すなわち，膠質液は晶質液の4倍血漿増量効果が望めるというわけですね．そうなると当然膠質液を使った方が効率的だし，膠質液を使った方が患者の予後もよくなるだろうと考えるわけです．

　ただ，膠質液は晶質液に比べ高価であることに加え，生物製剤であるため副作用の可能性も否定しえないことから本当に膠質液投与が有効かどうかの検証がされてきました．1998年に出された24のRCTを集めたメタアナリシスでは，なんと重症患者に対するアルブミン投与で死亡のrelative risk（RR）が1.68（95% CI 1.26-2.23）と有意に高くなることが示されました．さらに循環血液量減少患者，熱傷患者，低アルブミン患者のサブグループで見てみると，それぞれ，RRは1.46（95% CI 0.97-2.22），2.40（95% CI 1.11-5.19），1.69（95% CI 1.07-2.67）と熱傷患者，低アルブミン患者で有意に死亡のリスクが高いことが示されました[3]．これにより様々な論争が引き起こされ，満を持して2004年にNEJMで発表された大規模RCTがSAFE studyです[7]．

　このSAFE studyはランドマークスタディであり，集中治療医ならば誰もが読んだことがあるといっても過言ではない，輸液研究の金字塔ともいわれる（私が勝手によんでいる）研究です．輸液負荷が必要なICU患者6997名を対象とした大規模RCTで，3497名に4%アルブミン（等張アルブミン），3500名に晶質液（生理食塩液）を投与し，28日死亡率について検討されました．膠質液投与のRRは0.99（95% CI 0.91-1.09）と両群で死亡率は変わらない結果となりました．晶質液派にとっては死亡率が変わらないなら晶質液でいいじゃないかという話になり，膠質液派にとっては，膠質液投与しても害がないじゃないかという話になり，結局さらなる論争を巻き起こすのですが……それはさておき．そのことについてはま

た後ほど話しますね．

　さて，このSAFE studyでは非常に興味深いことに，最初の4日間の総輸液量を比較してみると，輸液量は膠質液：晶質液＝1：1.4であることがわかりました．あれ……？　膠質液は晶質液より4倍の血漿増加効果があるはずでしたね．なんでこんなことになってしまったのでしょうか？　「輸液をしたら何割が血管内に残る」というこれまで説明してきた理論に対して疑問が投げかけられました．そこで白羽の矢が立ったのがStarlingの式です．次項では，従来の概念を覆す，revised Starling式と"Context sensitive"の概念について話をしていきます．

●蘇生時には，従来のStarlingの法則が通用しない……

3）Revised Starling 式とグリコカリックスモデルで紐解く Context sensitive という概念

　Starling の式はさかのぼること 1896 年，Ernest Starling によって考案されました．その Starling の式について復習しましょう．

Starling の式

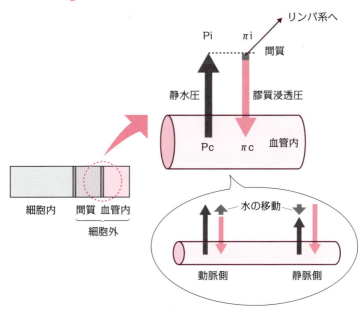

Starling の法則
血管内→間質，間質→血管内へ水を移動させる力はほぼ等しく均衡が保たれている．毛細血管の動脈側は静水圧が高いため血管内→間質へ水が移動する．一方，静脈側では動脈側での水の移動に伴う蛋白濃度上昇より膠質浸透圧が高くなっているため間質→血管内へ水が引き込まれる．動脈側，静脈側の正味で水の移動はほぼ等しく，打ち消される．しかし実際には，わずかながら血管内→間質への水の移動が多く起こる．この間質に残った水はリンパ管によって血管内に戻される．

　血管内から間質へ水を押しだす力が静水圧（P）で，血管内から間質へ水を引き込む力が膠質浸透圧（π）でした．細かくみると，毛細血管の静水圧は動脈側＞静脈側となるため，毛細血管の動脈側では血管内→間質への移動が起こります．一方，静脈側では静水圧の低下に加え膠質浸透圧の上昇により間質→血管内へと水が引き込まれます．トータルの水の移動は

若干血管内→間質側への移動が多くなり，そのわずかに漏れた水はリンパ管を通じて血管内へと帰ってくるのでした．しかし，前項でStarlingの法則では侵襲時の体液動態を説明することが難しいことに触れました．そこで登場したのが，revised（＝修正）Starling式です．

Revised Starling式を考える際に重要なのが，"グリコカリックスモデル"とよばれるものです．血管内皮の血管内腔側にはグリコカリックスとよばれるぼうぼうに生えた毛のような層が存在します 図1-11 ．

Revised Starling式の大きな特徴は，**間質から血管内への水の移動は膠質浸透圧によって引き込まれるのではなく，ほとんどがリンパ管を通じて行われる（＝ no absorption rule）**という点と**静水圧（P）と膠質浸透圧（π）が個別に水の移動を決定するのではなく，互いに連動しあいながら変動する**という点の2点であるといえます．解説していきますね．

図1-12 をみてください．血管内皮の内腔側にグリコプロテインとプロテオグリカンからなる層があり，内皮グリコカリックス層（endothelial

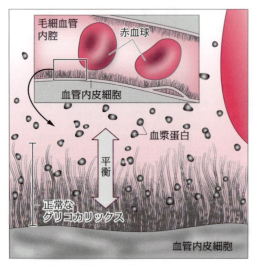

図1-11 グリコカリックス層

(Myburgh JA et al. N Engl J Med. 2013; 26: 1243-51[8]) より改変)

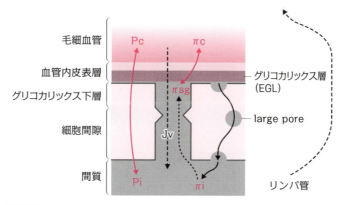

図1-12 revised Starling 式1

膠質浸透圧はπcとπiではなく，πcとπsgによって決まる．間質の蛋白はJvの流れに逆らってグリコカリックス下層に拡散するのでπsgは低い値となる．間質→毛細血管内への水の流れは起こらず（＝ no absorption rule），リンパ管を介して吸収される．

glycocalyx layer: EGL) とよばれるものがあります．このグリコカリックス直下の層と間質とでは膠質浸透圧に差があることがわかりました．間質の膠質浸透圧（πi: interstitial fluid）ではなく，**グリコカリックス直下の層が生み出す膠質浸透圧（πsg: subglycocalyx）と毛細血管内の膠質浸透圧（πc: capillary）差と毛細血管内外の静水圧（Pc/Pi）差が血管内→間質への水の移動（Jv）を決定する**のです．

［従来のStarling式］血管内→間質への水の移動：$Jv = Lp \times S \times \{(Pc-Pi) - \sigma(\pi c - \pi i)\}$

［revised Starling式］血管内→間質への水の移動：$Jv = Lp \times S \times \{(Pc-Pi) - \sigma(\pi c - \pi sg)\}$

そして，**間質→血管内への水の移動は血管壁を介してではなく，ほとんどがリンパ管を介し起こるのです**（＝ no absorption rule）．では，このグリコカリックス直下の層が生み出す膠質浸透圧（πsg）はどのように規定されているのでしょうか？

図1-13をみてください．アルブミンなどの蛋白はグリコカリックスをほとんど通過しません．しかし，アルブミンなどの蛋白は"large pore"を介して血管内→間質へと移動します．移動したアルブミンは，グリコカ

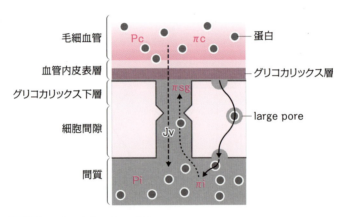

図 1-13 revised Starling 式 2
πsg は低い値であり，これにより血管内外での膠質浸透圧差が生み出されるが，毛細管内→間質へ水を引き込むわけではない（= no absorption rule）．しかし，この膠質浸透圧差によって Jv は低く抑えられる．

リックス直下に拡散していこうとしますが，その際に血管内→間質への水の流れ（Jv）にぶつかってしまいます．よって，グリコカリックス直下まで拡散していくアルブミンは少なく，グリコカリックス直下のアルブミン濃度は低くなります．通常，**グリコカリックス直下の膠質浸透圧（πsg）は低い値となっています**．仮に静水圧が変化すると Jv も変化し，膠質浸透圧（πsg）も変化します．このように「**静水圧（P）と膠質浸透圧（π）が個別に水の移動を決定するのではなく，お互いに連動しあいながら変動する**」のです．この変動は複雑で，正直私のぼんくら頭では正確に理解することは困難を極めます．実際どういう風に考えればいいのかを典型的な例でみていきましょう．

血管内容量が少ない場合，すなわち hypovolemia の状態には，**出血などにより毛細血管静水圧（Pc）が低くなっている場合と鎮静薬などの使用で血管拡張をきたし毛細血管の血流が増加し毛細血管静水圧（Pc）が高くなっている場合**とがあります．

具体例を見る前に確認事項です．血管内外の静水圧差が大きくなると Jv が増え，静水圧差が小さくなると Jv は減ります．一方，血管内外の膠質浸透圧差が大きくなると Jv は減る力が働き，膠質浸透圧差が小さくな

るとその力は弱まり Jv はあまり変化しません．静水圧差と膠質浸透圧差は互いに影響を及ぼしあいながら値が決定されます．以上を踏まえみていきましょう．

毛細血管圧（Pc）が低い状態　図1-14

　出血などで血管内容量が低下している場合は Pc が低く（＝静水圧差が小さく）なります．静水圧差が小さいと血管内→間質への水の移動（Jv）はなくなりゼロに近づきます．この時の膠質浸透圧はどうなっているのでしょう？ Jv が少ないと間質のアルブミンはグリコカリックス直下に拡散しやすくなります．グリコカリックス直下の膠質浸透圧（πsg）は通常より高くなり，膠質浸透圧差も小さくなります．膠質浸透圧差が小さいと Jv に影響を与えないため，Jv はほぼゼロのままとなります．

　このような Jv がほぼゼロの状況下では，投与した晶質液や膠質液はいずれも血管内に維持され血漿増量効果を望むことができます．言い換えれば，晶質液を投与しようが膠質液を投与しようが変わらない効果を期待できる，膠質液のメリットが少ない状態といえるでしょう．

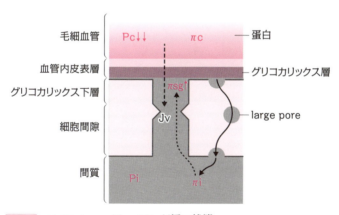

図1-14 context sensitive；Pc が低い状態

Pc が低い状況（＝静水圧差が小さい）では Jv は低くなる．Jv が低いと πsg は高くなり膠質浸透圧差も小さくなる．このような Jv が低い状況では，膠質液を入れようが晶質液を入れようが間質にあまり水が漏れることがない．どちらでも血漿増量効果が望める．

毛細血管圧（Pc）が高い状態　図1-15

　一方，鎮静薬の使用などでPcが高くなっている場合，血管内→間質への水の移動（Jv）は多くなり，間質のアルブミンはグリコカリックス直下に拡散しにくくなります．よってグリコカリックス直下の膠質浸透圧（πsg）はさらに低くなります．このように血管内外の膠質浸透圧差が最大となる状態では，Jvは血管内外の静水圧差に比例します．膠質液を投与しようが晶質液を投与しようが静水圧上昇によりJvが増えることになります．

　ただし，膠質液を投与した際には毛細血管膠質浸透圧（πc）は変わらないですが，晶質液を投与した際にはπcが低下するため血管内外の膠質浸透圧差が小さくなります．晶質液投与は同じ量の膠質液投与に比べ膠質浸

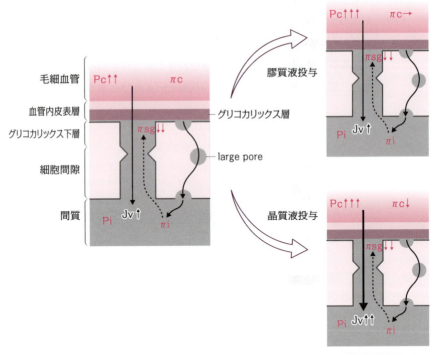

図1-15　context sensitive；Pcが高い状態

Pcが高い状況で膠質液である等張アルブミンを投与した場合，Pcはさらに上昇するがπcは不変である．結果JvはPc上昇分増加する．一方，晶質液を投与するとPcはさらに上昇するがπcは低下する．Pc上昇分Jvが増加するのは膠質液と同様だが，血管内外の膠質浸透圧差が減少した分Jvが多いままとなる．よって，晶質液投与の方がJvが多くなる．

透圧差が小さくなった分 Jv を減らす力が弱く Jv が多いままとなります．晶質液は膠質液に比べ πc 低下分だけ Jv が多い（＝間質に漏れやすい）のですね．このことから Pc が高い状況では膠質液の方が望ましいといえそうです．しかしどちらも Jv を増加させることには変わりはないので，この場合はノルアドレナリンなどの血管収縮薬で血管を適度に締めて Pc を適正に保ってあげる方がよさそうです．

ただし，実際には毛細血管の動脈，静脈が拡張しているか，収縮しているかをベッドサイドで把握することはできません．血圧などの macrocirculation の指標は毛細血管レベルの microcirculation を反映しないのです．実際，内因性もしくは外因性のカテコラミンにより Pc がどのように変化するかは予測不能であり，また Pc を計測するすべはなく，推測の域を出ないことは確かです．

侵襲，炎症のある状態　図 1-16

また，手術侵襲や敗血症などによる炎症状態では，毛細血管の血管透過性が亢進し，水だけでなくアルブミンなどの蛋白も血管外に漏出しやすくなります．炎症で前述の large pore を介したアルブミンの移動は増加します．それだけでなく，内皮グリコカリックス層が破綻することにより血

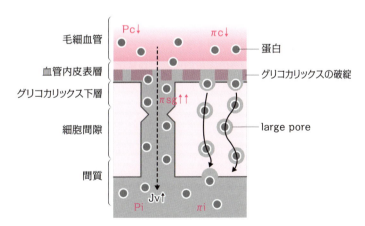

図 1-16　context sensitive；侵襲，炎症のある状態
グリコカリックス層の破綻により蛋白も水も間質へ漏れる．πc は低下し，πsg は上昇し，膠質浸透圧を維持できず Jv 増加を助長させる．

管内皮細胞の間隙（small pore）を介した移動も同時に増加します．水も蛋白も間質にダダ漏れになるわけです．このように，炎症，手術侵襲，外傷，高血糖，敗血症，過剰輸液などではグリコカリックスの破綻をきたすといわれています（一方，ハイドロコルチゾンやセボフルランなどではグリコカリックスを安定化させるともいわれています）．この**グリコカリックスの破綻による水や蛋白の血管内→間質への漏出を capillary leakage とよびます**．capillary leakage の状態では，Starling の式の Lp の増加と σ の減少が起こっています．

　敗血症では hypovolemia と capillary leakage が混在した状態となっています．敗血症の初期では，capillary leakage のため間質に水や蛋白質が漏れます．漏れた水は炎症性浮腫により間質にとどまり，血管内は hypovolemia となっています．よって敗血症では血管拡張をきたしているのですが，毛細血管静水圧（Pc）は低い状態となっています．敗血症初期の Pc が低い時期は，晶質液でも膠質液でもいずれも血漿増加効果は高くなるでしょう．しかし，ある程度輸液蘇生が進んだ状態では，capillary leakage がメインな状態となり，晶質液も膠質液も投与しても間質に漏れつづける結果となり，血漿増加効果は望めなくなります．この時期になるとなるべく輸液制限を心がけ間質浮腫の進行を最小限に食い止める必要があります．

　このように，**血管内容量すなわち血管内静水圧（Pc）の違いや侵襲，炎症の強度によって輸液の血漿増量効果が変化する**のです．Context（状況，状態）によって変化することからこの考え方を **context sensitive** とよびます．

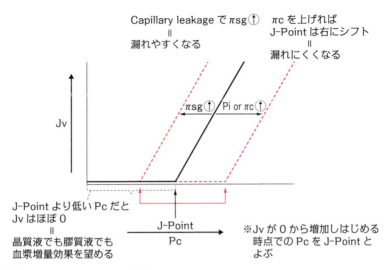

図 1-17 context sensitive の概念図

グリコカリックス膜が保たれている場合，膠質液を投与することで πc は変化しないか，上昇し（低アルブミン状態）J-Point は右にシフトするだろう．

脱水であれば，Pc は J-Point より低いため，晶質液でも膠質液でも同様の血漿増量効果が望める．Pc が J-Point より高いときは，膠質液投与の方がより血漿増量効果が望めるかもしれない．

グリコカリックス膜が破綻し capillary leakage がある場合，蛋白が間質に漏れ πsg は上昇し，J-Point は左にシフトするため，低い Pc でも間質に漏れやすくなる．膠質液を投与しても πc は上昇せず，むしろ間質に漏れ πsg を上昇させる．　　(Milford EM et al. Crit Care. 2019; 23: 77)[9]

　　Revised Starling 式では**血漿膠質浸透圧を上げても血管内に水が引き込まれるわけではなく（= no absorption rule），膠質浸透圧差が変化し Jv に影響を与えるだけ**です．Jv が低い hypovolemia の状態だと膠質液を投与しようが晶質液を投与しようがどちらも血漿増量効果を示します．また，侵襲，炎症によりグリコカリックスが破綻した状態では，膠質液を投与しようが晶質液を投与しようがどちらも間質に漏れてしまいます．また，炎症性浮腫により間質に漏れた水は間質にとどまるようになるのでリンパ管を介した血管内への吸収も少なくなるのでしたね．すなわち，hypovolemia の状態や侵襲，炎症に伴う capillary leakage の状態では，膠質液と晶質液の血漿増量効果がさほど変わらなくなってしまうのです．SAFE study で投与した輸液量が膠質液：晶質液＝ 1：1.4 となったのは，この revised Starling, context sensitive の考え方によって説明できるのではないかといわれています．

表 1-7 Revised Starling 式と従来の Starling 式の違い

(Woodcock TE et al. Br J Anaesth. 2012; 108: 384-94[10] より改変)

従来の Starling 式	revised Starling 式
Starling force は血管内/間質の静水圧差と膠質浸透圧差によって決まる	Starling force は血管内/間質の静水圧差と，血管内/グリコカリックス下の膠質浸透圧差によって決まる．間質の膠質浸透圧は関係ない
静水圧と膠質浸透圧の関係から，毛細血管動脈側では血管内→間質へ水は移動し，静脈側では間質→血管内に水が引き込まれる	血管内→間質への水の移動は Starling 式で考えられていたよりも少なく，間質→血管内への水の移動はほとんどがリンパ管を介して行われる (no absorption rule)
血管内の膠質浸透圧上昇によって水が血管内に引き込まれる	血管内の膠質浸透圧上昇によって血管内→間質への水の移動が減る
血管内の静水圧低下時には，正味で間質→血管内への水の移動が増える	血管内の静水圧低下時には，血管内→間質への水の移動がゼロに近づく．
血管内の静水圧上昇時には，正味で血管内→間質への水の移動が増える	血管内の静水圧上昇時には，血管内外の膠質浸透圧差は最大となり，血管内→間質への水の移動は静水圧差に比例する
膠質液は血管内に，晶質液は細胞外液コンパートメントに分布する	context sensitive である

●蘇生時輸液は context sensitive であり，hypovolemia，capillary leakage のある状態では膠質液投与のメリットは少ない．

COLUMN

輸血の血漿増量効果？

　赤血球輸血 2U には全血 400mL 由来の 280mL で，Hct 50 〜 55％，Hb 20g/dL 程度含有されています．MAP や CPD などの保存液が添加されていますが，膠質浸透圧が高いわけではありません．赤血球輸血 2U を輸血すると 280mL 全て血管内にとどまるかのような誤解があるようですが，赤血球輸血をした際の体内分布は実は，よくわかっていないのです．赤血球輸血はあくまで酸素供給量を増やすための Hb の輸注にすぎないと心得ましょう．

COLUMN

投与した晶質液，膠質液はどれくらいの時間血管内にとどまるのか？

　結論から言うと，血管内容量の程度や侵襲の程度（血管透過性亢進，capillary leakage の程度）の違いから，投与した晶質液や膠質液が血管内にとどまる時間は症例ごとに異なるということになると思います．

　健常者に投与されたアルブミンは，投与後 2 日間は血管内→血管外へと 4.5％/hr の速度で急速に消失していき，半減期は 15 時間程度といわれています．そして，2 日目以降は緩やかに低下していくそうです．また，健常者と敗血症患者にアルブミンを投与して比較した研究では，投与後 4 時間でそれぞれ 21％，32％が血管内から消失していました．一方，晶質液は投与 30 分間で血管内から間質へ分布していき，投与 2 時間後には血管内にほとんど残らなかったというデータもあります．あくまで患者の状態によって血管内にとどまる時間は異なるため，膠質液や晶質液が一概にどれくらいの時間血管内にとどまると言いきることはできません．

4）晶質液 vs. 膠質液の仁義なき戦い

蘇生輸液は晶質液がよいのか，それとも膠質液がよいのかという論争がこれまでに繰り返されてきました．前項でそのことについては少し触れましたが，SAFE study 以降の晶質液と膠質液（等張アルブミン製剤）を比較した主な臨床研究をざっくりと眺めておきたいと思います．

SAFE study[7]

輸液負荷が必要な ICU 患者 6997 名を対象とした多施設 double blind RCT で 2004 年に NEJM 誌で発表されました．心臓血管手術後，肝移植後，熱傷患者は除外されています．3497 名に 4% アルブミン（等張アルブミン），3500 名に晶質液（生理食塩液）を投与し，28 日死亡率について検討されました．**膠質液投与の RR は 0.99（95% CI 0.91-1.09）と両群で死亡率は変わらない**結果となりました．その他，臓器障害度をみる SOFA score, ICU 滞在期間，入院期間，人工呼吸器装着期間，腎代替療法期間にも有意差を認めませんでした．最初の 4 日間の総輸液量を比較してみると，輸液量は膠質液：晶質液＝ 1：1.4 でした．

サブグループ解析を見てみると，頭部外傷患者では 28 日死亡率がアル

表 1-8　晶質液 vs. 膠質液の RCT

Study	発表年	Journal	対象	輸液製剤	膠質液：晶質液	死亡率
SAFE	2004	NEJM	重症患者	4%アルブミン vs. 生理食塩液	1：1.4	RR 0.99 (95% CI 0.91-1.09) と有意差なし
ALBIOS	2014	NEJM	重症敗血症	20%アルブミン vs. 晶質液	1：1	RR 1.00 (95% CI 0.87-1.14) と有意差なし
EARSS		抄録のみ	敗血症性ショック	20%アルブミン vs. 生理食塩液		アルブミン群 24.1%，生理食塩液群 26.3% と有意差なし
CRISTAL	2013	JAMA	重症患者	膠質液（HES も含む）vs. 晶質液	1：1.5	RR 0.96 (95% CI 0.88-1.04) と有意差なし

ブミン群で59/241（24.5％），生理食塩液群で38/251（15.1％），RR 1.62（95％ CI 1.12-2.34）とアルブミン群で有意に死亡率が高い結果となりました．そもそもアルブミンは細胞外の張度を変えるわけではないため細胞内浮腫を改善させる効果はありません．また，4％アルブミンの血漿浸透圧が低いこと，血液脳関門の破綻によりアルブミンが漏れたことなどが影響し脳浮腫を悪化させたのではないかと考えられています．よって，**頭部外傷患者ではアルブミン輸液は避けるべき**といえます．一方，重症敗血症患者では，28日死亡率がアルブミン群で185/603（30.7％），生理食塩液群で217/615（35.3％），RR 0.87（95％ CI 0.74-1.02）と有意差はないもののアルブミン群で死亡率が低い傾向がありました．さらに患者背景因子を調整すると死亡リスクは OR 0.71（95％ CI 0.52-0.97）と有意差をもってアルブミン群で死亡率が低くなることが示されました[11]．これを境に敗血症患者へのアルブミン投与の有効性に注目が集まり，この後も敗血症患者を対象とした研究が行われました．

ALBIOS study[12]

　ALBIOS study は 2014 年に NEJM に発表されました．イタリアの100のICUで実施された，重症敗血症患者1818名を対象とした open label RCTです．ICU 退室もしくは28日経過するまで，アルブミン血中濃度を 3g/dL 以上を目標に20％アルブミンと晶質液を使用した群と晶質液のみを使用した群に分け比較しました．**プライマリアウトカムである28日死亡率はアルブミン群で285/895（31.8％），晶質液群で288/900（32.0％）と有意差を認めませんでした**（RR 1.00; 95％ CI 0.87-1.14, P = 0.94）．その他，臓器障害度をみる SOFA score, ICU 滞在期間，入院期間，人工呼吸器装着期間，腎代替療法にも有意差を認めませんでした．7日間の total 輸液量はアルブミン群が 3738mL, 晶質液群 3825mL と有意差は認めずほぼ 1：1 の輸液投与量となりました．

　アルブミン群では有意に HR が低く，BP が高く，カテコラミンの使用期間が短かったようです．また，重症度の高い敗血症性ショック患者1121名でサブ解析をすると，RR 0.87（95％ CI 0.77-0.99）と有意にアルブミン群で死亡率が低い結果となったようです．

この研究は，open labelであることに加え，蘇生時の膠質液に4%や5%のアルブミン液ではなく20%アルブミン液を用いたこと，対象を真に蘇生輸液が必要な敗血症性ショックではなく重症敗血症としたこと，血行動態指標でなくアルブミン血中濃度の目標値でアルブミン輸液量を調整したことなど様々な問題点が指摘されています．

EARSS study[13]

　2011年にESICM（ヨーロッパ集中治療学会）で発表されて以来，未だ論文化されていない幻の研究です．フランスの29のICUで実施された，敗血症性ショック患者798名を対象としたopen labelのRCTです．肥満や重度の心不全，好中球減少，肝硬変患者，重症熱傷は除外されています．3日間，8時間おきに20%アルブミン100mL，生理食塩液100mLのいずれかを投与する群に分けました．**プライマリアウトカムは28日死亡率で，アルブミン群24.1%，生理食塩液群26.3%と有意差を認めませんでした**．カテコラミン必要日数はアルブミン群の方が有意に短かったようです．その他，SOFA score，ICU滞在期間，入院期間，腎代替療法には両群間で有意差を認めず，ほぼALBIOS studyに似た結果となっています．

CRISTAL study[14]

　CRISTAL studyは2013年にJAMA誌で発表されました．ヨーロッパ，カナダ，北アフリカの57のICUで9年間にわたって実施された，2857名を対象としたopen label RCTです．この研究は敗血症だけでなく，外傷，その他のショックも含まれています．膠質液群（ゼラチン，デキストラン，HES，4% or 20%アルブミン），晶質液群（生理食塩液かリンゲル液）に分けられており，膠質液群にはアルブミン以外も含まれています．**プライマリアウトカムである28日死亡は膠質液群25.4%，晶質液群27.0%，RR 0.96（95% CI 0.88-1.04）と有意差を認めませんでした**．90日死亡で見ると，膠質液群30.7%，晶質液群34.2%，RR 0.92（95% CI 0.86-0.99）と膠質液群で死亡率が低い結果となりました．敗血症患者に限定すると，28日死亡率は膠質液群215/774（27.8%），晶質液群

226/779（29.0%），HR 0.95（95% CI 0.78-1.10）と有意差を認めませんでした．

　7日間の total 輸液量は膠質液群が2000mL，晶質液群3000mLと有意に膠質液群で少なく，膠質液：晶質液＝1：1.5の輸液投与量となりました．

　敗血症患者のアルブミン投与と晶質液投与を比較したメタアナリシス 表1-9 を見てみても，Delaneyらの研究を除けば敗血症の輸液でアルブミンを使用することで死亡率を改善するというデータには乏しいようです．これらを踏まえ，SSCG（surviving sepsis campaign guideline）2016 では，敗血症時の蘇生輸液として晶質液で開始することが強く推奨されています．そしてアルブミンの使用については，晶質液の投与量が大量となってきた際にアルブミンを併用することを弱く推奨する程度にとどめています．

　これまで述べてきた研究や revised Starling 式などの生理学的な機序を統合すると，**蘇生時輸液の 1st choice は晶質液，なかでもリンゲル液である**といえます．膠質液でも **HES を集中治療の現場で用いることはほとんどない**でしょう．また，**膠質液は頭部外傷患者では避けた方がいい**とはいえるでしょう．しかし，それ以外の場合に頑なに膠質液を使ったらダメだと目くじらをたてるほどのことでもないと感じています．膠質液をルーチンに使うことを肯定はしませんが．

　膠質液：晶質液＝1：1.4〜1：1.5とわずかですが膠質液でより血漿増量効果が望まれることは確かです．すでに大量輸液をしていて少しでも輸液量を減らしたいときなどで膠質液を考慮する場面はあってもよいと筆者は考えます．また，蘇生輸液ではありませんが，肝硬変時の腹水，SBP，肝腎症候群時の25%アルブミン投与は試みていいでしょう．エビデンスもありますし，血管拡張と著明な血漿浸透圧低下がメインの病態であるため revised Starling 式で生理学的にも立証可能と考えます．

　アルブミンが人由来の生物製剤で副作用の危険があることもそうですが，

表 1-9　敗血症におけるアルブミンと晶質液の効果を比較したメタアナリシス（文献 15-19 より）

著者	掲載雑誌	発表年	対象	比較
Delaney AP et al	Crit Care Med	2011	敗血症患者 1977 例（17RCT）	アルブミン（4, 4.5, 5, 20%）vs. 晶質液, HES, ゼラチン製剤
Xu JY et al	Crit Care	2014	重症敗血症 3658 例, 敗血症性ショック 2180 例（5RCT）	アルブミン（4, 5, 20%）vs. 晶質液
Patel A et al	BMJ	2014	敗血症患者 4190 例（16RCT）	アルブミン（4, 5, 20%）vs. 晶質液, HES
Rochwerg B et al	Ann Intern Med	2014	重症敗血症, 敗血症性ショック（11RCT）	アルブミン（4, 5%）vs. 晶質液
Parel P et al	Cochrane Database Syst Rev	2013	volume 負荷が必要な重症患者 9920 名（24RCT）	アルブミン vs. 晶質液

　費用対効果を考えてもアルブミンを蘇生で積極的にルーチンに用いる根拠には乏しいと思います（アルブミンの費用対効果がよいとする研究もありますが）．アルブミンは晶質液の 30 〜 40 倍の価格です．「コストは関係ない．目の前の患者を助けるため考えうる最善を尽くすことの何が悪い」なんて言葉を耳にすることがあります．ごもっともだと思います．誰だって目の前の患者を救いたいと思っています．しかし，「コストは関係ない」なんてことはないと思います．わが国の医療費は限界を迎えており，将来私たちの子や孫の代にもこの国が良質な医療を提供し続けられるだけの財政を維持し続けるために，われわれ一人ひとりがコストの意識をもつことは非常に大切なことだと思います．コスト，コストばかりいうのも問題ですが，アルブミンの問題だけでなく，明らかな効果が科学的に証明されていないことをコスト度外視でやることには疑問を感じます．膠質液と晶質液の論争もある程度収束してきているように思われますが，今後の研究にも注目していきたいものです．Starling 式が revise されたり，エビデンスが覆されたりする光景を目の当たりにし，何を信じるべきか足元がぐらつく感覚を覚えることもあります．しかし，われわれ臨床医は現在 global standard と考えられているものを自分なりに解釈しながら粛々と実践

結果	備考
アルブミンで死亡リスク低下 OR 0.82（95% CI 0.67-1.00）	SAFE study が 67%，除外しても同様の結果．ALBIOS, EARSS, CRISTAL は含まない
90日死亡は，重症敗血症 OR 0.88（95% CI 0.76-1.01），敗血症性ショックでは OR 0.81（95% CI 0.67-0.97）とアルブミンで死亡リスク低下	SAFE, CRISTAL, ALBIOS 含む（SAFE と ALBIOS で 90%以上）
有意差なし RR 0.93（95% CI 0.86-1.01）	SAFE, EARSS, ALBIOS 含む
有意差なし OR 0.81（95% CI 0.65-1.04）	SAFE 含む．ALBIOS, EARSS, CRISTAL は含まない
有意差なし RR 1.01（95% CI 0.93-1.10）	SAFE 含む

していくしかないのです．

- 蘇生時の輸液の 1st choice は晶質液．大量になるようなら適宜アルブミンも考慮する．

COLUMN

血漿増量効果，膠質浸透圧維持以外のアルブミンの効果

　アルブミンは，抗炎症効果，抗酸化作用があるともいわれています．また，酸塩基平衡の解釈時には，低アルブミン血症があるとアニオンギャップの補正が必要になります（アルブミン 1g/dL 低下すると AG は 2.5 低下する）．アルブミンは薬剤の結合蛋白でもあり，アルブミンの血中濃度は薬剤の効果に影響を与えます．例えば抗菌薬は，低アルブミン血症時には分布容積，クリアランスが増え，必要量が増える可能性があります．フェニトインも血中濃度の補正

が必要になります．フロセミドはアルブミンと結合し腎に運ばれ，尿細管で分泌され，尿細管腔側から作用します．アルブミン濃度が低いと尿細管腔側まで到達せずに効果が減弱します．

COLUMN

蘇生時に血中アルブミン濃度を目標にアルブミンを投与すべきか？

　重症患者において血中アルブミン濃度が低いと予後が悪いことは証明されていますが，それを補正すれば予後がよくなるというデータはありません．ALBIOS，EARSS study などは，膠質浸透圧＝アルブミン血中濃度の維持を目的にしたアルブミン投与でした．ALBIOS study では，アルブミン血中濃度 3g/dL 以上を目的としていました．それ以外にも 2.5 〜 3g/dL を目標とする研究がいくつかありますが，いずれも有効性を示せてはいません．目標値を 2 〜 2.5g/dL とする海外のガイドラインもありますが[20]，科学的にコンセンサスが得られたトリガー値は存在しません．グリコカリックスが障害された状態ではアルブミンを投与しても間質に漏れるだけかもしれません．以上の知見と前述のドナン効果も加味し，あくまで個人的な意見として，輸液が大量になってきてアルブミンが 2g/dL 以下の場合にはアルブミン投与も考慮するようにしています．輸液界，集中治療界の巨匠である Vincent 先生も「How I treat septic shock」という editorial の中で，すでに浮腫のある患者で Alb ＜ 2.2g/dL を目安に Alb 投与を考慮していると書いています[21]．

COLUMN

蘇生輸液は等張アルブミン？　高張アルブミン？

　蘇生時のアルブミンは等張か高張のどちらがいいのでしょうか？　筆者はこれまで，「蘇生時には等張アルブミンを使うんだよ．高張アルブミンは浮腫や腹水など引き込む時に使うんだよ」と言われてきたように思いますし，一般的にそういう考えが多いように思いますが，どうやらそうでもないようです．ALBIOS や EARSS などの研究でも高張アルブミンを用いていました．蘇生時に高張アルブミンを使用した方が，低張アルブミンを使用した時より有意に輸液量を減らし，有害事象の発生には差はないんじゃないかっていう研究もあります[22]．この辺の議論も今後の研究を待つ必要がありそうです．

参考図書

- ガイトン生理学　原著第 11 版．アーサー・C. ガイトン　著．エルゼビア・ジャパン．
  言わずも知れた生理学の成書
- より理解を深める！体液電解質異常と輸液　改訂 3 版．柴垣有吾　著．中外医学社．
  輸液・電解質のバイブル
- INTENSIVIST 輸液・ボリューム管理．瀬尾龍太郎，則末康博　編集．メディカル・サイエンス・インターナショナル．

参考文献

1) Moritz ML et al. N Engl J Med. 2015; 373: 1350-60, PMID: 26789888
2) Koomans HA et al. Nephron. 1985; 40: 391-5, PMID: 4022206
3) Cochrane Injuries Group Albumin Reviewers. BMJ. 1998; 317: 335-40, PMID: 9677209
4) Young P et al. JAMA. 2015; 314: 1701-10, PMID: 26444692
5) Semler ME et al. N Engl J Med. 2018; 378: 829-39, PMID: 29485925
6) PLUS study : Clinical trials. gov NCT 02721654.
7) Finfer S et al. N Engl J Med. 2004; 350: 2247-56, PMID: 15163774
   SAFE study，輸液研究の金字塔．必読の RCT
8) Myburgh JA et al. N Engl J Med. 2013; 26: 1243-51, PMID: 24066745
   蘇生輸液についての NEJM の総説
9) Milford EM et al. Crit Care. 2019; 23: 77, PMID: 30850020
   Revised Starling 式について非常によくまとまったレビュー
10) Woodcock TE et al. Br J Anaesth. 2012; 108: 384-94, PMID: 22290457
    Revised Starling 式について非常によくまとまったレビュー
11) Finfer S et al. Intensive Care Med. 2011; 37: 86-96, PMID: 20924555
12) Caironi P et al. N Engl J Med. 2014; 370: 1412-21, PMID: 24635772
13) Charpentier J et al. Intensive Care Med. 2011; 37 (S1) : S115
14) Annane D et al. JAMA. 2013; 310: 1809-17, PMID: 24108515
15) Delaney AP et al. Crit Care Med. 2011; 39: 386-91, PMID: 21248514
16) Xu JY et al. Crit Care. 2014; 18: 702, PMID: 25499187
17) Patel J et al. BMJ. 2014; 349: g4561, PMID: 25099709
18) Rochwerg B et al. Ann Intern Med. 2014; 161: 347-55, PMID: 25047428
19) Parel P et al. Cochrane Database Syst Rev. 2013; 28: CD000567, PMID: 23450531
20) Liumbruno GM et al. Blood Transfus. 2009; 7: 216-34, PMID: 19657486.
21) Vincent JL. Intensive Care Med. 2018; 44: 2242-4, PMID: 30315330
22) Martensson J et al. Intensive Care Med. 2018; 44: 1797-806, PMID: 30343313

第 2 章

循環管理の基本 ①

〜輸液の「目標」は何か？〜

すべては偉大な自然の営みを学ぶことから生まれる

Antonio Plácido Guillermo Gaudí y Cornet

1. 何のために輸液をするのか？

1）ショックとは何か？

ショック≠血圧低下であることはすでにご存知の方も多いかと思います．ショックであっても代償により血圧は保たれていることもあります．それではショックとは何でしょうか？　**ショックとは組織の低酸素のこと**を指します．

人が生きていくためには組織に酸素が必要です．酸素が必要なのはTCAサイクルを回すためです．組織に酸素があれば好気性代謝によって1molのグルコースから36molのATPを合成することができ，代謝産物として水や二酸化炭素が産生されます．酸素がなければ嫌気代謝によって乳酸と2molのATPしか産生されません．酸素不足により好気性代謝ができなくなってくるとATPの生成効率が大幅にダウンしてしまいます．ATPは人体のエネルギー源です．ATPの不足は細胞障害を起こし，多臓器不全に陥ってしまうのです．

酸素は肺で血液中に取り込まれ，大部分は血液中のヘモグロビンと結合し，心臓の拍出によって組織まで運ばれます（＝**酸素供給**）．組織で受け渡された酸素は消費されエネルギーを産生します（＝**酸素需要**）．代謝産物である二酸化炭素は，血液に乗って肺に運ばれ体外に排出されます．そして再び，組織で消費された分と同じ量の酸素を取り込むのです 図2-1 ．この呼吸と循環のどこかに異常があると組織の低酸素が起こる可能性があります．呼吸が原因の場合を**呼吸不全**とよび，循環が原因の場合を**ショック**とよびます．ショックといえば通常，循環性ショック（circulatory shock）のことを指し，肺での酸素取り込みの障害は呼吸不全として別に考えます．

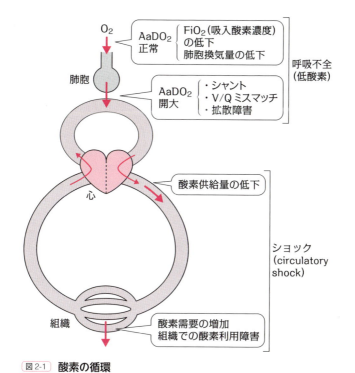

図 2-1 酸素の循環
※ AaDO₂ とは，肺胞気酸素分圧と動脈血酸素分圧の格差のこと

　酸素供給が著しく減少した場合，もしくは酸素需要が増えそれに酸素供給が追いつかない場合，組織で酸素が足りない状態になります．このような**酸素の需要と供給のバランスの崩れた状態を「酸素需給バランスの障害」といいます** 図2-2．また，たとえ酸素が組織に十分に供給されたとしても，ミトコンドリア機能異常などで酸素の利用障害が起きた場合（例：敗血症）や組織の酸素取り込みに障害がある場合（例：シアン中毒）にも組織で酸素が足りない状態になります．このように**酸素需給バランスの障害や組織での酸素利用障害によって，組織が低酸素となった状態を「ショック」とよびます**．

　ショックの治療としては，酸素需給バランスをいかに是正するかがカギとなります．次項では酸素需給バランスの障害について，くわしく説明していきたいと思います．

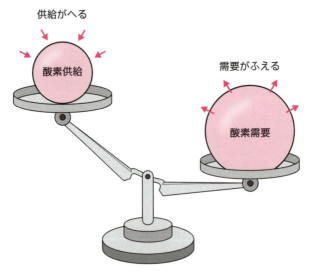

図 2-2 酸素需給バランスの障害

● ショックとは組織の低酸素であり，酸素需給バランスの障害と組織での酸素利用障害によって起こる．

2）酸素需給バランスとは？

　集中治療において最も重要なことは組織の酸素化を適切に保ち臓器障害を起こさせないことにあります．そのためには酸素需給バランスを適正に保つ必要があります．集中治療管理において酸素需給バランスを意識することは非常に大切で，最も基本的なことと考えます．当院のICUローテーターにもローテート開始時にまずこの話を1時間ほどかけて行っています．
　酸素供給量（oxygen delivery）をDO₂，酸素消費量（oxygen uptake）をVO₂とよびます．まずはDO₂の規定因子からみていきましょう．これからDO₂を求める式が出てきます．数式アレルギーの方もいらっしゃるかもしれませんが，この式だけは最低限必ず理解して暗記してください！　循環管理のキモだからです．

DO₂の規定因子

　DO₂について考える際にはまず，「血液中の酸素」を「心臓が組織へと送り出す」というイメージをもってください．

- 「血液中の酸素」……動脈血中に含まれる酸素の量を**動脈血酸素含有量**（arterial oxygen content）= CaO₂とよびます．単位はmL/Lです．
- 「心臓が組織へと送り出す」……1分間に心臓が組織へと送り出す血液量を**心拍出量**（cardiac output）= COとよびます．単位はL/minです．

「血液中の酸素」= CaO₂を「心臓が組織へと送り出す」= COので，

　　$DO_2 = CaO_2 \times CO$

と表されます．単位はmL/minです．これではまだDO₂が何のことやら十分にイメージできませんね．この式をどんどん分解していきましょう．

　まずはCaO₂の方から分解してみましょう．動脈血に含まれる酸素CaO₂は「ヘモグロビンにくっついている酸素」と「血液中に溶けている

酸素」を合わせたものです．

- 「ヘモグロビンにくっついている酸素」……ヘモグロビンは 1g あたり最大 1.34mL の酸素とくっつくことができます．酸素飽和度 SaO_2 はヘモグロビンとくっつくことができる酸素の何％がくっついているかという値です．以上より，**ヘモグロビンにくっついている酸素（mL/dL）＝ 1.34 × Hb (g/dL) × SaO₂** と表すことができます（1.34 でなく 1.36 を用いることもあります）．
- 「血液中に溶けている酸素」……PaO_2 1mmHg のとき，血液 1dL に 0.0031mL の酸素が溶けます．よって，**血液中に溶けている酸素（mL/dL）＝ 0.0031 × PaO₂** と表されます．ゆえに，

CaO_2 =「ヘモグロビンにくっついている酸素」＋「血液中に溶けている酸素」

$$CaO_2 \,(mL/dL) = 1.34 \times Hb \times SaO_2 + 0.0031 \times PaO_2$$

この式は暗記です !!

仮に Hb 10g/dL，SaO_2 100％，PaO_2 100mmHg とすると，
CaO_2 (mL/dL) ＝ 1.34 × 10 × 1 ＋ 0.0031 × 100 ＝ 13.4 ＋ 0.31
「血液中に溶けている酸素」は 0.31mL/dL となり，「ヘモグロビンにくっついている酸素」13.4mL/dL と比べとても小さい値ですので無視できます．**PaO_2 は CaO_2 の規定因子とはならないのです！** よって，

$$CaO_2 \,(mL/dL) \fallingdotseq 1.34 \times Hb \times SaO_2$$

さて，次に CO を分解していってみましょう．CO は 1 分間に心臓が組織へと送り出す血液量でした．一回拍出量を SV：stroke volume といいます．1 分間では心拍数：HR 分だけ心臓が血液を送り出しますので，

$$CO \,(L/min) = HR \times SV$$

と表されます．SV をさらに分解してみます．**SV を規定している因子は，**

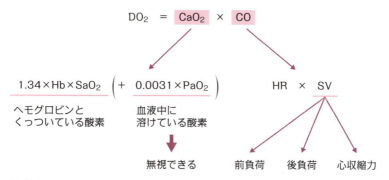

図2-3 DO₂ の規定因子

①**前負荷**，②**後負荷**，③**心収縮力**です．前負荷が多い，後負荷が少ない，心収縮力が大きい時に SV は大きくなります．

以上より，$DO_2 = CaO_2 \times CO$ から

$DO_2 =（1.34 \times Hb \times SaO_2）\times（HR \times SV）$ 図2-3

Hb↑，SaO_2↑，HR↑，SV↑（前負荷↑，後負荷↓，心収縮力↑）とすれば **DO₂ を増やすことができる**ということになります．先ほども触れましたが，PaO_2 は DO₂ の規定因子ではありません．例えば PaO_2 100mmHg/SaO_2 100% の状態から酸素を投与して PaO_2 200mmHg/SaO_2 100% の状態としたところで，DO₂ はほとんど変化しません．PaO_2 は肺でのガス交換能をみる指標です．

VO₂ の考え方

VO₂ は組織で消費された酸素の量のことです．定常状態であれば，肺で取り込まれた酸素の量＝組織で消費された酸素の量（VO₂）となります．これを「Fick の原理」とよびます 図2-4．中学生の時に習った「質量保存の法則」というやつと同じですね．

動脈血に含まれる酸素の量を CaO_2 というのでした．全身で酸素を消費され戻ってきた肺静脈に含まれる酸素の量を**静脈血酸素含量（venous**

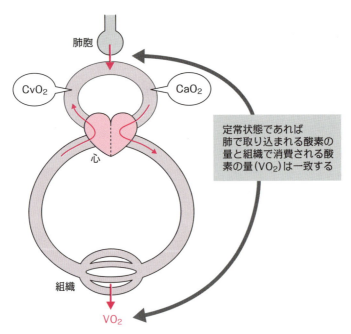

図2-4 Fick の原理

oxygen content）＝ CvO_2 といいます．1分間に肺で取り込まれた酸素の量は（$CaO_2 - CvO_2$）× CO と表すことができます．Fick の原理ではこの肺で取り込まれた酸素の量が，組織で消費された酸素の量すなわち VO_2 と一致しますので，

$$VO_2 =（CaO_2 - CvO_2）× CO$$
$$VO_2 =（1.34 × Hb × SaO_2 - 1.34 × Hb × SvO_2）× CO$$
$$VO_2 = 1.34 × Hb ×（SaO_2 - SvO_2）× CO$$

単位は L/min となります．肺動脈カテーテルで混合静脈血酸素飽和度：SvO_2 と CO を計測することができます．プラス動脈血液ガス所見があれば計算によって VO_2 を求めることが可能です（コラム参照）．しかし，いつも肺動脈カテーテルが入っているわけではありません．SvO_2 がわからなければ VO_2 は求めることができないので，いつも VO_2 をモニタリングできるというわけではありません．しかし私たちは，たとえ VO_2 の値

がわからなくても，どのような時に VO_2 が増えたり減ったりするかを想像することはできます！！

例えば麻酔，鎮静，低体温などの低代謝状態では VO_2 は低下します．一方，発熱，炎症，感染，敗血症，興奮，運動，頻呼吸，痙攣，…などの様々な代謝が亢進した状況で酸素需要は高まります．重症患者では酸素需要は高まっていることが多いです．

DO_2 が十分にある場合（＝組織に酸素が十分に供給されている場合）には，VO_2 が高い状態でも必要な酸素需要をまかなえています．しかし DO_2 がどんどん減っていった場合，必要な酸素需要をまかないきれず，高い VO_2 を維持することができなくなります．**DO_2 が低下してきてあるレベル以下になると DO_2 の低下に応じて VO_2 も下がってきます**．この時点を **Critical DO_2（危機的酸素供給量）** とよびます 図2-5 ．Critical DO_2 を下回ると組織の低酸素に陥り，嫌気代謝による乳酸の産生が始まるといわれています．**Critical DO_2 は DO_2：VO_2 ＝ 2：1 の時点**といわれています．重症患者では酸素需要が亢進していることが多いため，Critical DO_2 も通常より高い値になります（図2-5 の赤線）．あたりまえですが，このように酸素需要が高まった状態ではよりわずかな DO_2 の低下で酸素需給バランスの障害をきたしてしまうということがわかります．

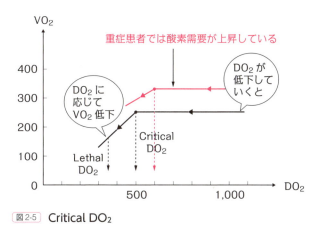

図2-5 **Critical DO_2**

例えば，Hb 15g/dL（150g/L），SaO_2 100%，CO 5L/min とすると，
$$DO_2 = 1.34 \times Hb \times SaO_2 \times CO$$
$$= 1.34 \times 150 \times 1 \times 5 ≒ 1000 mL/min$$

CaO_2 の単位は mL/dL です．CO（L/min）とかける際には単位をそろえるために CaO_2 の単位を mL/L に換算します．よって Hb の単位を g/dL → g/L に変換して代入します．

平常時の DO_2 は 1000mL/min 程度といわれています．また，平常時の静脈血の酸素飽和度 SvO_2 は 75% 程度であり，
$$VO_2 = 1.34 \times Hb \times (SaO_2 - SvO_2) \times CO$$
$$= 1.34 \times 150 \times (1-0.75) \times 5 ≒ 250 mL/min$$

1000mL/min の酸素が組織に運ばれ，250mL/min が組織で消費され，消費された分が肺で補われるというわけです．もちろん小柄な体格だと使われる酸素の量は少なくなりますので，これらの値は体格によって若干異なります．平常時，$DO_2：VO_2$ は 4：1 程度となっていますね．これが **$DO_2：VO_2 = 2：1$ 程度になってくるとやばい**というわけです．Critical DO_2 は 500〜600mL/min といわれています．DO_2 300〜400mL/min 以下になると危機的状況に陥り，Lethal DO_2（致死的酸素供給量）とよびます．

組織の酸素化をいかにモニタリングするか？

ここまで話してきた内容を整理しましょう．

$DO_2 = (1.34 \times Hb \times SaO_2) \times CO$

$VO_2 = 1.34 \times Hb \times (SaO_2 - SvO_2) \times CO$

① DO_2 の規定因子〔Hb, SaO_2, CO (HR, SV)〕
② 代謝亢進時には VO_2 が増え，代謝低下時には VO_2 が減る
③ DO_2 と VO_2 のバランスが崩れた時に組織の低酸素が生じる

Hb，SaO_2 は血液ガスを見ればすぐにわかります．SaO_2 にいたっては SpO_2 モニターでもほぼ代用が可能です．CO は肺動脈カテーテルをはじめとする種々の心拍出量モニター（第3章参照）や心エコーで測定が可能

です．SvO_2 を測定するのには肺動脈カテーテルが必要となります．中心静脈カテーテルがあれば $ScvO_2$ で近似することはできるかもしれません（後述）．これらを把握することで，DO_2 と VO_2 のどちらに問題があるのかやどこに治療介入を行うべきかを考えることができます．

Hb，SaO_2，SvO_2，CO を測定することで DO_2 や VO_2 の値を計算することはできますが，測定誤差のある数値を掛け合わせるので誤差も出てきます．肺動脈カテーテルはいつも入っているわけではありませんので，常に DO_2 や VO_2 の計算ができるわけではありません．そもそも**組織の酸素化を直接モニタリングするすべはありません**．では一体どうやって，酸素需給バランスの障害による組織の低酸素を発見すればよいのでしょうか？間接的に組織の低酸素を発見する方法として 2 つの指標があります．

乳酸値上昇は嫌気代謝の証

酸素需給バランスが障害され DO_2 が Critical DO_2 を下回ってくると，嫌気代謝により乳酸が産生されるのでした．そうです．一つ目の**組織の低酸素の指標は「乳酸値」**です．血中乳酸値と死亡率は相関しているといわれます．乳酸値は血液ガスで簡単に測定が可能です．血液ガスで乳酸値の上昇をみたら，ヤバい状態だとスイッチを入れないといけません．あくまで目安ですが乳酸値 2mmol/L 以上だと高いと感じてください．4mmol/L 以上だと完全にヤバい状況だと認識すべきです．単位が mg/dL で返ってくる施設もあると思いますが，その場合は mmol/L の値の 9 倍と考えればよいです．頻呼吸や血圧低下や頻脈，意識障害など循環不全を疑う状況では血液ガスは必須の検査です．血液ガスはすぐに結果が得られます．急変患者を見たときには必ず血液ガス検査を行うようにしましょう．

しかし，乳酸値が上昇していてもそれが常に組織低酸素を反映しているわけではない場合もあります．全身の酸素需給バランスの障害によって起こるものは Type A の乳酸アシドーシスといいます．全身の灌流障害はないけれども，局所の灌流障害をきたしている場合やその他の機序で起こるものを Type B の乳酸アシドーシスとよびます．例えば，肝不全（乳酸の代謝障害），ビタミン B_1 欠乏（ピルビン酸のミトコンドリア内への取り

込みの障害），白血病などの悪性腫瘍，メトホルミン，プロポフォール（PRIS：プロポフォール注入症候群）などの薬剤，短腸症候群（D-乳酸）などがあります．忘れてはならないものとして，「全身」の組織低酸素ではなく，「局所」の組織低酸素があります．腸管虚血や四肢の動脈閉塞，四肢のコンパートメント症候群などです．これらは対応が遅れると致死的となるため見逃さないよう注意が必要です．痙攣でも乳酸値は上昇します．その他，エピネフリン使用時などはカテコラミンによる解糖系の刺激により乳酸値の上昇をきたすことをしばしば経験します．**循環不全は改善したはずなのに乳酸がなかなか下がらないといった時には腸管虚血やショック肝/うっ血肝（hypoxic hepatitis）など他の原因の可能性を考えてみることも大切**です．

SvO_2 は残りカス．残りが少ないのはギリギリってこと

　乳酸以外に組織の低酸素を発見するすべはないのでしょうか？　もし肺動脈カテーテルが挿入されていれば肺動脈から採取した血液を血液ガス検査にかけると混合静脈血酸素飽和度＝ SvO_2 がわかります．血液ガス結果の SaO_2 のところを見ます．2つ目の**組織の低酸素の指標は SvO_2** です．CVカテーテルが挿入されていれば上大静脈の酸素飽和度 $ScvO_2$ で代用することもあります（コラム）．

　SvO_2 は肺動脈カテーテル先端からの採血で得られる肺動脈の酸素飽和度です．要するに SvO_2 とは，心臓から組織へと運ばれ，全身の組織で使われた酸素の残りカスを見ていることになります．酸素の供給量が少ない（＝ DO_2 が低い）か，組織での酸素の消費が多い（＝ VO_2 が高い）と当然残りカスも少なくなるので，SvO_2 は低い値となります．酸素需給バランスの障害で SvO_2 は低下するのです．正常で SvO_2 75% 程度で，70%以下でやや低下，50% 以下は危機的状況ととらえるとよいでしょう．

　SvO_2 が低下するのは，DO_2 が低下した場合か，VO_2 が増加した場合でした．図2-6 に示すように，SvO_2 が 75% → 50% に低下するのは以下の場合が考えられます．

① Hb が半分になった

② SaO_2 が 25% 低下した
③ CO が半分になった
④ VO_2 が 2 倍になった

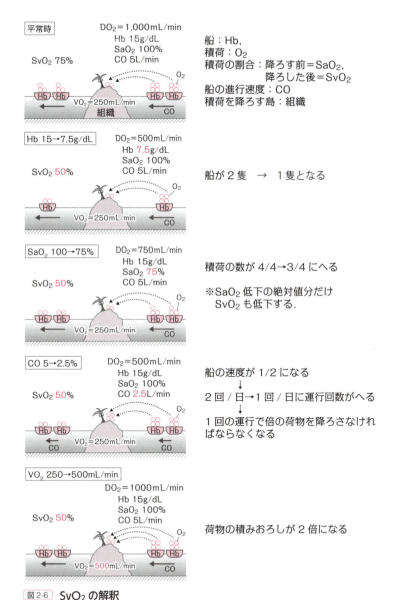

図2-6　SvO_2 の解釈

①, ③, ④のケースだと $DO_2：VO_2 = 2：1$ となっているのに対し, ②の $DO_2：VO_2 = 3：1$ です. ①〜④はどれも SvO_2 75%→50%へ低下した場合ですが, SaO_2 低下が原因である場合, $DO_2：VO_2$ はそこまで低下していないですね. ②のケースのみ割合でなく絶対値の変化となっています. **SvO_2 は SaO_2 の低下分と同じ値だけ低下する**のがポイントです. SvO_2 低下の原因を考える際に, SvO_2 は SaO_2 の変化の影響を受けやすいので注意が必要です. SvO_2 が 65% から 55% に低下して, あわてて輸液負荷やカテコラミンを使おうと思ったら, SpO_2 が 100% から 90% に落ちていただけということもあるのです.

もちろん, ①〜④が単独で起こっているとは限りません. 貧血がある場合は, 代償的に CO は上昇しますが, 大量出血時には, Hb 低下だけでなく, 前負荷低下により CO も低下するでしょう. また, 運動時に VO_2 が高まればそれにつれて CO は上昇しますが, 不全心であればこの代償的な CO の上昇が障害されているでしょう. このようにそれぞれの因子は互いに影響しあってもいます. SvO_2 低下を認めた場合は酸素需給バランスの障害をきたしており, その構成要素を総合的に検討し原因を考える必要があります.

また, **シャントがある場合や敗血症などで酸素の利用障害が起きている場合には, 組織の低酸素があっても SvO_2 が高い値になることがある**ということも知っておかなければなりません 図2-7 .

SvO_2 の規定因子（Hb, SaO_2, CO と VO_2）のうち, Hb は採血すればすぐにわかりますし, SaO_2 は SpO_2 モニターでもわかります. Hb, SaO_2 に問題がなく, VO_2 が極端に上昇している状況でなければ, SvO_2 が低下していることは「CO がその患者の循環にとって十分ではない」ことを意味します. 患者ごとの最適な CO の絶対値はわかりません. SvO_2 のモニタリングは, CO そのもののモニタリングよりも, その患者にとって十分な CO があるかどうかを評価できるため循環管理に有用なのです.

このように**乳酸値の上昇や SvO_2 の低下は組織の低酸素を示唆します**.

組織の酸素利用障害＝荷物の積みおろしがへる
シャント＝島を通らない船がある
VO₂ 低下＝低代謝状態
SvO₂ は高いまま維持される

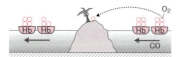

図2-7　SvO₂ が見かけ上高くなる場合

乳酸値上昇やSvO₂ 低下を見たときは危機的状況である可能性がありますので絶対に軽視してはなりません．しかし，どちらも組織の低酸素と1：1の関係というわけではないのでしたね．その他の循環不全や臓器不全を示唆する所見が全くなく，患者さんの見た目もケロッとして全然シックな印象がないなんて時は，一つのパラメーターだけに踊らされることがないように注意してください．おかしいなと思った時は乳酸値とSvO₂（もしくはScvO₂）の両方を確認してみるのも一つの手かもしれません．PCO₂ ギャップという概念もあり参考にします（コラム参照）．

酸素需給バランスを改善させるためには

もう一度ふりかえっておきます．

$$DO_2 = (1.34 \times Hb \times SaO_2) \times CO$$
$$VO_2 = 1.34 \times Hb \times (SaO_2 - SvO_2) \times CO$$

① DO_2 の規定因子〔Hb, SaO_2, CO (HR, SV)〕
② 代謝亢進時には VO_2 が増え，代謝低下時には VO_2 が減る
③ DO_2 と VO_2 のバランスが崩れた時に組織の低酸素が生じる＝乳酸値の上昇，SvO_2 の低下

乳酸値上昇やSvO₂ 低下から組織低酸素を疑ったとします．酸素需給バランスを改善させるためには何をすればいいのでしょうか？　それは，**DO₂ を増やすか，VO₂ を減らすか**です．VO₂ を減らすためには原疾患のコントロールに加え，鎮痛，鎮静薬の使用，人工呼吸器の使用などを考慮

します．それでは DO_2 を増やすためにはどうすれば良いでしょう？

$DO_2 = CaO_2 × CO = 1.34 × Hb × SaO_2 × HR × SV$（前負荷，後負荷，心収縮力）でした．$DO_2$ を増やすためには，Hb, SaO_2, HR, SV を増やすことが必要です．**DO_2 低下が問題と考えた際に，これら一つひとつのパラメーターを分解して，どれに異常があるのかを順番に考えていけばよいのです．**

高度の貧血があれば輸血をすることになるでしょう．SaO_2 が著明に下がっていれば酸素化を改善するようにします．しかしこれらは容易に認知できますし，そのまま放っておくなんてことはほとんどないでしょう．

そのため DO_2 低下の原因が CO の低下であることが多いということがいえます．$CO = HR × SV$ でしたので，DO_2 を上げるためには HR を上昇させるか，SV を増やすことを考えます．

ここで，HR と SV の関係について触れておきたいと思います．CO の構成要素である HR と SV は互いに関連しあっています．なので，**HR を上げれば上げるほど底なしに CO が増え続けるわけではない**ことに注意が必要です．

脱水時に頻脈になるのは，前負荷の減少→SV 低下を HR で代償し CO を保つためです．ただ，HR を上げれば上げるほど CO が上がるというわけでありません．頻脈になると左室が充満する時間が減り，左室前負荷の減少から SV の低下をまねきます．しかし通常は，心拍数が増加すると心収縮力は増強する（force-interval relationship, Bowditch 効果）ことでバランスが保たれ，HR 上昇により CO は増加していきます．これにより，HR 150-160bpm 程度の高度の頻脈にならない限り CO の低下をきたしません．ただし，心不全患者ではこの force-interval relationship が失われており，より低い HR で CO は低下をきたします．特に左室の肥大などで高度の拡張障害をきたしている場合は，左室充満に時間がかかるため，頻脈での CO 低下は顕著になります〔例：大動脈弁狭窄症（AS）など〕．

一方，少々 HR が下がっても左室充満時間が増えますので，前負荷が増えることで SV が上昇し，結果として CO は代償されることが多いです．しかし，HR 30-40bpm を切るような高度の徐脈時には CO の低下を起

こし，一時的ペースメーカーなどが必要となることがあります．MRなどの逆流性弁疾患では徐脈で左室充満時間が長くなると逆流量が増えますので徐脈は避けた方がよいこともあります．

人工心肺を使用する心臓血管手術後は，心収縮力低下からSVの低下をきたしていることがあります．術後は通常一時的ペースメーカーが留置されており，設定レートを80-110bpm程度にすることでCOを保ち，カテコラミンが不要となることもよく経験します．また，もともと洞不全症候群などでペースメーカー留置されている人などは，ショック時に代償的にHRを上昇できない人もいます．その時は急性期のみペースメーカー設定の下限レートを引き上げるなどの工夫も必要です．

このように，収縮障害や拡張障害，弁疾患などのベースの心機能によってSVが低下し始めるHRが異なります．HRとSVは互いに関連しており，HRを上げれば上げるほどCO, DO_2 が増えるわけではないことに注意してください．

話を戻しますと，DO_2 低下の原因がCOの低下であることが多く，上述のHRの件も考慮すると，COを効果的に上げるためには多くの場合SVを増やすことを考えればよいことになります．**心機能に問題がない場合，SVを増やすために最もパワフルな方法は前負荷を増やすこと**です．そして**最も効率的に前負荷を増やす方法は輸液**です．輸液によって，前負荷増加→SV増加→CO増加→DO_2 増加→酸素需給バランスの改善を望めるのです．つまり，「輸液負荷の究極の目的はSVを増やすこと」につきます．組織の低酸素，ショック，循環不全に対する治療としてまず輸液負荷を選択することが多いのはそのためです．

しかし，低心機能の場合，もちろん輸液負荷による前負荷増大がSV増加に有効なケースもありますが，心収縮力を増強するためにドブタミンなどのinotropic supportや後負荷軽減が重要となるケースもあります．低心機能時などの症例ごとの治療戦略は第4章でまた詳しくお話しします．

> - DO_2 (mL/min) = CaO_2 × CO
>   = 1.34 × Hb × SaO_2 × HR × SV（前負荷，後負荷，心収縮力）
> - 乳酸値の上昇，SvO_2 の低下から組織の低酸素を疑う
> - 輸液負荷は SV を増やすために行われる（DO_2 が増える）

COLUMN

VO_2 の求め方

　VO_2 は本文中で説明した通り，Fick の原理によって計算で求めることができます．VO_2 を求める式を逆 Fick の式とよんだりもします．CO を求める式を Fick 式とよびそれを変形したものだからです．

　VO_2 =（CaO_2－CvO_2）× CO = 1.34 × Hb ×（SaO_2－SvO_2）× CO

　逆 Fick 式を計算して求めた VO_2 の値は①測定誤差，②肺での酸素消費量が含まれていないという 2 つの理由から正確性には劣ります．

　正確に測定しようと思うのであれば，吸気，呼気中の O_2 量を測定し VO_2 を直接測定することもできます．当院では栄養必要カロリーを測定するために用いる間接熱量計 CCM express® を用いて VO_2 を測定することもあります．かなり稀ですが……．

　肺動脈カテーテルにせよ，間接熱量計にせよ，すべての患者さんに用いるわけではないのでいつも測定できる値ではありません．

COLUMN

$ScvO_2$ と SvO_2

　SvO_2 を測定するためには肺動脈カテーテルが必要になります．肺動脈カテーテルは挿入されていなくても，ショック患者に CV カテーテルなら挿入している頻度は高いのではないでしょうか？　この CVC から採血した血液

（＝上大静脈血液）の酸素飽和度を $ScvO_2$ とよび，SvO_2 の代用として用いられます．SvO_2 が全身で使われた酸素の残りカスであったのに対し，$ScvO_2$ は上半身のみで使われた酸素の残りカスです．SvO_2 と $ScvO_2$ はだいたい同じ値をとります．心臓からの静脈血は他の臓器に比べ酸素飽和度が低いのですが，冠静脈洞は右房にあります．よって，$ScvO_2$ は右房まで深く入っていない限り冠静脈洞からの血液を含みません．一方，「人間は考える葦である」というように，安静時は重要臓器である脳で使われる酸素が多いため，脳の静脈血酸素飽和度は全身よりも低い値となっています．トータルでみると，脳を含む上半身から帰ってきた血液の $ScvO_2$ は全身の SvO_2 よりも安静時は低い値をとるといわれています．一方ショック時には，重要臓器である脳の血流（上半身＝SVC）を維持しようと代償機構が働き，腹部臓器の血流（下半身＝IVC）が低下するので，$ScvO_2$ は SvO_2 よりも高くなることが多いといわれています．例えば敗血症性ショックの EGDT（early goaled directed therapy）において，SvO_2 の目標が 65% に対し，$ScvO_2$ の目標は 70% とされています．

COLUMN

PCO_2 ギャップ

敗血症など組織での酸素利用障害があると SvO_2（$ScvO_2$）が正常でも酸素需給バランスの障害がある可能性があります．乳酸値を計測するのも一つの手ですが，肝不全など循環不全以外の原因で上昇することもあります．このようなケースで PCO_2 ギャップというものが参考になります．PCO_2 ギャップとは混合静脈血（中心静脈血）と動脈血の PCO_2 の値の差を指します．通常，動脈血と静脈血との PCO_2 の値の差は 6mmHg 以下ですが，組織の低灌流時には血流低下により CO_2 が除去されず蓄積するため，その較差が＞6mmHg となります．PCO_2 ギャップ＞6mmHg の場合，SvO_2（$ScvO_2$）が正常でも酸素需給バランスの障害がある可能性があります．SvO_2 や乳酸値の解釈で悩むケースには PCO_2 ギャップを測定してみるのも良いでしょう．

3）血圧はなぜ重要なのか？

　組織の低酸素＝ショックの管理は酸素需給バランスの適正化が大事だという話をしてきました．酸素供給量 DO_2 の規定因子に「血圧」は全く出てきませんでしたね．では，組織の酸素化に血圧は全く意味をもたないのでしょうか？　そんなことはありません．臓器，組織に血液が流れる（＝灌流する）ために血圧は必要なのです．臓器に血液を流れさせるための圧を臓器灌流圧とよびます．**臓器灌流圧が臓器灌流量を規定する**のです．臓器に血流が流れないことには組織に酸素を供給できませんので，血圧すなわち灌流圧が低いことも問題となるわけです．

　血圧には収縮期血圧（SBP: systolic blood pressure）と拡張期血圧（DBP: diastolic blood pressure）と平均血圧があります．この中で，**灌流圧を規定する圧はどれでしょう？**　**平均動脈圧（MAP: mean arterial pressure）** ですね．MAPは様々な方法によって求められます．水銀血圧計による測定では測定されたSBPとDBPからMAP ＝ SBP × 1/3 ＋ DBP × 2/3 と計算します．これは，拡張期の時間は収縮期よりも長く，HR 60bpmで収縮期：拡張期＝1：2となると仮定しているところからきています．よって頻脈時には拡張期の短縮のため誤差を生じることがあります．自動血圧測定器で使われるオシロメトリック法では振幅の最大値をMAPと定義しています．Aラインによる観血的動脈圧測定の場合，圧波形下の面積を心周期の時間で割りMAPが求められます．

　灌流圧を規定する圧はMAPでした．よって，**ショックの治療時に目標とする「血圧」はSBPでなくMAPなのです**．**適切な灌流量を保つためにMAP＞65mmHgが一つの目安として考えられていることが多い**です．重要臓器では，臓器灌流圧が極端に高すぎたり低すぎたりしない限りは臓器灌流量が一定に保たれるよう**自己調整能 autoregulation** というものがあります（図2-8 のフラットの部分）．冠血流，脳血流，腎血流などの重要臓器の血流は自己調整能が高く，消化管や骨格筋で中等度の自己調整能があり，体表部にはほとんどないといわれています．また，これらの臓器の

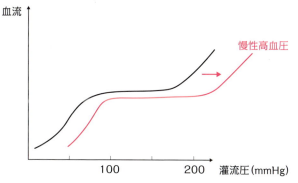

図2-8 血流の自己調整能

中でも例外的に，冠血流はMAPでなくDBPによって血流が規定されています．

慢性的に高血圧がある場合は，この自己調整能のカーブが右にシフトするといわれています．そのためMAP 65mmHgでは灌流圧として不十分なケースもあります．そのほかにも例えば内頸動脈狭窄や腎動脈狭窄など臓器に向かう血管に狭窄がある場合などでも同様に注意が必要になります．これらのケースでは，高めの灌流圧維持を意識することも大切です．

くり返しますが，ショック時の血圧の目標はSBPでなくMAPであるべきです．ショック時に「血圧が低い」と表現する場合に，「血圧」はSBPでなくMAPのことを指しているでしょうか？ 当院ICUでは血圧下限のDrコール基準にはMAPを用いるようにしています．

さらに厳密にいうと，灌流圧は還流する臓器への入口の血圧と出口の血圧の差で決まります．すなわち，

灌流圧＝ MAP－RAP（右房圧）＝ MAP－CVP

となります．**MAPが低い場合か，もしくはCVPが異常に高い場合は灌流圧が低くなります**．このような場合，例えば腎臓では急性腎障害（AKI）のリスクとなります．また例えば，心タンポナーデはMAPが低い上にCVPもやたらに高く，臓器灌流圧という意味では最悪です．厳密にはそ

れぞれの臓器ごとに，

　頭蓋内灌流圧（CPP）＝ MAP －頭蓋内圧（ICP）
　腹腔内灌流圧（APP）＝ MAP －腹腔内圧（IAP）
　脊髄灌流圧（SCPP）　＝ MAP －脊髄内圧（CSFP）

というふうに，入口－出口（臓器）の血圧で表されます．ドレナージをしている場合などで，出口（臓器）の血圧より CVP の方が高い場合は，灌流圧は MAP － CVP となります．

　頭部外傷や低体温脳症などの一次性脳損傷を起こした場合の集中治療管理の目標は，二次性脳損傷を予防することです．そのために頭蓋内灌流圧 ＝ CPP を保つことを目指した管理が重要になります．急性膵炎や腹腔内臓器の外傷，熱傷，大量輸液時などは腹腔内圧（IAP）上昇をきたすことがあり，腹腔内灌流圧（APP）を適切に保つよう MAP を上げ，IAP を下げる戦略をとります（第 4 章：腹部コンパートメント症候群参照）．また，大動脈瘤などで下行大動脈の人工血管置換術やステントグラフト内挿術（TEVAR）を行う際にも，脊髄虚血を予防するために MAP を高く保ちつつ，スパイナルドレーンを留置して脳脊髄液圧（CSFP）を適切にコントロールすることで脊髄灌流圧＝ SCPP 維持に努めます．AHA のガイドライン[1]でもスパイナルドレーンの挿入は推奨されていますが，適切な MAP の記載はありません．予防としては SCPP ＞ 60mmHg にすべきという意見[2]や，対麻痺が発症したら SCPP ＞ 80mmHg を目標にすべきという意見[3]などもあります．

表 2-1　灌流圧の目標の例

	目標灌流圧
敗血症性ショック	MAP ≧ 65mmHg [4]
頭部外傷	CPP ≧ 50-70mmHg [5] 注), CPP ≧ 60-70mmHg [6]
腹部コンパートメント症候群	APP ≧ 60mmHg [7]

注）CPP＞70mmHg とした場合に ARDS が増えたという研究もあり注意

　灌流圧は MAP － CVP でしたが，この圧はどうやって発生するのでしょうか？　中学生のときにオームの法則というものを習いましたね．V ＝

RIというやつです．血管の中に血液が流れると，I＝流速（CO）とR＝全身血管抵抗（SVR: systemic vascular resistance）に比例してV＝圧が発生します．よって，

灌流圧＝ MAP − CVP ＝ CO × SVR/80

と表されます．80というのは単位を補正するための係数です．SVRの正常値は800〜1200dynes・秒/cm^{5}です．

灌流圧を上げようと思ったら，COを上げるか，SVRを上げるかが必要です．CO＝HR×SVであり，前負荷↑，後負荷（SVR）↓，心収縮力↑でSVは増えるのでした．輸液は前負荷を増やすことによってCOが上昇し血圧を上げることが期待できます．輸液を行いSVが上昇する限りは輸液により血圧の上昇が期待できますが，輸液以外の方法が有効な場合もあります．例えば，低心機能の場合はドブタミンなどのinotropic supportにより心収縮力を上げ，COを上昇させることで血圧上昇が望めるかもしれません．ドブタミンは陽性変時，変力作用だけでなく，血管拡張作用→SVR低下→後負荷軽減による心収縮力アップも期待できます．ドブタミンは血管拡張作用により血圧低下をきたすことがありますが，低心機能時にはSVR低下による血圧低下の作用よりCO増加による血圧上昇の作用が上回ることが期待できます．全身血管抵抗が低下している場合はノルアドレナリンなどのvasopressorを用いSVRを上げることで灌流圧を上げることができます．

ちなみに全身血管抵抗＝SVRについてですが，**ポワズイユの法則**というものを聞いたことがあるでしょうか？　血管抵抗は，血管の長さや粘性に比例し大きくなり，血管の半径の4乗に反比例するというものです．わかりやすくいえば「長くて細いホースに粘っこい液体を流すと抵抗がすごいよね」ということです．半径は4乗ですので，半径が抵抗に与える影響はとても大きいことがわかります．末梢血管の径を小さくし，血管を締めるとSVRは上がり，四肢末梢は冷たくなります．一方，末梢血管の径を大きくし，血管を拡げるとSVRは下がり，四肢末梢は暖かくポカポ

力します．

　これまで，酸素需給バランスだけでなく臓器灌流圧も大事だという話をしてきました．するどい読者のみなさまは，酸素供給量の式にも灌流圧の式にも共通して CO が含まれていることに気づかれたかと思います．
　酸素供給量：$DO_2 = CaO_2 \times$ **CO**
　灌流圧：$MAP - CVP =$ **CO** $\times SVR$

　CO が低くなってくると，DO_2 は低くなります．灌流圧はというと，末梢血管を締めて SVR を上昇させ，なんとか重要臓器の灌流圧を維持しようとします．CO は心臓から拍出される血液量ですが，これらは通常，脳に 20％，心臓に 5％，腎臓に 20％，消化管に 25％，筋に 20％，皮膚やそのほかに 10％ 程度に「分布」するといわれています．CO が低下してくると，交感神経系の興奮やレニン・アンギオテンシン・アルドステロン（RAA）系の活性化などにより腎臓，皮膚，内臓血管など末梢の血管抵抗を上げこれらへの血流を低下させ，心臓や脳といった重要臓器の血流を保とうと血流の「分布」を変化させるのです（＝再分布）．全身の血管抵抗である SVR は上昇し，それによりなんとか血圧は維持されているという状態になります．この段階では，**DO_2 の低下による酸素需給バランスの障害を生じてショックとなっている可能性がありますが，血圧（灌流圧）は維持され重要臓器の灌流のみは維持されているということがありうる**わけです．ショック≠血圧低下でしたね．
　この状態からさらに CO が低下してくると，DO_2 低下だけでなく，SVR 上昇で代償しきれずに灌流圧の低下もきたしてきます．ここまでくると，**DO_2 も低下，血圧（灌流圧）も低下しており，重要臓器への灌流量低下をきたします**．意識障害なども出現し，見るからにショックという状況になってきます．
　さて，一方で CO が保たれている，ないしは上昇している状況でも灌流圧が低くなる場合があります．それは末梢の抵抗血管が拡張し，SVR が低下している状態です．例えば，敗血症やアナフィラキシーショックな

どの場合には，SVR低下をきたします．SVR低下により心収縮力が増えることで，むしろCOは増加していることがあります．この状況ではDO_2は低下しておらずむしろ上昇しており，酸素需給バランスの障害は認めていない場合もあります．しかし，SVR低下により灌流圧が低下していると，重要臓器の灌流圧は維持されません．重要臓器には血流が流れず，皮膚などその他の臓器に血流がビュンビュンと流れている状態になるわけです．このように，COの各臓器への「分布」の異常が起こり，重要臓器の灌流を維持できない状態を血液分布異常性ショック（distributive shock）といいます．**Distributive shockでは酸素需給バランスの障害はないけれども，灌流圧低下により組織の酸素化が維持されない状況が起こる**わけです．血圧（灌流圧）がDO_2の規定因子には登場しませんでしたが，臓器灌流圧の維持も組織の酸素化には重要だということが理解いただけたでしょうか？

当院で行われている毎朝のICU回診では，ローテーターの先生たちに臓器ごとに（by system）アセスメントしプレゼンをしてもらっています．研修医の先生が循環の項目で「血圧は保たれており，循環は安定しています」などと言おうものなら，「血圧ってどの血圧を指してるの？」とか「灌流圧が保たれていたら循環不全はないって言い切れるの？」などと指導医からの総ツッコミが入ります．ショック時には「酸素需給バランスの適正化」と「臓器灌流圧の維持」が重要なのです．よって，循環が保たれているかについて論じる際には酸素需給バランスと灌流圧の両方に言及する必要があります．

COはDO_2の式にも灌流圧の式にも含まれていました 図2-9．循環の維持には何といってもCOが保たれていることが大切です．しかし，COが保たれていても，Hb，SaO_2が保たれVO_2とのバランスがとれていないとDO_2が十分とはいえません．また，COが保たれていても，SVRが低下していれば灌流圧が維持できません．組織の酸素化を改善しようと思ったら，CO，CaO_2，SVRのどこに問題があるかを考え，そこにアプローチする必要があります．原因が一つとは限りません（例：敗血症では前負荷

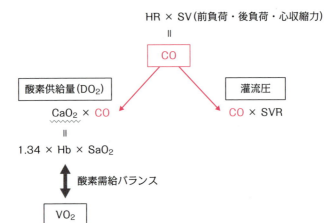

図2-9 酸素需給バランスと臓器灌流圧の維持

↓によるCO低下，SVR低下が見られるかもしれません）．

● ショック時には酸素需給バランスの適正化と灌流圧の維持の両方が大事！

COLUMN

非観血的か観血的か

　Aラインによる観血的動脈圧測定は生理食塩水で満たされたラインの圧信号をトランスデューサーで電気信号に変換することによって行います．Aラインの波形から読み取れる情報については後ほど第3章で詳しく解説します．Aラインの圧測定の特徴としては以下のものがあります 図2-10 ．

- 測定部位で波形が異なる　→圧波形は近位動脈から離れるにつれ反射波の影響を受け，収縮期血圧は上昇し，波形の幅が小さくなる．動脈硬化が強いとより顕著になる．

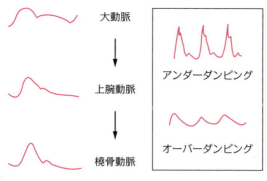

図 2-10 A ライン圧波形

- 末梢血管の拡張の影響を受ける　→敗血症や全身麻酔など末梢血管抵抗が低下した状態では末梢血管拡張により反射の影響が少なくなり血圧は低く表示される（非観血的に測定した血圧と解離する）．
- アンダーダンピング　→ルートが長い，ルート内の気泡などの理由で共振現象（特定の周波数で振幅が増大）が起き波形のピークが尖る（オーバーシュート）．
- オーバーダンピング　→カテーテルのキンクや先あたり，血栓，バッグの加圧不足などにより波形のピークが丸くなる（＝なまる）．
- ゼロ点のずれ　→心臓の高さに合わせる．

　A ラインは昇圧剤使用時など連続的な圧モニターが必要な症例，頻回の採血フォローが必要な症例，熱傷などでマンシェットを巻けないような症例で適応となります．

　一方，マンシェットによる非観血的動脈圧測定は，触診法や水銀血圧計による測定，オシロメトリック法などがあります．非観血的動脈圧測定の特徴としては以下のものがあります．

- カフの選択　→上腕の太さにあったカフを選ばないと過大評価，過小評価となる恐れがある
- 体動や不整脈に弱い
- 中枢側の圧　→橈骨動脈よりも心臓側に近い上腕での圧を反映している

オシロメトリック法は，マンシェットを膨らませて血流を遮断し，カフ圧を徐々に下げながら動脈拍動を微小振動として検出し，その時点を収縮期血圧とします．さらにカフ圧を下げ，動脈拍動による振動が最大振幅となった時点を平均動脈圧とします．拡張期血圧をどの時点にするかを決定するのは難しく，拡張期血圧についてはメーカーごとにいろいろな方法を用いて決定しています．

　結局，観血的動脈圧測定と非観血的動脈圧測定のどちらが真の値か？　という議論には答えはありません．ではどのように使い分けるのでしょう？観血的動脈圧測定は感染や出血，仮性動脈瘤などの合併症を起こす危険があり，その適応を考え使用しなければなりません．もちろん，非観血的動脈圧測定にも皮膚トラブルや測定中の静脈ルートからの薬液投与が一時的に止まるなどの注意点もあります．そして，それぞれがどのような場合にエラーを示しうるかということを知り解釈をすることが大切です．Aラインのアンダーダンピング（オーバーシュート）はよく起こりますし，特に圧測定時のゼロ点の位置の調整し忘れや圧バッグの加圧不足などの人為的なミスはついうっかり起こりうることなので注意が必要です．

　また，計測する場所の違いからどこの圧を見たいのか〔後負荷や大血管にかかる（心臓近くの）圧なのか？　各臓器の圧なのか？〕を意識することも大切です．

COLUMN

SBP と DBP

　MAP が臓器灌流に大切だと話してきましたが，SBP や DBP に着目するのはどういった時でしょうか？　大雑把にいうと，**SBP は血管にかかる圧を抑えたい場合（動脈性出血や急性大動脈解離や大血管術後など）**か，**後負荷が上がりすぎることを監視する場合**に使用します．一方，DBP が重要となるものに**冠血流**があります．収縮期には心筋の収縮により心筋内の血管が押しつぶされ血流が低下するため，冠動脈の血流は主に拡張期に流れるのです．DBP が低下する病態としては，①**SVR 低下の病態（敗血症や炎症）**，②**大動脈弁逆流症（AR），動脈管開存症**，③**動脈硬化**があります．大血管は弾性があり，通常収縮期に拡がった血管は，拡張期に押し戻される際に圧を発生します．この圧で DBP が形成されます．上記の病態で DBP が低下する理由がわかると思います．例えば，動脈硬化のあるドカンのように硬い血管だと収縮期に拡がりにくいため，拡張期に圧（DBP）をうまく発生することができないのですね．

　SBP は出血のリスクや後負荷増大を恐れて上限を見るもの，MAP（冠血流は DBP）は灌流圧が保たれているかを見るために下限を見るものといったイメージをもっています．

- MAP：臓器灌流圧
- SBP：出血リスク，後負荷
- DBP：冠灌流圧，血管のトーヌス

4) 何のために輸液をするのか？

これまでに学んだことを整理してみましょう．酸素需給バランスの障害や組織での酸素利用障害，組織低灌流によって，組織が低酸素となった状態をショックとよぶのでした．組織の低酸素は乳酸値の上昇や SvO_2（$ScvO_2$）の低下によって気づくことができます．ショックの治療としては酸素需給バランスを改善させることと灌流圧を維持することが重要です．酸素需給バランスを改善するためには酸素需要を減らすか酸素供給を増やすことが必要でした．酸素供給の規定因子は，$DO_2 = CaO_2 \times CO = 1.34 \times Hb \times SaO_2 \times$ **CO** でした．また，組織に血液を灌流するためには灌流圧が必要で，灌流圧＝ $MAP - CVP =$ **CO** $\times SVR$ と表されるのでした．CO を増やすことは DO_2，灌流圧の両方を上げることになります．

輸液をすると前負荷が増えます．前負荷が増えると CO（SV）が増えます．CO（SV）が増えると酸素供給量が増え，灌流圧が上昇します．ゆえに，**輸液をする目的は CO（SV）を上昇させること**につきます．

ここで出てきた「**前負荷**」とは何か？　一言でいうとすればそれはズバリ左室の前負荷＝**左室拡張末期容積**（＝ LVEDV: left ventricular end-diastolic volume）です．要は，左室が収縮を開始するときに左室内に充満している血液の量を指します．本書では，特に断りがない場合，前負荷＝左室前負荷を指すこととします．

「前負荷」と似たような表現に，「volume status (hypervolemia, euvolemia, hypovolemia)」や「有効循環血漿量」，「体液量」，「脱水」などがあります．これらの用語の定義にきちんとしたものはなく，混同され混乱の元になっています．ここでこれらの用語を整理しておきましょう．その用語の指すものは**体液全体か，細胞内か，細胞外液か，血管内か．どの体液コンパートメントの容量を指したものか？**　に注意するようにしてください．また，**血管内容量であれば，①静脈系の血管内容量＝右室の前負荷，②左室拡張末期容積（LVEDV）＝左室の前負荷，③動脈系の血管内容量（有効循環血液量，CO）**のどれを指しているものなのかというイメージをもつことが大切です 図2-11．

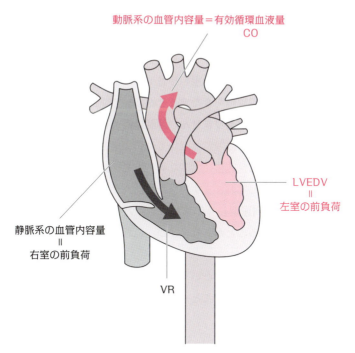

図 2-11 それぞれの用語がどこの容量を指しているかをイメージする

　「volume status」はその量が多ければ hypervolemia，適正であれば euvolemia，少なければ hypovolemia と表現されます．これらは左室前負荷＝LVEDV を指すこともあれば，静脈系の容量＝右室前負荷を指すこともあります．また，血管内だけでなく，細胞外液全体の volume を指すこともあります．混同され使用されているので注意してください．

　「有効循環血漿量」は動脈系，すなわち左室から駆出された血液の量を表しています．前負荷というよりも CO に近い概念であるといえます．有効循環血液量は，腎の輸入細動脈や心臓，頸動脈に存在する圧や伸展刺激を感知するセンサーによってモニタリングされています．心収縮力が落ちている場合などは，左室前負荷は十分だけれども有効循環血液量は低下しているということがあります．

　「体液量」という言葉は血管内だけでなく，間質，細胞内を含めた体液全体の量を指すことが多いです．よって，**体液量過剰でも血管内 hypo-**

volemia ということもありえます．例えば，輸液負荷を開始して，翌日体重測定をするともともとの体重から 5kg 増えていたとします．**体重増加は体液量増加を意味するかもしれませんが，血管内容量が多いことを意味するものではありません**．重症患者では，血管透過性亢進の病態から間質へ水が漏れ，間質浮腫をきたすことが多いです．**浮腫があること＝血管内容量が多いことではありません．浮腫はあくまで間質への水の貯留を見ているだけであって，体液量は増えてはいても血管内容量が十分とは限らない**のです．これは，非常に大事な考え方で，同時によく間違えられることがあるので強調しておきます．当たり前だと思われるかもしれませんが，「浮腫があるから利尿剤」，「体重が増えているから利尿剤」という光景を少なからず目にすることがありますが，急性期では当てはまらない場合があるのです．

「脱水（dehydration）」という言葉は狭義では細胞内脱水を意味します．広義では体液量全体を指すこともあります．

蘇生時の輸液の目標は CO（SV）を上げることであり，その時意識する volume は"左室前負荷＝LVEDV"であることに注意しましょう．「血管内容量」を評価する際には，①静脈系の血管内容量＝右室前負荷，②左室拡張末期容積（LVEDV）＝左室前負荷，③動脈系の血管内容量（有効循環血液量，CO）のどれを指しているのかを意識することが大切です．このあと，まず静脈系の血管内容量＝右室前負荷の話をします．それから，右室前負荷〜左室前負荷〜動脈系＝CO（SV）との関係についての話をしていきたいと思います．

- 輸液の目標は CO（SV）の増加である．
- むくんでいるのは体液量過剰のサインであって，前負荷が十分とは限らない．

2. 静脈系＝右室前負荷
～静脈系は血液の巨大な貯蔵庫

1) 静脈系には循環に作用しない，ただ蓄えているだけの volume がある ～stressed volume と unstressed volume

　静脈系の血管内容量＝右室前負荷についての話をしていきたいと思います．静脈はやわらかく，伸び縮みすることで自在に血液容量を変化させることができます．**静脈系の血液量は全血液量の 70％ をも占めており，静脈系は血液の巨大な貯蔵庫**となっています 図2-12．このことから静脈系を「**容量血管**」とよびます．一方，動脈系は血管を締めたり拡げたりすることで全身血管抵抗（SVR）を調整し，臓器灌流に必要な血圧を生み出すことから「**抵抗血管**」とよばれます．

　静脈系にはたくさんの血液がリザーブしてありますが，実際に心臓に

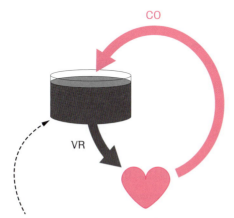

静脈系は血液の貯蔵庫（リザーバー）としての役割をもつ．
静脈系は全血液量の 70％の容量を占める

図 2-12 静脈系は血液の貯蔵庫

帰ってくる血液の量（＝静脈還流量 VR: venous return）は，心臓から送り出す血液の量（＝心拍出量 CO）と同じになるはずです．ということは，静脈系の血液の中には循環に作用しない，ただ蓄えているだけの volume があるということになります（＝unstressed volume）．**実際に心臓に帰ってくる血液の量（VR）は左室前負荷（LVEDV）を規定する重要な要素**となります．

静脈還流量（VR）は CO 同様，オームの法則 I ＝ V/R から求めることができます（74 ページ参照）．

VR =（Pms-CVP）/ Rv
Pms: mean systemic filling pressure ＝平均体血管充満圧
Rv：静脈抵抗

CVP が上昇すると VR は減るのですね．その最たるものが心タンポナーデや PE などです．急激な CVP の上昇に代償できず VR がゼロ＝ CO がゼロになり失神してしまうことがあるのです．さて，この式をグラフに表すと以下 図2-13 のようになります．

Pms: 平均体血管充満圧という聞きなれない言葉が出てきました．Pms とは何かについて考えてみましょう．Pms とは，実験的に心停止時の血流がない状態（＝ CO や VR がゼロ）を想定し，血液が全血管に分布し動脈圧＝静脈圧の平衡状態となった時の血管圧のことです．図2-13 のグラフをみてください．VR =（Pms-CVP）/Rv をグラフにしたものでした．徐々に心拍出量を増やしていくと，VR は増え CVP は減少していきます（グラフの VR がゼロのところから左上に移動していきます）．CVP ＝ 0mmHg となると静脈系の虚脱により VR が増えなくなり，VR はプラトーとなります．

通常，Pms は 7mmHg 程度といわれています．この Pms は，

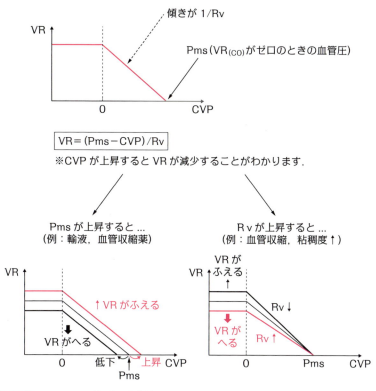

図2-13 Guyton の静脈還流曲線

Pms = stressed volume / 体血管コンプライアンス

　と表されます．静脈系には VR に寄与する stressed volume（Vs：負荷血液量）と循環に作用しない蓄えられているだけの unstressed volume（Vu：無負荷血液量）があります．正常時，stressed volume は unstressed volume の 30％程度といわれています．

　stressed volume と unstressed volume の関係は，図2-14 のような排水口のついた水槽によく例えられます[8, 9]．蛇口から水槽に注ぎ込まれる水の量が CO です．水槽内全体の水は Vt（全血液量）であり，水槽には排水口があります．排水口から水面までの水の量が Vs（stressed vol-

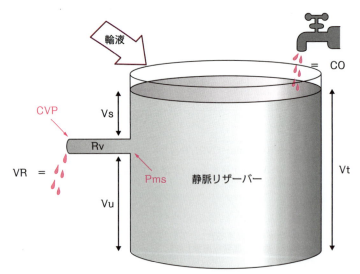

Vs：stressed volume, Vu：unstressed volume, Vt：全血液量
VR＝(Pms－CVP)/Rv

図2-14 stressed volume と unstressed volume

ume）です．例えば輸液をして Vs が増えると，排水口の入り口部の圧である Pms は高くなります．よって，排水口から出る水の量（VR）は増えます．排水口の高さまでの水の量（Vu: unstressed volume）は蓄えられているだけで排水口から出る水の量に影響しません．この水槽の例からVR＝(Pms－CVP)/Rv を理解することができます．

Vs（stressed volume）が増えると Pms は高くなり VR は増えるのです．管の太さ（抵抗：Rv）と排水管の出口圧（CVP）も排水口から出る水の量（VR）に影響を与えます．Vs が多い（Pms↑）か，CVP が低いか，静脈抵抗が低い場合に VR は増えるのですね．

それでは，例を挙げてみてみましょう．

例1. 出血時

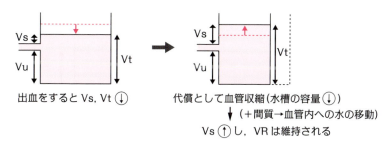

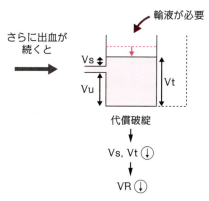

図2-15 出血時

出血時などは，貯蔵庫である unstressed volume が stressed volume にシフトすることで右室前負荷を維持しようとするのです．

例2. 血管拡張時

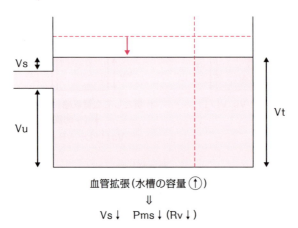

※VRを増やしたければ輸液よりも血管収縮薬が効率的

図2-16 血管拡張時

うっ血性心不全の際にニトログリセリンを使用するのはなぜでしょう．ニトログリセリンは主に静脈系の血管拡張をきたします．容量血管である静脈のVuに血液をシフトさせてVs低下→Pms低下→VR減少します．肺循環にうっ血した血液を静脈系にシフトさせ前負荷を軽減することを狙っているのですね．

大量出血が続いている状態などでなければ心臓に帰ってくる血液と心臓から送り出される血液は等しいはずなので，通常ほぼVR＝COとなるはずです．COは前負荷，収縮力，後負荷によって規定されるのでした．VRは前負荷の重要な因子ですが，左室の収縮力や後負荷の変動にも影響を受けVRは決定されます．これについては次項で解説します．

静脈は容量血管というイメージを持つことが大切です．この項で言いたかったことは，静脈には血液の貯蔵庫としての役割があり，循環に影響するstressed volumeと循環に作用しないunstressed volumeがあるということです．輸液はstressed volumeを増やしVRを増やすことを意識すべきです．また，血管拡張時は血管収縮薬にもstressed volumeを増

やす要素があるということをご理解いただけたかと思います．

- 静脈は容量血管である．
- 輸液や血管収縮薬の使用で stressed volume を増やすことを意識する．

3. 前負荷と動脈系
～左室前負荷と CO のはなし

1）Frank-Starling 曲線とは

　バネは引きのばされると縮もうとする「張力」が発生します．心筋も同様に長さ-張力関係があり，前負荷の増大により心筋が引きのばされるとその分心収縮力が増すという特徴があります．横軸を左室前負荷の指標である左室拡張末期圧（LVEDP: left ventricular end-diastolic pressure），縦軸を SV とすると 図2-17 のような曲線が描けます．この曲線を Frank-Starling 曲線とよびます．上行脚にあれば前負荷を増やすと SV は増え，プラトー部分にいれば前負荷を増やしても SV の上昇は見込めないということがこの曲線からいえます．

　SV を規定しているものは，前負荷以外に心収縮力と後負荷があるので

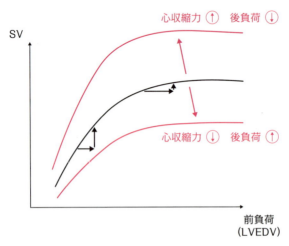

図2-17　Frank-Starling 曲線

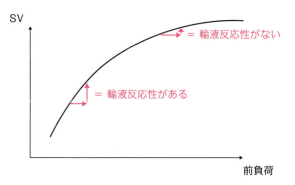

図 2-18 Frank-Starling 曲線

した．心収縮力の低下した不全心では，この曲線は下方にシフトします．また，後負荷が増大した場合も，この曲線は下方にシフトします．このように Frank-Starling 曲線は左室の前負荷と心収縮力，後負荷によって SV がどのように変化するかを理解することができます．

SV は一回心拍出量なので，SV ＝左室拡張末期容積（LVEDV）－左室収縮末期容積（LVESV）と表すこともできます．LVEDV は前負荷を表しています．ですが左室拡張能，心室充満時間も LVEDV に影響を与えます．LVESV は心収縮性，後負荷によって決まります．Frank-Starling 曲線では，前負荷や拡張能，心収縮性，後負荷などが変化することで，LVESV や LVEDV などの「量」がどのように変化したかまで把握することはできません．これを可能としたものが圧容量曲線 PV-loop とよばれるもので，詳細は第 4 章の心不全の項でお話します．

- Frank-Starling 曲線の上行脚にいれば，前負荷が増えれば SV や CO は増える．
- 心収縮力増加，後負荷減少で曲線の傾きは上方に，逆の場合下方にシフトする．

2）右室の前負荷と左室の前負荷をイメージする

VR =（Pms－CVP）/Rv でしたので，Pms↑（stressed volume↑），CVP↓，静脈抵抗 Rv↓で VR は増加します【Guyton の静脈還流曲線】．一方，CO = HR × SV でしたので，前負荷↑，心収縮力↑，後負荷↓で SV は増加します【Frank-Starling 曲線】．静脈還流量（VR）は左室前負荷（LVEDV）を決定する因子でした．体循環という閉鎖回路内では VR = CO となります．Guyton の静脈還流曲線と Frank-Starling 曲線を重ね，その交点から VR/CO を求めることができます．

前負荷や心収縮力，後負荷が変化した場合に Frank-Starling の曲線の傾きがどう変化するかを前項で説明しました．これに Guyton の静脈還流曲線を重ねることによって，前負荷や心収縮力，後負荷が変化した際の Frank-Starling 曲線の傾きの変化だけでなく，Frank-Starling 曲線上のどの点からどの点に移動するのかをイメージすることができます．それによって CO や CVP の変化を理解することができます．

この 2 つの曲線を重ねたグラフをもとに，「CVP は左室前負荷の評価に使えるのか？」について考えていきたいと思います．

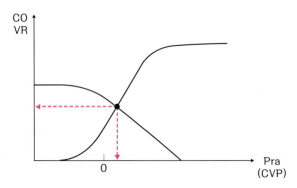

図 2-19　Guyton の静脈還流曲線と Frank-Starling の心拍出量曲線

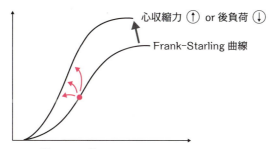

心収縮力⬆後負荷⬇で，Frank-Starling 曲線の傾きは急になる．ただ，どの点に移動するかがわからない．

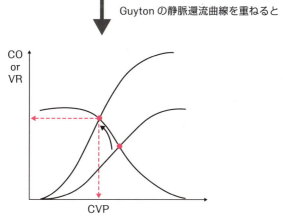

どの点に移動したかがわかる＝CO/VR，CVP がどう変化するかがわかる

図 2-20　2 つの曲線を重ねる

図 2-21 を見てください．CVP が低くなるのは静脈系の血管内 volume である stressed volume ⬇（Pms ⬇）の場合か心機能が亢進している場合です．両者とも CVP は低いのですが，前者では VR ⬇，後者では VR ⬆となります．

逆に CVP が高くなるのは，stressed volume ⬆（Pms ⬆）の場合か心機能が低下した場合が考えられます．両者とも CVP は高いのですが，前者では VR ⬆，後者では VR ⬇となります．

CVP の値と VR は相関していないことがわかりますね．VR は左室前

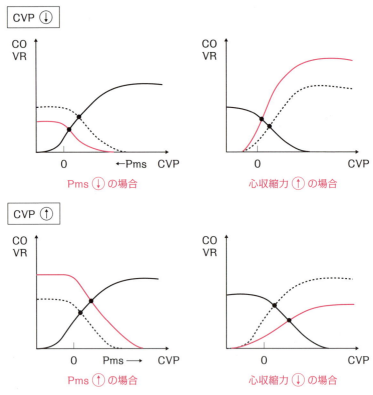

図 2-21 Pms，心機能の変化と CVP の変化

負荷 LVEDV の指標でした．図 2-21 で言いたかったことは，**CVP の値からだけでは左室前負荷の評価はできず，輸液が必要な状態かどうかの判断はできない**といえます．

　さて，ここで疑問が生じます．2 つの曲線を重ねたグラフの横軸は「CVP」となっています．Frank-Starling 曲線は左室前負荷に対する CO の関係を見た曲線です．前項でお示しした Frank-Starling 曲線の横軸は LVEDP でした．**横軸を CVP とし Frank-Starling 曲線を描くためには，CVP が LVEDP と相関するという前提が成り立たなければなりません．** CVP と LVEDP が相関するためには，①右室が単なる導管である，②右室と左室のパフォーマンスが同じである，のどちらかの前提が成り立たな

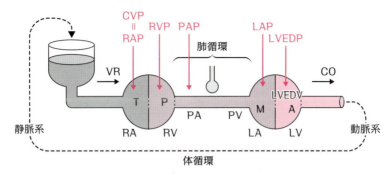

図 2-22 循環の俯瞰図

RAP：右房圧，RVP：右室圧，PAP：肺動脈圧，LAP：左房圧，LVEDP：左室拡張末期圧，LVEDV：左室拡張末期容積，RA：右房，RV：右室，PA：肺動脈，PV：肺静脈，LA：左房，LV：左室

いといけません．しかし，右室は単なる導管ではありません 図2-22．右室も左室同様にポンプ機能を持っています．

　右室は短軸で見ると三日月のような形状をしています．左室は円形です．心室壁も左室に比べ薄く，心筋量も少なくなっています．コンプライアンスは高い（＝柔らかく拡がりやすい）けれども力は弱いといえます．以上より，「**右室は前負荷には強いが後負荷に弱い**」といった特徴をもちます．右心系は左心系よりずっと低圧で維持されており，右心系は左心系のFrank-Starling を左方へ移動させたような曲線になるはずです 図2-23．右心系の心収縮の力自体は弱いですが後負荷も小さいため，結果として右心の CO は左心の CO と同じになります．肺動脈のコンプライアンスは低く，普段は体血圧の 1/6 〜 1/7 程度にコントロールされています．何らかの理由で肺高血圧を生じた場合，高い後負荷に右室は耐えられずへばってしまい，右心不全に至ります．急激な圧負荷の上昇は右室の拡張をきたし，三尖弁輪拡大から三尖弁逆流を生じ，右室のさらなる容量負荷，CO の低下をきたします．右室の拡大が著明になると，左室の拡張も障害するためさらなる CO 低下をきたす恐れがあります．

　このように，肺高血圧で右心の後負荷が高いケースだけでなく，右室梗

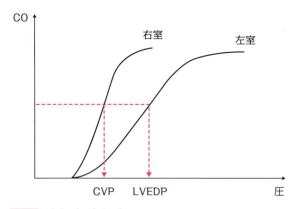

図 2-23 右心系と左心系
右室は低圧系である．右室と左室の CO が同じとすると
右房圧＜左房圧となる

塞などで右室の収縮が低下したケースでも LVEDP は上昇せず CVP が高くなります．純粋な右心不全の状態ですね．このような状態のときに**左室のポンプ機能は保たれているけれども，右室のポンプ機能が障害されている**ということが起きるのです．ただし，右心不全が進行すると，右心の圧排により LVEDP も上昇し始めます．また逆に，AMI 患者を対象とした臨床研究では，LVEDP が高くても，CVP は高くならないことも示されています[10]．このように，**LVEDP と CVP は必ずしも相関するとはいえません．**

　左室に前負荷，後負荷，心収縮力があったように右室にも前負荷，後負荷，心収縮力が存在します．左室の前負荷 LVEDV の指標が LVEDP であるとするならば，CVP は右室の前負荷を表す指標です．以上より考えると，前述した 2 つの曲線を重ねた横軸が CVP のグラフは，「静脈還流と Frank-Starling（左室の心拍出量）」との関係というよりも「静脈還流（右室前負荷）と右室の心拍出量」との関係を見たグラフと捉えた方がより適切かもしれません．右室のパフォーマンスによって，CVP がどのように変化するのかをこのグラフから読み取ることができます．

　そのほかにも，心タンポナーデ，心外膜炎といった閉塞性疾患の場合や，

人工呼吸中のPEEPの影響で胸腔内圧が高い場合も血液は右室に入ってこれずにCVPは高い値となります．

　また，CVPは測定時の誤差が生じやすいのも問題です．測定時にゼロ点の位置（第4肋間と中腋窩線の交点）を合わせることが必要で，理想的には仰臥位である必要があります．基本的ではありますが，これをきちんとやっていないだけでかなり測定誤差をおこします．静脈系は動脈系に比べ30〜40倍もコンプライアンスが高いため，低圧の狭い範囲でコントロールされています．わずか数cmの違いが大きく解釈に影響を与えるのです．さらにCVPの測定は胸腔内圧の影響を受けにくい呼気終末（胸腔内圧が大気圧に近づく）で測定する必要があります．人工呼吸中のPEEPは胸腔内圧を上昇させ，CVPに影響を与えます．胸腔内圧の自然発生的な変動でも4 mmHg程度の変化を起こし誤差を生み出す原因となるともいわれています．

　このように右室前負荷の指標であるCVPで左室前負荷を評価するには限界があります．そもそも**「圧によって量を評価する」**ことには限界があります．例えば，LVEDP「圧」は左室の前負荷 LVEDV「量」の指標とされています．しかし，**同じLVEDVであっても左室拡張能の違いによってLVEDPは違った値になってくる**ため，LVEDVとLVEDPの関係は1：1ではなく症例ごとに異なります．左室の拡張能は心筋虚血や心室肥大などで低下します．

　実際にCVPの値で前負荷の評価はできないという研究は数多くあり，輸液領域の大家であるMarikさんは，CVPの絶対値のみで輸液の必要性を判断することは，コイントスで判断するのと変わらないという名言を残しています[11]．ただし，CVPは心タンポナーデやPEのような急性右心不全の際には文句なしにCVPは上昇します．**CVPは急性右心不全のモニターとしては鋭敏である**とはいえます．

> ● 右室前負荷と左室前負荷は分けて考える．
> ● CVP は輸液指標には使えない．LVEDP と相関するとも限らない．

COLUMN

後負荷とは？

後負荷とはなんでしょうか？ **後負荷とは，心臓が血液を駆出するために打ち克たなければならない負荷のこと**です．

後負荷は<u>左室壁応力（wall stress）</u>と表現され，左室**圧**と左室**容量**によって規定されます．左室壁応力はラプラスの法則で表すことができます．心室を球体と仮定したら，半径 r，心室壁にかかる圧 P（transmural pressure），壁厚を h とすると，**左室壁応力∝ Pr/h** と表されます．∝は比例記号です．左室壁応力は半径 r，圧 P に比例し，壁厚 h に反比例することがいえます．半径 r，圧 P，壁厚 h を心臓でいえば，

- 半径 r　→ LVEDV が大きくなると後負荷↑（容量負荷）
- 圧 P　→「収縮期に心腔内にかかる圧」と「胸腔内圧」の差＝ transmural pressure（圧負荷）が大きくなると後負荷↑

※例えば心不全時には PEEP が有効といわれています．PEEP は VR を減らし過剰な前負荷を減らします．それだけでなく，胸腔内圧上昇により心臓の収縮を後押しする形になります．これにより transumural pressure は低下し，後負荷減弱により心拍出量は増加します．

- 壁厚 h　→壁厚が厚いと後負荷↓＝心臓は収縮しやすくなる

※例えば高血圧症や大動脈弁狭窄症では心内圧 P の上昇から後負荷増大をきたします．代償として壁厚を厚くすること（心筋肥大）で後負荷を減らそうとするのですね．

上述の「収縮期に心腔内にかかる圧」を発生させる要因として，<u>末梢血管</u>

抵抗と大血管の硬さ（大動脈コンプライアンス，特性インピーダンス）があります．

　この中でも**後負荷の指標として末梢血管抵抗（SVR）が特に重要**です．SVR を求める式は 74 ページの灌流圧を求める式を変形させてできます（オームの法則）．

$$SVR = (MAP - CVP) / CO \times 80 \quad (800 \sim 1200 \text{ dyne}\cdot\text{秒}/cm^5)$$

SVR は灌流圧を CO で割ったものです．［末梢血管を流れる定常流＝ CO］を発生させるのに必要な［灌流圧＝ MAP － CVP］がわかれば，［SVR］は求められます．SVR は細動脈や小動脈といった抵抗血管を定常流（CO）が流れると仮定して求めた値です．

　では，SBP は後負荷の指標とならないのでしょうか？　拍動流が大血管に流れると反射波により圧が生じます．大動脈コンプライアンス，特性インピーダンスはそれぞれ大血管の短軸方向，長軸方向の柔らかさを指しています．SBP は，抵抗血管による SVR が生じる圧に加えて拍動流が大血管を流れる際に発生する圧を反映しています．動脈硬化などで大血管がドカンのように硬くなっているときは，DBP が低下することはすでに述べましたが（81 ページコラム参照），それだけでなく大血管が硬いほど，発生する血管内圧が高くなる影響で SBP も上昇します（＝脈圧↑）．SBP は，抵抗血管による SVR 上昇＋動脈硬化などでの大血管の硬さの影響を受けるといえます．よって SBP も後負荷の指標となりえます．しかし，SBP は測定部位によっては末梢の反射波の影響も受けるため注意が必要です．例えば SBP は橈骨動脈など末梢に向かうにつれ高くなります（MAP は変化しない特徴があります）．SBP は収縮期の中で一番圧が高くなった"瞬間"です．しかし本来，後負荷として「収縮期に心腔内にかかる圧」は収縮期"全体"にかかる圧の積分で求められるべきですが，実際の測定は困難です．SBP は心臓の駆出や前負荷，心収縮の影響も受けやすいです．

　よって SVR が計測可能な後負荷の指標として臨床上重要と考えられています．

一方,右室の後負荷は肺血管抵抗(PVR:pulmonary vascular resistance)で表されます.

PVR = PAPmean−PAWP/CO × 80 (< 250 dyne・秒/cm^5)

とSVRと同様に求めることができます.(PAPmean:平均肺動脈圧.PAWP:肺動脈楔入圧)

4. 輸液反応性と輸液必要性を考える

1) 輸液反応性とは？ Frank-Starling 曲線のどこにいる？

さて，ここで輸液をする目的についてもう一度振り返ってみましょう．**ショックというのは組織の低酸素であり，酸素需給バランスの障害や組織での酸素利用障害，灌流圧低下によって起こる**のでした．DO_2 と灌流圧の規定因子に共通して CO が含まれます．CO を上げることは酸素需給バランスの改善，灌流圧の上昇の両者にとって効果的といえます．<u>輸液の目的は CO（SV）を増加させること</u>にあります．

もういちど Frank-Starling の曲線を見てみましょう 図2-18 ．
Frank-Starling 曲線の上行脚にいる場合は，輸液で前負荷を増やせば SV 増加が望めます．この状況を<u>輸液反応性のある状態</u>といいます．一方，曲線のプラトーにいる場合は，輸液で前負荷を増やしてもさほど SV の増加は望めません．この状況は輸液反応性のない状態といえます．
通常 250-500mL 程度の晶質液を投与した際に CO（SV）が少なくとも 10-15％ 以上増加した場合を"輸液反応性がある"とよびます．

- 輸液をして CO（SV）が増える状態を輸液反応性のある状態という．

2）輸液反応性があれば輸液をするのか？　輸液必要性

　それでは，輸液反応性があれば輸液反応性がなくなるまで輸液をしつづける必要があるのでしょうか？　言い換えると，Frank-Starling 曲線の上行脚からプラトーに移行する"頂点"を常に目指す必要があるのでしょうか？「血管内容量が少ないと思うので輸液をしたいんですけど……」と相談されることがよくあります．この質問には2点ツッコミどころがあります．まず，「血管内容量」が左室前負荷を指しているか？　という点と，前負荷が少ない＝輸液をすべきといえるのか？　という2点です．

　何のために輸液をするんでしたっけ？　それは CO（SV）を上げるためでした．ではなぜ CO（SV）を上げたいんでしたっけ？　それは酸素需給バランスの障害を是正したい（＝ DO_2 を上げたい）からです．もしくは組織灌流を維持したい（＝ MAP を上げたい）からです．CO（SV）を上げることで DO_2 や MAP を上げたい状況だと判断するから輸液をするのです．組織の酸素化が保たれており DO_2 や MAP を上げる必要がなければ，たとえ前負荷が少なくみえても輸液をする必要はないかもしれません．前負荷が極端に少ないか多い場合を除いて，「前負荷が適正かどうか」の評価は非常に難しいものです．そもそも「適正な前負荷」が何を指すのかはわかりません．Frank-Starling 曲線の"頂点"が「適正な前負荷」でしょうか？　**「適正な前負荷」を示す"点"があるわけではなく，前負荷の適正な"範囲"をイメージすることが大切**です．収縮能の低下した心不全，拡張能の低下した心不全（LVEDP が上昇しやすい）など，患者さんごとの状況によってこの前負荷の適正な範囲は異なります．組織の酸素化に必要な CO 以上にする前負荷を保ちつつ，LVEDP 上昇による肺水腫を起こさせない程度の前負荷に保てる範囲内で前負荷をコントロールするイメージを持つことが大切です．

　輸液反応性があるからといっていたずらに輸液を続けると輸液過剰となる恐れがあります．大量輸液の害については次項でお話しします．Frank-Starling 曲線の"頂点"を常に目指す必要はないのです．輸液反

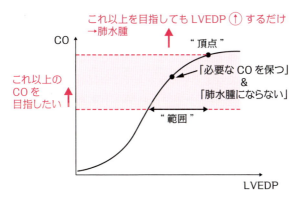

図 2-24 適正な前負荷の範囲

応性があれば必ずしも輸液が必要ではないのですね．**輸液反応性≠輸液必要性**です．

● 輸液反応性があれば常に輸液が必要というわけではない．

3）大量輸液の害

　恥ずかしながら，筆者が医師になって間もない頃といえば，大量輸液をしたら集中治療をしたなぁという気がしてそれは誇らしく感じたものでした．重症の敗血症性ショック患者に初期に 10L 以上の晶質液を輸液し，大量輸液をしたことを武勇伝のように同期に誇らしく語ったりしたものでした．当時は，2001 年に Rivers らによる研究[12]と SSCG（Surviving Sepsis Campaign Guideline）の発表により EGDT（Early Goaled-directed Therapy）の全盛期で，筆者も EGDT アルゴリズムをいつもポッケに入れ，実践していたものでした．敗血症性ショックではしっかり輸液をせねばならん！　ということが広く認知されていった時代だったのだと思います．初期の蘇生輸液の重要性が認知され，敗血症の治療が大きく進歩した時代だったと思います．

　ただ，そこまで輸液しなくてもいいのでは？　という症例もあったのではないかと思います．例えば全身血管抵抗 SVR の低下による低血圧（CO は十分に保たれている）に輸液負荷で対応することとか．ノルアドレナリンなどの血管収縮薬を併用することで SVR が上昇するだけでなく，unstressed volume → stressed volume へのシフトも起こり CO も増加し，血圧上昇が望めます．また，循環動態はもうとっくに改善し安定しているのにも関わらず，輸液反応性があるからという理由でいたずらに輸液負荷をすることとか．

　もちろん，重症の敗血症性ショックでは，急性期に 10L 以上の輸液を必要とする症例は確かに存在します．しかし，当時は輸液量が多くなることにさほど抵抗を感じることもなく（罪悪感はなかった！），少々迷えば輸液を選択していたように思います．敗血症性ショック時に初期大量輸液が必要なのは今も変わりません（ここは強調しておきます）．ただ，時代の流れとでもいいますか，揺り戻しとでもいいますか，最近では過剰な大量輸液が害なのではないかという考えが主流となってきています．いくつかの観察研究で大量輸液の害がいわれるようになりました．**過剰な輸液により，浮腫や希釈性凝固障害，希釈性貧血，電解質異常，酸塩基異常だけ**

でなく，死亡率の上昇[13]や人工呼吸器期間の延長，CVP 上昇による臓器障害（例：腎灌流圧低下が原因と思われる腎傷害）などを起こす可能性があると考えられるようになったのです．それだけでなく，浮腫や希釈性凝固障害，希釈性貧血，電解質異常など様々な問題が起こりえます．しかし観察研究ですので，過剰な輸液をしたから悪いアウトカムになったのか，それともそもそも悪いアウトカムになるような重症な患者だから過剰輸液となったのか，その因果関係ははっきりとしない状況でした．

そのことを検証するために近年ちらほら RCT も行われています．一番有名なのが，2016 年に ICM から報告された CLASSIC trial です[14]．敗血症性ショック患者 151 名を対象とした，スカンジナビアの多施設 RCT です．輸液制限群は重度の低灌流のサイン〔Lac ≧ 4mmol/L，ノルアドレナリン投与下で MAP ≦ 50mmHg，膝から拡大する網状チアノーゼ，尿量 ≦ 0.1mg/kg/hr（ランダム化から 2 時間以内のみ）〕が見られる時のみ輸液をし，標準治療群は循環指標が改善する限り自由に輸液を続けるというプロトコールでした．一次アウトカムとして，5 日間の輸液量，ICU 滞在中の総輸液量を設定しました．それぞれ -1.2L（95%CI -2.0 to -0.4L, P < 0.001），-1.4L（95%CI -2.4 to -0.4L, P < 0.001）と輸液制限群のほうが有意に輸液量が少ない結果になりました．興味深いことに AKI の悪化が，27/73 vs. 39/72（OR 0.46; 0.23-0.92, P = 0.03）と標準治療群の方で多い結果となりました．このように大量輸液が臓器障害を起こす可能性が示されました．しかし，輸液制限群の 27/75 がプロトコール違反をしており遵守率が低いことや割付時にすでに 30mL/kg 以上の輸液投与を受けていることなど limitation の多い研究であり，この結果を鵜呑みにしてよいかはわかりません．

他にも，ARDS 患者 1000 名を対象とした大規模な RCT に FACCT trial という有名な研究があります[15]．詳細は第 4 章で触れますが，血行動態不安定期を離脱し血行動態が安定した ARDS 患者に対し，輸液制限群と非制限群に分け比較したものです．一次アウトカムである 60 日死亡には有意差を認めなかったものの，7 日間の総輸液量は制限群で有意に少

なく，酸素化や ventilator-free days，中枢神経障害のない日数などにおいて制限群で有意に良好な結果が示されました．

また，敗血症患者，ARDS 患者を対象とした 11 の RCT のメタ解析もされています[16]．死亡率の改善は認めなかったものの，ventilator-free days，ICU 滞在期間は輸液制限群で有意に改善を認めました．

このように過剰輸液による害がいわれ，時代は制限輸液に傾いています．しかし，やはりここでも揺り戻しがきていて，ハイリスクの腹部外科患者の周術期輸液の RCT である RELIEF trial では逆に輸液制限群の方がAKI 発症が多くなる結果となっています[17]．**過剰輸液も悪いですが，過度な輸液制限も害になる可能性があります．**

敗血症などで血行動態が不安定な時期にはしっかりと輸液することが大切なのは再度強調しておきます．よくわからなければ輸液チャレンジをしてみるというのも一つの手だとは思います．しかし，これらの研究からいえることは，過剰な輸液も過度に制限した輸液もともに臓器障害を起こす可能性があるということです．過ぎたるは及ばざるが如しということですね．血行動態が安定すれば余分な輸液は減らしていくこと，輸液反応性があるからとだらだらと輸液をし続けることを避けることが大切なのではないかと思います．血行動態が安定したと判断すれば，一旦輸液を絞ってみるトライも必要だと思います．けれど血行動態が安定したという判断もなかなか難しいとは思います．FACCT trial では血行動態安定の定義を昇圧剤が切れることとしていますが，実臨床では昇圧剤が減量でき，まだ完全に切れていなくても輸液は絞れることをよく経験します．十分な輸液をしつつも過剰な輸液を減らす努力は怠らない．そんなさじ加減が求められるのですね．

さて，次章ではどうやって輸液反応性を評価するのか？　輸液を行う指標についての話をしていきたいと思います．

- 過剰な輸液は臓器障害のリスクになるかもしれない．
- 十分な輸液をしつつも過剰にはなり過ぎないように注意する．

参考図書

- ガイトン生理学　原著第11版．アーサー・C. ガイトン　著．エルゼビア・ジャパン．
- Marino's the ICU book 4th edition. Paul L. Marino. メディカル・サイエンス・インターナショナル．
- INTENSIVIST モニター．橋本悟，内野滋彦　編集．メディカル・サイエンス・インターナショナル．
- INTENSIVIST 輸液・ボリューム管理．瀬尾龍太郎，則末康博　編集．メディカル・サイエンス・インターナショナル．
- 麻酔・集中治療のための呼吸・循環のダイナミズム．外須美夫　著．真興交易医書出版部．
- カテーテル時代に知っておきたい新しい心血行動態入門．大西勝也　著．メディカ出版．

参考文献

1) Hiratzka LF et al. Circulation. 2010; 121: 266-369, PMID: 20233780
2) Fedorow CA et al. Anesth Analg. 2010;111:46-58, PMID: 20522706
3) Estrera AL et al. Ann Thorac Surg. 2009; 88: 9-15, PMID: 19559180
4) Rhodes A et al. Intensive Care Med. 2017; 43: 304-77, PMID: 28101605
5) Hemphill JC 3rd et al. Stroke. 2015; 46: 2032-60, PMID: 26022637
6) Carney N et al. Neurology. 2017; 80: 6-15, PMID: 27654000
7) Cheatham ML et al. Intensive Care Med. 2007; 33: 951-62, PMID: 17377769
8) Funk DJ et al. Crit Care Med. 2013; 41: 255-62, PMID: 23269130
    VR についての生理学レビュー
9) Gelman S. Aneathesiology. 2008; 108: 735-48, PMID: 18362606
    VR と CVP についてのレビュー
10) Forrester JS et al. N Engl J Med. 1971; 285: 190-3, PMID: 5087721
11) Marik PE et al. Chest. 2008; 134: 172-8, PMID: 18628220
    CVP では輸液反応性を予測できないというシステマティックレビュー
12) Rivers E et al. N Engl J Med. 2001; 345: 1368-77, PMID: 11794169
    あまりにも有名な敗血症 EGDT の RCT
13) Vincent JL et al. Crit Care Med. 2006; 34: 344-53, PMID: 16424713
14) Hjortrup PB et al. Intensive Care Med. 2016; 42: 1695-705, PMID: 27686349
    輸液過剰の害を示した CLASSIC trial
15) Wiedemann HP et al. N Engl J Med. 2006; 354: 2564-75, PMID: 16714767
    ARDS の輸液管理の FACCT trial

16) Silversides JA et al. Intensive Care Med. 2017; 43: 155-70, PMID: 27734109
17) Myles PS et al. N Engl J Med. 2018; 378: 2263-74, PMID: 29742967

第 **3** 章

循環管理の基本②
~何を「指標」に輸液をするのか?~

真実は事実より重要である
The truth is more important than the facts.
Frank Lloyd Wright

1. 何を「指標」に輸液をするのか？

　前章では輸液の「目標」についてのお話をしました．循環管理の目標は組織の酸素化の維持でした．組織の酸素化の維持のためには酸素供給量＝DO_2と灌流圧＝MAPの維持が大切です．DO_2とMAPには共通してCO（SV）が含まれ，重要な構成要素となっています．輸液は前負荷を増やしCO（SV）を増やします．**輸液の「目標」はCO（SV）を上げることで組織の酸素化を維持すること**でした．

　組織の酸素化をモニタリングする方法として乳酸値，SvO_2，それからPCO_2ギャップがありました．乳酸値，SvO_2，PCO_2ギャップ以外に，組織の酸素化を簡単に知る手がかりとして **"3つの窓"** があります．"3つ

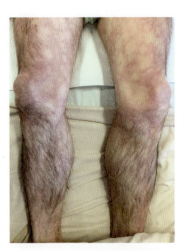

図3-1（1） 下腿全体にmottled skinが見られる．Mottled skinは重症なショックのサインでありこれを見たら戦慄しなければならない

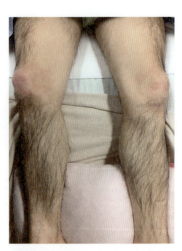

図3-1（2） 蘇生に伴い改善．膝周囲には残存している

図3-1　網状チアノーゼ

の窓"とは私が勝手によんでいるわけではなくて，集中治療界の巨匠 Vincent 先生がおっしゃった言葉です[1]．"3 つの窓"とは，① **皮膚（冷感，冷汗，チアノーゼ，CRT（capillary refill time，毛細血管再充満時間），② 尿量（< 0.5mL/kg/hr），③ 意識（反応が鈍い，見当識障害，混乱）**を指します．3 つの臓器を覗く窓がショックを知る手がかりとなります．①の皮膚では，**網状チアノーゼ（= mottled skin，特に膝周囲〜大腿にかけて出現しやすい）**や四肢の冷感は見たり触ったりするだけですぐにわかります 図3-1．特に膝の冷感（大腿との温度差）もショックに特徴的であるといわれています．②尿量は膀胱留置カテーテルを挿入すればわかりますし，③意識は患者さんに話しかければすぐにわかります．もちろんこれらの所見はショック時に必ず見られるというわけではありませんし，これらの所見があれば必ずショックがあると言い切れるわけでもありません．例えば急性腎障害（AKI）時には CO や灌流圧が保たれていたとしても尿が出ないことはありますし，意識障害の原因は AIUEO TIPS の語呂でご存知の通りショック以外にもたくさんあります．しかし，これらの所見はショックであること，すなわち組織の酸素化の悪化を簡単に知ることのできる重要なサインなのです．

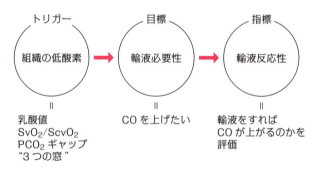

図 3-2　輸液の「目標」と輸液の「指標」

MAP，乳酸値，SvO_2，そして 3 つの窓はすべてショックを知る手がかりとなります．これらが輸液をしようかなというきっかけ（トリガー）となります．そして，これらを改善するために CO を上げることが輸液の目標です．輸液をしたら，CO が上がる状態かどうかを判断するために輸

液指標を用います 図3-2 ．輸液指標をもとに輸液を行ったら，これらのパラメーターが改善しているかどうかをモニタリングしなければなりません．そしてまだ組織の低酸素を疑う所見があるならば，さらなる介入を検討します．

　輸液によって目標が達成されるかをモニタリングすると同時に，輸液による害が起こっていないかもモニタリングします．輸液をしてもCO（SV）が上がらない（＝輸液反応性のない）状況で闇雲に輸液をすることは，大量輸液による害を増やすだけです．前章のコラムで触れたとおり，**不要な大量輸液は死亡率を増やすだけでなく，浮腫や希釈性凝固障害，希釈性貧血，電解質異常，うっ血による臓器障害を招く恐れがあります**．大量輸液の害を意識し，それらの徴候がないか気をつけます．肺水腫の徴候がないか呼吸状態をモニタリングすることやCVP上昇を避けること〔灌流圧（MAP-CVP）が下がることにより臓器障害を起こします〕，高Cl性の代謝性アシドーシスの進行がないかなどに気をつけます．

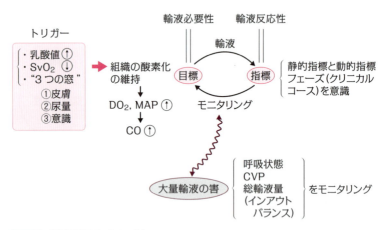

図3-3　輸液管理のイメージ

　輸液管理をする上で意識すべき目標と指標についてのイメージを 図3-3 に示します．「目標」はCO（SV）増加によって組織の低酸素を改善させることです．輸液反応性があるならば輸液を選択します．**輸液反応性があ**

るかどうかをどのような「指標」で評価しますか？　この章では輸液反応性の指標についての話をしていきます．まずは，数多くある血行動態モニターの強みと弱みをきちんと理解するところから始めていきましょう．

POINT

- MAP 低下，乳酸値上昇，SvO_2 低下，そして 3 つの窓（皮膚，尿量，意識）はショックの所見である．
- CO（SV）増加によってこれらを改善させることが輸液の目標．
- 輸液の「指標」→輸液反応性〔＝輸液で CO（SV）が増加する〕を判断するもの．

COLUMN

輸液のトリガー

　乳酸値などの組織低酸素の所見をトリガーとして輸液を開始し，その所見の改善を目標とするわけですが，例えば乳酸値はショック以外の理由でも上昇するのでしたね．治療がうまくいった患者さんでもクリアランスが悪く乳酸値が下がるのに時間がかかる人もいます．乳酸値は血液ガス検査で測るわけですが，もっとお手軽に組織低酸素をモニタリングできるといいですね．「3 つの窓」のところでも出てきた CRT(capillary refill time) がより組織低酸素を直接反映していいんじゃない？　ということで，輸液のトリガー，目標として乳酸値を用いる場合と CRT を用いる場合を比較した RCT である ANDROMEDA-SHOCK trial が 2019 年に JAMA 誌より発表されました[2]．筆者もちょうど 2019 年の米国集中治療学会でこの発表を聞いてきたところです．

　南アメリカの 5 カ国で行われた RCT で CRT 群，乳酸値群それぞれ 212 名がエントリーされました．敗血症性ショック患者を対象とし，最初の 8 時間の輸液戦略を両群に分け比較しました．CRT は右人差し指をスライドガラスで白くなるまで 10 秒押し付けてから離し，元の色に戻るまでの時間が 3

秒以上かかるものを CRT 延長と判断し，30 分おきに測定しました．一方，乳酸値は 2 時間おきに血液ガスで測定しました．CRT は正常化，乳酸値は正常化もしくは 2 時間で 20% 以上の改善を目標としました．輸液反応性の評価を行い，輸液反応性があれば，CVP が上限に達するか，目標に達するまで 30 分で 500mL の晶質液を投与するというプロトコールでした．プライマリアウトカムは 28 日死亡で，CRT 群で 34.9%，乳酸値群で 43.4% と有意差は認めなかったものの (P = 0.06)，CRT 群で有意に最初の 8 時間の輸液量は少なく，72 時間後の臓器障害をあらわす SOFA スコアが低い結果でした．

　乳酸値だけを輸液のトリガーとしたら輸液が増えすぎるかもしれず，輸液のトリガーを考える際には一つの指標に頼りすぎてはいけないという良い例だと思います．CRT など簡便な検査も取り入れ，組織低酸素を総合的に判断し，この患者にそもそも輸液が必要かを検討することが大切です．この「総合的に判断する」ということは，後述する輸液反応性の評価にも言えることです．

2. 血行動態モニターを制すれば輸液を制す？

1) PAC ～血行動態モニター界のキング

　血行動態モニターの話を始めるにあたって，かつてモニター界に絶対的地位を築き君臨してきた肺動脈カテーテル（PAC: pulmonary arterial catheter）についての話から始めていきます．またの名を開発者にちなみスワンガンツカテーテルとよびます．「かつて」と表現したのは，新しい非侵襲的血行動態モニターの台頭により，また大規模臨床研究により，その存在意義が危ぶまれているからです．しかし，PAC が必要となる症例は存在しますし，血行動態の把握，重症心不全の鑑別といった意味でもその役割はいまだに色褪せてはいません．ただ，以前は ICU 患者には当たり前に挿入されていた PAC も現在お目にかかることが少なくなり，PAC を学ぶ機会は極端に少なくなり，その解釈をきちんとできる人が少なくなっているように思います．良くも悪くも当施設では心臓手術後の患者さんの大部分が PAC を挿入された状態で ICU に入室します．PAC による血行動態の理解はその概念を知ること自体が重要なことだと思います．それは PAC を挿入していない患者であっても，血行動態をイメージするのに PAC 的発想は役に立つと思うからです．失われつつある知識を保存するために，この項では少々マニアックに PAC の話を進めていきたいと思います．モニターは数値という安心感のある指標を与えてくれますが，きちんと解釈しないとミスリーディングを起こす危険性を孕んでいます．

　スワンガンツカテーテルはエドワーズライフサイエンス社の商標登録です．巷では「ガンツ」とよばれることが多いです．スワンガンツカテーテルは Dr. Swan と Dr. Ganz によって 1970 年頃に開発されました．以前から肺動脈カテーテルは存在したのですが，カテーテル先端のバルーンが

血流に乗って進んでいき（= flow-directed），「ベッドサイド」でカテーテルを肺動脈まで簡単に進めていくことが可能になった点が画期的でした．サンタモニカのビーチで帆を張って進む帆船をみて着想を得たそうです．アツいですね．1980 年代〜 1990 年代初頭は PAC 全盛期で重症患者の 20 〜 40％ に挿入されており，「We swanned the patient.」というふうに「swan」は動詞として使用されるほど流行っていたそうです[3,4]．現代日本語風にいうと「スワる」とか「スワっとく？」みたいなノリで使われたのでしょうか．

PAC の構造

さて，PAC の構造について説明していきたいと思います．PAC には色々種類があり，それぞれ付加的機能がついています．ここでは，連続的に CO や SvO_2 をモニタリングする機能のついた PAC についてご紹介します．PAC にはジャラジャラと色々なものがぶら下がっていますが，それが PAC 先端のどこにつながっていて何をするためのものなのか，その構造を理解しておく必要があります．

まず，PAC 先端のバルーンを膨らませるためのバルーン膨張用バルブがあります．このバルーンは PAC 挿入時と肺動脈楔入圧（PAWP）測定時に使用するものです．

カテーテル先端から 14 〜 25cm のところには茶色い熱線（サーマルフィラメント）があります．先端 4cm のところにサーミスター（温度計）が付いており，熱線で温められた血液の温度をここで測定し熱希釈法によって CO を連続的に測定します．カテーテルのおしり側にぶら下がっているサーミスター・コネクターとサーマル・フィラメント・コネクターを，ビジランスヘモダイナミックモニター（もしくはヘモスフィア）の患者用ケーブルに接続することで，CI（CO）がモニター画面に映し出されます．CI（CO）は直前数分間に測定された CI（CO）の時間平均値として右上のラージパラメータフレームに表示されます．さらに細かい CI（CO）の変化を見たければ，モニター画面を STAT 画面にすると約 60 秒間隔で計算した平均値を表示することが可能です 図3-5．

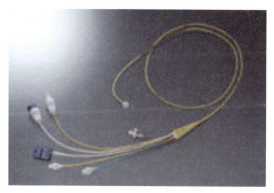

図3-4.1 PACの構造
(エドワーズライフサイエンス,オキシメトリーCCOサーモダイリューション・カテーテル 746F8)

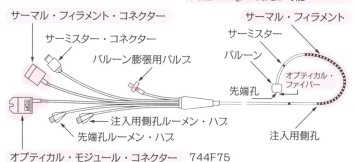

図3-4.2 PACの構造
(エドワーズライフサイエンス,オキシメトリーCCOサーモダイリューション・カテーテル 746F8)

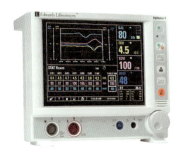

図3-4.3 ビジランスヘモダイナミックモニター（エドワーズライフサイエンスホームページより）

第3章 循環管理の基本② 119

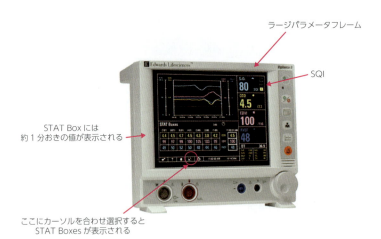

図3-5 ビジランスヘモダイナミックモニター画面
(エドワーズライフサイエンスホームページより改変)

　オプティカル・モジュール・コネクターは連続的に SvO_2 を測定するためのもので，これもビジランスヘモダイナミックモニターの患者用ケーブルに接続し SvO_2 がモニター画面に表示されます．ラージパラメータフレームに表示された SvO_2 は初回に肺動脈（PA）からの採血でキャリブレーションをした後，**2秒おきに更新されるためリアルタイムの SvO_2 モニタリングが可能**です．

　その他にもカテーテルにはいくつかのハブがぶら下がっており，カテーテル内腔のルーメンにつながっています．カテーテル先端につながっているルーメンは PA 圧測定用で圧トランスデューサーに接続し PA 圧をモニタリングします（黄ルーメン）．また，冷生食などの指示薬を注入して CO 測定もできるように注入用側孔が先端 26cm のところに空いています（白ルーメン）．熱線による連続的 CO モニターをしている限り冷生食の注入は不要なため，白ルーメンを筆者の施設では主にカテコラミンルートとして用いています．また，先端 30cm のところにも輸液用側孔が空いており，筆者の施設では CVP 測定用のルーメンとして使用しています（青ルーメン）．PAC 挿入時の位置は 図3-6 のようになります．PAC には他にも色々と種類があり，側孔のルーメンの数などが異なるものもあります．なかには右室駆出率を測定するセンサーのついたものやペーシング機

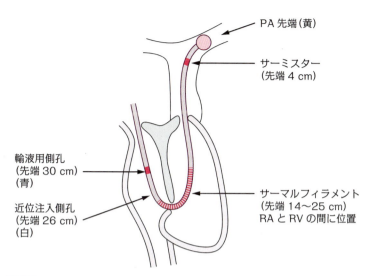

図3-6 カテーテル挿入時の位置関係

能をもったものもあります．ペーシング機能のついた PAC には心房・心室ペーシング電極が埋め込まれたものや先端から 19cm のところにある RV ルーメンからペーシングリードを挿入するものがあります．

PAC の挿入

次に，肺動脈カテーテルの挿入の仕方について簡単にお話ししたいと思います．挿入部の選択は内頸静脈の他，大腿静脈や鎖骨下静脈など色々ありますが，右内頸静脈に挿入することが多いかと思います．CVC 挿入時と同様にエコーガイド下穿刺でまずはシースを挿入します．カテーテルの先端に繋がっている PA ルーメン（黄ルーメン）に圧トランスデューサーを接続しフラッシュしてエア抜きをし，シースからカテーテルを挿入します．シース（約 15cm）先端からカテーテルを出し，右房圧波形を確認しカテーテル先端のバルーンを膨らませます．その後はプカプカと血流に乗せカテーテルを進めていきます．**圧波形を見ればカテーテルの先端がどこにあるかがわかる**ため，ベッドサイドで挿入が可能です 図3-7．透視下である必要はありません．モタモタしているとカテーテルが熱で柔らかくなりうまく進まなくなるため注意が必要です．三尖弁逆流があると右房から

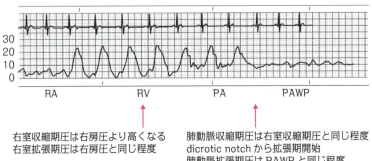

図 3-7 カテーテル挿入時の圧波形の変化

表 3-1 カテーテル挿入部位と挿入長

	上大静脈 - 右房接合部距離 (バルーン拡張タイミング) (cm)	肺動脈までの距離 (cm)
内頸静脈	15 〜 20	40 〜 55
鎖骨下静脈	10 〜 15	35 〜 50
大腿静脈	30	60
右上腕静脈	40	75
左上腕静脈	50	80

(エドワーズライフサイエンス社教育資料より)

右室になかなかカテーテルが進まないこともあります．また，三尖弁を通過した後は PVC の出現に注意が必要です．内頸静脈からだと大体 40 〜 55cm 進めたところで肺動脈に到達します 表3-1．最終的に肺動脈楔入圧 (PAWP) が得られる（ウェッジする）までカテーテルを進め，そこでバルーンをしぼませます（カテーテルを進めるときは膨らませて，抜くときはしぼませます）．膨らませたままだと肺梗塞を作っちゃいます．右心房や右心室でループ（たわみ）を作っていることがあるためその時点から 1 〜 2cm 引き戻します．理想的なカテーテルの先端位置は肺動脈門の近くです．1.25 〜 1.5cc のエアをバルーンに入ればウェッジする位置に留置するのが理想的です．先端位置が移動しカテーテルが進んでしまう可能性があるため常時肺動脈圧のモニタリング（ウェッジしていないことの確認）と毎日のレントゲンでの位置確認をしています．また，合併症を防ぐ

ために PAWP を測定する頻度は必要最小限にとどめるべきです．後述しますが **PAWP は肺動脈拡張期圧（PADP）で代用できる**可能性があります．特に肺高血圧を有する高齢者は肺動脈破裂，穿孔のリスクが高いので特に注意しなければなりません．バルーンを楔入する時間を 2 呼吸分ほどの最小にとどめることが推奨されています．

先端の PA ルーメンから肺動脈血を採取し血液ガス検査で SvO_2 を測定し，キャリブレーションし，連続的な SvO_2 と CO のモニターを開始します．SvO_2 の画面には SQI（シグナルクオリティインディケーター）とよばれるゲージが表示されており，モニタリング中に SQI が高くなった場合は SvO_2 の値の信憑性が低い状態ですので再度キャリブレーションが必要となります 図3-5．

PAC から得られる情報

PAC での圧測定から血行動態を把握することができます．

右房圧（RAP）・中心静脈圧（CVP）は右室前負荷の指標となります．肺動脈圧（PAP）は右室後負荷の指標となります．バルーンをウェッジすると右室からの血流を遮断するので，拡張期には肺毛細血管〜肺静脈〜左房〜左室までがバルーンと大動脈弁に囲まれた閉鎖空間となります 図3-8．閉鎖空間内の圧は一定となります（＝パスカルの原理）ので，**肺動脈楔入圧（PAWP）≒左房圧（LAP）≒左室拡張末期圧（LVEDP）**となり，PAWP は左室前負荷の指標として用いられます．PAC で測定した CVP と CO に A ラインから得られる平均動脈圧（MAP）の情報を加えれば全身血管抵抗（SVR）が計算でき，左室後負荷の指標として用いられます．

前述の通り PAWP 測定時には肺動脈損傷のリスクを伴いますし，ウェッジさせるためにカテーテルを進める必要があれば不整脈発生のリスクなどもあります．そんな時のために，**PAWP は肺動脈拡張期圧（PADP）で代用可能**なことを知っておくとよいでしょう 図3-9．拡張期には肺動脈弁が閉じ，肺動脈弁〜肺動脈〜肺毛細血管〜肺静脈〜左房〜左室までが閉鎖空間となるためです．ただ，拡張末期でも完全に血流がゼロなわけではなく肺血管床の影響をうけるため，**通常 PADP ＞ PAWP となり，その差**

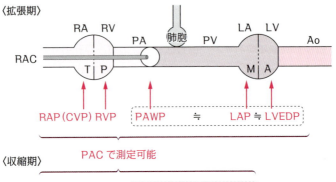

図3-8 PACから得られる圧情報

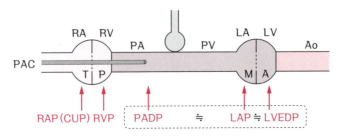

図3-9 拡張期のPAWP〜LAP〜LVEDPの関係：PAWPはPADPで代用可能

は1〜4mmHg程度といわれています．PADP＜PAWPとなる状態ではカテーテルの位置異常があり，位置調整が必要です．また，肺血管抵抗が高い状態ではPADP≫PAWPとなりその差が5〜6mmHg以上となるため，肺動脈性の肺高血圧の際はPADPをPAWPの代用できないため注意しなければなりません．

ところで，PAWPを測定するタイミングはいつが適切でしょうか？PAWPは呼吸によって変動します．肺動脈カテーテルは胸腔内にあるた

め胸腔内圧の影響をうけるのです．呼気終末は胸腔内圧が大気圧と等しくなりますので，圧測定は呼気終末で測定します．自発呼吸の場合は吸気時に胸腔内圧は低下するため，「呼気終末」は PAWP が最高となる時点です．一方，人工呼吸器による強制換気で陽圧換気となっている場合には，吸気時に胸腔内圧は上昇します．「呼気終末」は PAWP が最低となる時点です 図3-10．また，人工呼吸時には呼気終末に陽圧をかけています（＝PEEP）．人工呼吸中には PEEP の影響も考慮しなければならないということにもなりますね．また，呼吸努力の非常に強い場合，特に呼気時に力が入っているような努力呼気時には呼気時の PAWP は著明に上昇し，変動はとても大きくなり呼気終末がどこか，判断はとても難しくなることがあります．この場合，どの時点を読んだらいいかわからないため，圧はわかりません 図3-11．喘息や肺水腫などで気道の浮腫がある場合や気管支痙攣を起こしている場合などで見られます．また，疼痛などで力が入っている場合なども胸腔内圧が上昇してしまい，判断に迷うことがあります．

表3-2 に PAC から得られる圧の正常値を示します．これに A ラインから得られる平均動脈圧（MAP）の情報を加えれば全身血管抵抗（SVR）や肺血管抵抗（PVR）まで計算可能となります．PAC から得られる圧情報，心拍出量をもとに，右室，左室それぞれの前負荷，後負荷，心収縮を推測することができます．PAWP と CI から Forester 分類を使い急性心不全

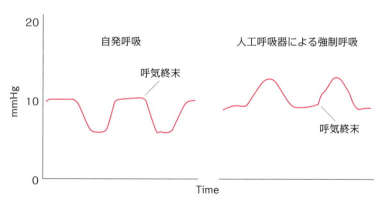

図3-10 **圧波形は呼気終末で読む**（Gabrielli A et al. Civetta, Taylor and Kirby's Critical Care, 4th ed. LWW; 2008[5] より）

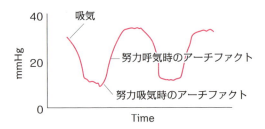

図3-11 努力呼吸時のPA波形 (Gabrielli A et al. Civetta, Taylor and Kirby's Critical Care, 4th ed. LWW; 2008[5] より)

表3-2(1) PACから得られる圧，パラメーターの正常値

位置	基準値 (mmHg)
右心房	
右心房圧 (RAP)	−1〜7
平均圧 (MRAP)	4
右心室	
収縮期圧 (RVSP)	15〜25
拡張期圧 (RVDP)	0〜8
肺動脈	
収縮期圧 (PASP)	15〜25
拡張期圧 (PADP)	8〜15
平均圧 (MRAP)	10〜20
肺動脈楔入圧 (PAWP)	6〜12
左心房圧 (LAP)	6〜12

（エドワーズライフサイエンス教育資料より）

表3-2(2) PACから得られる圧，パラメーターの正常値

パラメーター	基準値
一回拍出量 (SV)	60〜100mL/回
一回拍出量係数 (SVI)	33〜47mL/回/m^2
心拍出量 (CO)	4.0〜8.0L/分
心係数 (CI)	2.5〜4.0L/分/m^2
全身血管抵抗 (SVR)	800〜1200dyne・sec/cm^5
全身血管抵抗係数 (SVRI)	1970〜2390dyne・sec・m^2/cm^5
肺血管抵抗 (PVR)	<250dyne・sec/cm^5
肺血管抵抗係数 (PVRI)	255〜285dyne・sec・m^2/cm^5
DO$_2$	950〜1150mL/分
VO$_2$	200〜250mL/分

の血行動態の把握，治療方針決定に利用することもできます（第4章参照）．

さて，問題です．

例1．左心不全

HR 90bpm, BP 80/50 (60) mmHg, CVP 12mmHg, PAP 38/20 (26) mmHg, PAWP 18mmHg, CO 2.7L/min, CI 1.8L/min/m², SvO₂ 52%

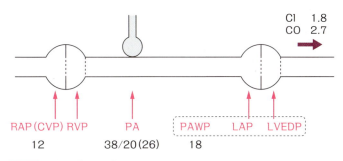

図3-12 例1．左心不全

　PACの圧解釈を行うときは左心側から順番に見ていきます．まずCI（CO）が低いですね．HRは90bpmで，SVは計算すると30mLと低いことがわかります．SVRは計算すると (60-12)/2.7 × 80 = 1422 dyne・sec/cm⁵ と上昇しています．四肢の冷感を認めるはずです．左室前負荷はどうでしょう？　PAWPは18mmHgと高めの値です．左室の拡張能の違いによってもPAWPの値は変わりますので確定的なことはいえませんが，前負荷はそこそこありそうな印象を受けます．とすると，SV低下の原因は収縮能低下とSVR上昇が原因である可能性があります．左心不全の状態といえそうです．PAPも高く，mean PAP >25mmHgです．mean PAP >25mmHgは定義上，肺高血圧がありますが，PAWPとPADPはあまり差がありませんね．肺血管抵抗PVRを計算してみても (26-18)/2.7 × 80 = 237 dyne・sec/cm⁵ と上昇していません．左心不全による肺静脈性の肺高血圧といえそうです．左心不全ではPVRが正常範囲である場合も多いです．PAWPが上昇し，PAWP≪PADP（差が7より小さい）の場合，孤立性の後毛細血管肺高血圧とよびます．肺高

血圧があり右心の後負荷は高く，右室前負荷であるCVPも高めの値になっており，両心不全を呈している可能性があります．灌流圧も低く，SvO_2の値からは酸素需給バランスの障害を呈しており，心原性ショックの状態といえそうです．まず左心不全の原因検索を行うことが大切ですが，介入としては心収縮能を増強させるinotropic supportを行うか，血圧が許せば血管拡張薬でSVRを低下させるかを行うことになるでしょう．先ほど指摘した通り，左室の拡張能の違いによってもPAWPの値は変わります．PAWPが高めではありますが，前負荷過剰すなわちFrank Starling曲線の水平脚にいるかどうかはわかりません．輸液への反応はもしかしたらあるかもしれませんが，PAWPが高い状態でのさらなる輸液負荷は肺水腫のリスクを孕みます．

例2. 肺高血圧症 図3-13

HR 90bpm, BP 80/50（60）mmHg, CVP 12mmHg, PAP 53/20（31）mmHg, PAWP 12mmHg, CO 2.7L/min, CI 1.8L/min/m², SvO_2 52%

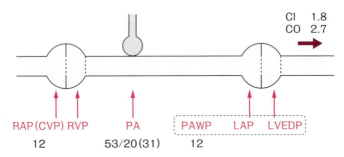

図3-13 例2. 肺高血圧症

同様に左から順番に見ていきましょう．CI（CO）は低く，SVは計算すると30mLで，SVRは計算すると1422dyne・sec/cm⁵と上昇しています．左室前負荷はどうでしょう？ PAWPは12mmHgとさほど高くはありません．左室の拡張能の違いにもよりますが，左室前負荷は過剰ではない印象を受けます．とすると，SV低下の原因は前負荷低下，収縮能低下，SVR上昇のいずれの可能性もありそうです．PAPは高く，mean PAP

\>25mmHg であり肺高血圧がありますが，今度は PAWP と PADP に差があります．肺血管抵抗 PVR を計算してみても（31-12）/2.7 × 80 = 563 dyne・sec/cm^5 と上昇しています．肺動脈性の肺高血圧があるといえそうです．肺塞栓（PE）などの急性病態で肺動脈収縮期圧（PASP）40 〜 50mmHg 程度となることがありますが，原発性肺高血圧などの慢性疾患がないと通常 PASP > 50mmHg とはなりません．肺高血圧があり右心の後負荷は高く，右室前負荷である CVP は高めであり右心不全を呈しています．灌流圧も低く，SvO_2 の値からは酸素需給バランスの障害を呈しており，心原性ショックの状態といえそうです．左室は右室からの圧迫を受け，拡張障害を呈しているかもしれません．さらに肺高血圧により右から左へと血流が乗り越えられずに左室前負荷が十分でない可能性があります．肺動脈性の肺高血圧の原因検索を行うことが大切です．もともと原発性肺高血圧や肺性心があるのかもしれませんし，長期に慢性心不全に罹患し肺血管抵抗上昇をきたしているのかもしれません．PE かもしれません．低酸素，高二酸化炭素血症は肺血管抵抗上昇により肺高血圧を助長します．急性呼吸窮迫症候群（ARDS）でも肺高血圧をきたす恐れがあります．介入としては心収縮能を増強させる inotropic support を行い，右から左へと血液を送る必要があります．右室からの左室圧排や高度な右心不全によるうっ血をきたしている場合は利尿を検討する必要があるかもしれません．肺高血圧の血行動態の把握は難しく，PAC は循環管理に必要な情報を与えてくれます．PAC なしで肺高血圧の血行動態を把握することは困難を極めます．

同じように左から問題を探していく方法で，SVR 低下が問題なのか (distributive shock)，左室前負荷低下が問題なのか (hypovolemic shock)，左心の問題なのか，肺高血圧が問題なのか，右室の問題なのか，などと原因検索を行うことができます．このように PAC はショックや心不全の原因を知る大きな手掛りを与えてくれます．

まとめると肺動脈カテーテルから得られる情報には以下のものがあります．

- **肺動脈カテーテルで連続測定できる項目**
    右房圧（RAP）/ 中心静脈圧（CVP）
    肺動脈圧（PAP）；収縮期，拡張期，平均肺動脈圧
    心拍出量（CO）/ 心係数（CI）；熱希釈
    混合血酸素飽和度（SvO_2）
- **バルーンを膨らませて計測する項目**
    肺動脈楔入圧（PAWP）
- **挿入時，もしくは採血によって評価可能な項目**
    右室圧（RVP）
    右心系の血液酸素飽和度（シャントの検出）
- **計算で求められる項目**
    $CaO_2 = 1.34 \times Hb \times SaO_2 + 0.031 \times PaO_2$（動脈血液ガスも必要）
    $DO_2 = CaO_2 \times CO$
    $VO_2 = (CaO_2 - CvO_2) \times CO$
    　　　$= 1.34 \times Hb \times (SaO_2 - SvO_2) \times CO$
    $SVR = (MAP - CVP)/CO \times 80$
    $SVRI = (MAP - CVP)/CI \times 80$
    $PVR = (PAPmean - PAWP)/CO \times 80$
    $PVRI = (PAPmean - PAWP)/CI \times 80$

　肺動脈カテーテルでは，血行動態指標として，右室前負荷（RAP/CVP），右室後負荷（PVR, PAP），左室前負荷（PAWP），左室後負荷（SVR），心拍出量（CO）が測定可能であり，酸素需給バランスとしてDO_2, VO_2, SvO_2が測定可能です．すでに2章を読まれた方はあらゆる循環指標を把握できるPACのすごさがわかるでしょう．輸液・循環管理をする上で知りたい情報が全て手に入る夢のようなモニターです．しかし，これらの値を解釈するには少しばかり気をつけるべきことがあります．それについては後述します．

圧波形から得られる情報

PACで計測する圧の値だけでなく，波形そのものからも様々な情報を得ることができます．

● CVP 波形

CVP波形には上向きのa波，c波，v波と下向きのx谷，y谷という波で構成されています 図3-14 ．**a波はatrial kickで右心房の収縮**を表しています．a波の高さは右房収縮力と右室充満の抵抗の大きさによって決まります．a波に続き，下向きのx谷が見られますが，これは**心房の弛緩と右室の収縮による三尖弁の下降による右房圧低下**を表しています．x谷の途中で右房圧は一時的に上昇しc波を形成します．**c波は三尖弁閉鎖（closure）し右房側に突出することで発生する**圧です．c波から心室の収縮は開始します．三尖弁閉鎖後，受動的な右房充満により右房圧は上昇し，v波を形成します．**v波はvenous returnによる上昇**を表しています．v波の高さは右房のコンプライアンスと全身から右房に帰ってくる血液量に依

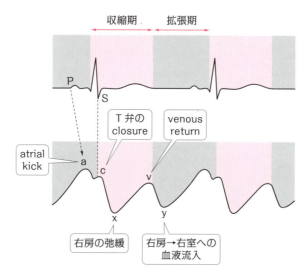

図3-14　正常CVP波形

a波に続きc波が出現する．このポイントはz-pointとよばれ心房収縮が終わり左室拡張末期の時点で前負荷を反映する．呼気終末のz-pointで圧を読むのがCVPの正しい読影ポイントである．c波が見えない場合，ECGのQRS波のS波の時点での圧を読む（本来Q波の時点だが，ECGの電気信号が血行動態的な圧を発生するためにはタイムラグがあるため）．

存します．右房のv波は通常a波より低くなります（PAWP，すなわち左房圧では逆になります）．その後，三尖弁が開き，右房圧は低下し，y谷を形成します．y谷より心室の拡張がはじまり，右房から右室に血液が流入していきます．そういう目でCVP波形を見てみても，ニョロニョロした蛇にしか見えないかもしれません．そこで，ECGと時相を合わせてモニターを観察することでどれがどの波を表しているかを理解することができます 図3-14 ．

この波形の変化から様々な情報を得ることができます 図3-15 ．循環血液量が多い状態では，a波とv波の上昇を認めます．例えば心房細動時にはatrial kickが消失するためa波が消失します．拡張終期の右房容積増大によりc波は増大します．その他，三尖弁逆流（TR）では右室収縮時に逆流波の影響で右房圧は低下せずx谷が消失しv波は上昇します．T弁開放後は速やかに圧は低下し急峻なy谷を形成します．一見すると右室圧波形のように見えることがあります．

また，収縮性心膜炎や心タンポナーデはともにCVP上昇をきたします

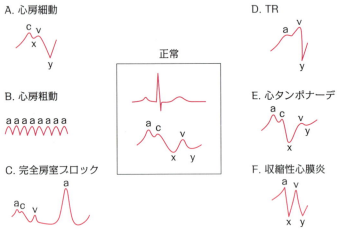

図3-15 CVP波形から得られる情報
A: a波消失，B: 鋸歯状のa波，C: cannon a wave，D: x谷の不明瞭化，急峻なy谷，E: y谷の消失，F: a波とv波の先鋭化，急峻なx谷とy谷

(Gabrielli A et al. Civetta, Taylor, & Kirby's Critical Care, 4th ed. LWW; 2008[5]）より改変)

が，CVP 波形から区別することができます．心タンポナーデでは，心嚢液で右房も右室も押しつぶされて虚脱してしまっており，T 弁解放後の右室充満が制限され，y 谷が消失します．一方，収縮性心膜炎では，T 弁解放後の拡張早期には勢いよく血液が流入するものの，容量増加に伴いすぐに硬い心膜に拡張が障害されてしまうため，鋭く深い y 谷を形成します．y 谷の急峻化は「noncompliant pattern」とよばれ，収縮性心膜炎や右室梗塞で見られます．このように CVP 波形からも血行動態を把握するヒントを得ることができます．

● RVP 波形

RVP 波形は PAC 挿入中のみ観察できる所見です．RVP 波形からわかる有名な異常所見は国家試験でもおなじみの「**dip and plateau**」です．拡張早期は通常通り拡張し右室内圧は下がる（dip）のですが，拡張中期以降は右室の拡張障害により plateau を形成します 図3-16 ．Dip and plateau は高度の右室拡張障害をきたす疾患で見られ，収縮性心膜炎が有名ですが，右室梗塞でも見られることがあります．

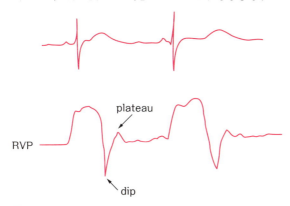

図3-16　dip and plateau

● PAWP 波形

PAWP 波形でも CVP 波形と同様に a 波や c 波，v 波を認めます．**a 波は左房の収縮（atrial kick）で，v 波は僧帽弁閉鎖後の左房への血液流入を表しています．**c 波は僧帽弁の閉鎖を表していますが，CVP 波形と異なり，PAWP 波形では c 波は小さくわかりにくいことが多いです．a 波や v 波

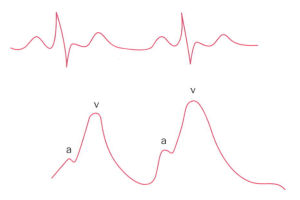

図3-17 巨大v波（エドワーズライフサイエンス社教育資料より）

もわかりにくいことがあり，PAWPもCVP同様拡張末期の時点で読むのがベストで，心電図のQRSの開始時点から0.05秒後の値を読むことになっています．

　僧帽弁狭窄症（MS）ではa波の増高，**僧帽弁閉鎖不全症（MR）ではv波の増高が特徴的**です 図3-17．特に巨大v波がないことは臨床的に問題になるMRが存在しないことを意味しています[6]．

圧に影響を与える因子

　PACから得られる圧情報を解釈する際には気をつけねばならないことがあります．

① **呼吸による胸腔内圧の変化（PEEP，ゾーン，努力呼気）**
② **体位，ゼロ点**
③ **僧帽弁の疾患などPAWPとLVEDPが一致しないケース**

① 呼吸による胸腔内圧の変化（PEEP，ゾーン，努力呼気）

　PAWPの測定タイミングは呼気終末にするべきだという話を先ほどしました．人工呼吸管理中は呼気終末陽圧（PEEP）がかかっていますので，その影響を受けてしまいPAWPがLAPすなわちLVEDPを反映しないケースがあります．PEEPに対する反応は患者によって異なりますが，**PEEP 10～12mmHg以上だと特にその影響を受けやすくPAWPが異常**

高値を示すといわれています．人工呼吸回路の接続を患者から離して測定することを行っている施設もあるようですが，安全面からの問題もあります．

また，PAC の先端の位置がどの「ゾーン」(West の Zone とよびます) にあるかによっても胸腔内圧の影響の受け方は異なります．図3-18 を参照してください．重力の影響で肺毛細血管の血流は上で少なく，下で多くなります．肺動脈圧を Pa，肺胞内圧を PA，肺静脈圧を Pv とすると，ゾーン 1（Pa<PA>Pv）では肺胞内圧 PA が Pa や Pv より高いため肺毛細血管床がつぶれた状態となります．PAC は血流に乗って移動しますのでゾーン 1 にカテーテル先端がくることはほとんどありません．ゾーン 2（Pa>PA>Pv）は通常毛細血管床がつぶれてはおらず，PAWP を測定できます．しかし，高い PEEP など胸腔内圧が上昇すれば，肺胞内圧 PA も上昇し，ゾーン 1（Pa<PA>Pv）に移行し毛細血管床がつぶれてしまいます．この場合，胸腔内圧の影響をモロに受け，正確な PAWP の測定ができない状態になります．**ゾーン 3（Pa>PA<Pv）はすべての毛細血管床が開いており胸腔内圧の影響を受けにくい**とされています．ゾーン 3 が PAC の適切な挿入位置といえます．ゾーン 3 は PAC 先端が左心房より低い位置にある状態で，側面からのレントゲンで確認できるともいわれていますが，実際は困難であり，この「ゾーン」という概念は PAC で測定

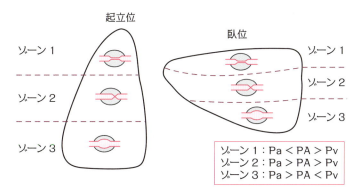

図3-18 PAC 先端位置がどの「ゾーン」に存在するか？
（エドワーズライフサイエンス社教育資料より）

した圧がいかに胸腔内圧の影響を受けるかということを概念化したものとして捉えておくとよいでしょう．

また，喘息や気管支痙攣，肺水腫で気道にまで浮腫が及んでいるような場合には，**呼気努力が非常に強くなる場合**があります．このような場合，PA波形は大きく波打ち，どの時点の圧を読み取ったら良いのか非常に困難になる場合があります．この場合，PACによる圧解釈はできないことは以前述べました．また，疼痛や咳嗽刺激などでも**胸腔内圧が異常に上昇する場合**があります．後ほど述べるAラインの呼吸性変動とは異なり，**モロに胸腔内圧の影響を受けるCVPやPACの呼吸性変動を輸液指標に使うことはほぼない**ので注意してください．

② 体位，ゼロ点

胸腔内圧の影響のほかにも，PACでの圧を読み取る際には**体位やゼロ点の位置**などにも気を配る必要があります．

③ PAWPとLVEDPが一致しないケース

胸腔内圧上昇時以外にもPAWPとLVEDPが一致しない状況があります．

- PAWP>LVEDPとなる場合

    MS，左房粘液腫などPAWP＝LAP>LVEDPとなる場合

    MRで巨大v波の影響を受ける場合

    PE

- PAWP<LVEDPとなる場合

    コンプライアンスの高い左室や，ARなど僧帽弁の閉鎖タイミングが早くなる場合

このように，圧は①〜③の様々な因子に影響を受けるため，モニターの値をそのまま解釈してよいかどうかを患者の状態から判断しないと誤った情報を得る恐れがあります．これらのことを考えた上で，PACで測定した圧が血行動態の評価に値するものかどうかを判断して解釈する必要があるのです．

PAC に伴う合併症

　PAC に伴う合併症は挿入時の合併症と挿入後の維持中の合併症に分けられます．頻度は低いものの，筆者も挿入中の完全房室ブロックによる心静止や肺動脈損傷といった致死的合併症の症例を見たことがあります．

- 挿入時の合併症

　　出血，血気胸，動脈穿刺：カニュレーション時
　　上室性，心室性不整脈：頻度高い．VT や RBBB（もともと LBBB がある人は cAVB への進展の恐れあり）
　　心室穿孔，弁損傷，肺動脈損傷：頻度は低いが致死的
　　カテーテルのループや結び目を作ってしまう：外科的に取り出すことが必要になることもある

- PAC 挿入後の維持中の合併症

　　肺動脈損傷，カテーテル挿入部位の血栓，肺梗塞，塞栓イベント，感染

PAC 時代の終焉

　1980 年代に濫用された PAC に臨床研究というメスが入りました．ランドマークスタディとなったのは，1996 年に JAMA 誌より報告された，プロペンシティスコアマッチングを用いた前向き観察研究でした．ICU 入室後 24 時間以内に PAC を挿入した患者は 30 日死亡率が 24% 上昇すると報告されました[7]．最初の大規模 RCT は 2003 年に NEJM 誌より出され，60 歳以上のハイリスク手術（ASA ⅢもしくはⅣ）患者 1994 名を対象とした研究でした．PAC を挿入しても院内死亡率や 6 か月死亡，入院期間などは変わらないという結果で，肺塞栓症の発症が PAC 群で多くなっていました[8]．その後も ICU 患者を対象とした 2 つの RCT[9,10]と心不全患者を対象とした ESCAPE trial[11]でも PAC の有用性を証明することはできませんでした．これらの研究の結果を受け，ルーチンでの PAC の使用は避けるべきであるという考え方が一般的となり，その使用頻度は激減しました．

　2000 年代に PAC の全盛期は終焉を迎え，現在 PAC の圧解釈を学ぶ十分な機会が少なくなってきました．1990 年の研究でも 496 人の北アメ

リカの集中治療医にPACに関する問題を出したところ正答率は67%しかなかったといいます[12]．

　PACから得られる圧は，胸腔内圧など様々な因子の影響を受けます．PAWPは左室拡張能の影響も受けるため輸液反応性を推測することは困難です．圧で適切な量を推測できるのか？　という問題があります．PACを輸液反応性の指標として用いるのには限界があります．
　しかし，PACはSvO$_2$をモニタリングでき，酸素需給バランスのモニタリングが可能な点が優れています．「どれくらいのCOの値が患者にとって最適なCOか？」という最適なCOの絶対値というものはわかりません．けれども，「SvO$_2$が保たれているならばCOは循環維持に十分である」と判断することは可能です．SvO$_2$のモニタリングこそが，COや圧パラメーターの測定より重要だともいわれています[13]．
　さらにいうと，PACは肺循環の評価ができるという点では他のモニターの追随を許しません．低心機能患者で血行動態の把握が困難な例や，特にPACは肺高血圧や右心不全を有する患者の血行動態の把握によい適応となります．現在，PACの適応があると考えられている病態は表3-3のように考えられています．**循環不全はあるけど血行動態の把握ができないときはPACの適応**です．ここぞという場面でPAC挿入を行いたいものです．

表3-3　**PACの適応** (Chatterjee K. Circulation. 2009; 119: 147-52[4]より)

心疾患の有無に関わらずハイリスク患者にルーチンにPACを使用すべきでない
心原性ショック患者
左心不全と右心不全の程度が不釣り合いな患者
inotropic supportもしくは血管拡張薬が必要な重症慢性心不全
高心拍出，SVR低下，CVP，PAWPが上昇している敗血症類似の病態
劇症型心筋炎や周産期心筋症のような心機能の回復が望める病態
肺高血圧の鑑別
肺動脈性もしくは混合性の肺高血圧症の治療効果判定
移植前の評価

強みと弱み

強み：
- SvO_2 測定による酸素需給バランスの把握
- 熱希釈法による CO 測定：信頼度が高い
- 右房圧，右室圧，肺動脈圧，肺動脈楔入圧＝左室拡張末期圧までの圧測定，全身または肺血管抵抗の計算により心不全の原因検索，血行動態把握が可能
- 特に肺高血圧，右心系の評価に強い点では唯一のモニター

弱み：
- PAWP の解釈には胸腔内圧や左室拡張能などの影響を加味する必要がある
- 静的指標である PAWP は輸液指標として用いるには不十分
- 致死的合併症をきたしうる

COLUMN

いろいろな CO の測定法

PAC を用いた CO 測定法には様々な方法があります．第2章で触れましたが，熱希釈法，色素希釈法，Fick 法などです．熱希釈法と色素希釈法の測定原理は同じで，指示薬を注入し PAC の先端で濃度変化を測定するものです．Fick 法は CO 測定の gold standard といえるもので，VO_2 と SvO_2，SaO_2，Hb から求めることが可能です（第2章参照）．VO_2 は測定が理想ですが，正常値として年齢，性別，体表面積などから推定する方法を用いる（125mL/min/m^2）場合もあります．しかし，急性病態では VO_2 が上昇していることが多く，注意が必要です．

PAC の熱希釈法による CO 測定でエラーとなる場合があることを知っておかなければなりません．**急速輸液や急激な体温上昇**などある場合は熱希釈による測定の妨げになります．そのほか，**カテーテルの位置異常や三尖弁逆流（TR）**の場合にも CO 測定値がエラーとなる可能性があります．カテーテルの

サーマルフィラメントが浅い場合や肺動脈弁を超えて留置されている場合にはCO値は高く出てしまうことがあります．また，TRではCOは低くでてしまいます．高度TRのある患者さんで，PACの熱希釈法で測定したCOは低いけれども，Fick法でCOを計算すると過小評価であったことが判明することも経験します．**左右シャント**が存在する場合にも肺血流と体血流が一致しないため過大評価となります．**COの値が極端に低い場合**も信頼性は低くなります．

COLUMN

PAWPで心原性肺水腫と非心原性肺水腫は区別できるか？

PAWPが肺毛細血管静水圧を反映しているとすれば，**PAWPが上昇していないのに肺水腫をきたしていれば，非心原性肺水腫と診断することが可能**です．いわゆるARDSの状態で血管透過性の亢進した状態です．肺水腫をきたしておりPAWPが上昇しておれば心原性肺水腫（単なるvolume overload＝溢水も含めて）はあるといえそうです．心原性肺水腫がある際に，非心原性の関与があるかどうかまでは判断はできません．

さて，ほとんどの場合はこれでいいのですが，マニアックなことをいうと**「PAWPは常に肺毛細血管静水圧を反映してはいない」**のではないかという意見があります．その理由は肺静脈の抵抗が無視できないことにあります．通常は問題にならないのですが，ARDSなどの病態では肺静脈抵抗が高くなっており，PAWPの測定値よりも実際の肺毛細血管静水圧が高いということがあります．SevereなARDSの際にPAWPを測定してもその値は肺毛細血管静水圧を反映していない（＝偽陰性）可能性もあるということです．何を信じればいいのやら……ですね．

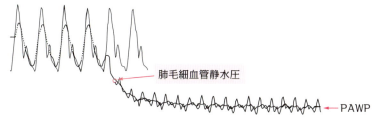

図 3-19 肺毛細血管静水圧と PAWP （Robin E et al. Crit Care. 2006; 10: S3[14] より改変）

- PAC は SvO_2 測定から酸素需給バランスの把握に優れる．
- 特に右心不全，肺高血圧，低左心機能で血行動態の把握に優れているが，圧解釈には胸腔内圧や左室拡張能などの影響に注意が必要．

2) FloTrac モニター ～血行動態モニター界の若きエース

　FloTrac モニター（Edwards Lifesciences, USA）は，CO の測定法が「arterial pulse contour analysis（圧波形解析）」とよばれるジャンルに分類されます．A ライン圧波形の波形下面積が SV を反映することから求められます．同様なものに LiDCOrapid（LiDCO, UK），ProACT（Pulsion Medical systems, Germany）などがあります．FloTrac モニターで A ライン波形から求めた CO を APCO（arterial pressure-based cardiac output）とよび，

　　APCO = PR（脈拍数）× χ（補正係数）× SD（20 秒間の動脈圧の標準偏差）

で求められます．χ（補正係数）には**年齢，性別，身長，体重**などの患者背景と成人の人口統計学的特性から推定した**大血管コンプライアンス，平均動脈圧，A ライン波形の歪度と尖度**などを総合的に解析し求められます．詳細の解析法は明かされていませんが，SV は脈圧に比例し大血管コンプライアンスに反比例することから APCO は求められます．

　FloTrac を使用するためには，専用の A ライン圧トランスデューサーを使用する必要があります．FloTrac をビジレオモニター（もしくは EV1000，ヘモスフィア）に接続すると SV/CO/CI と SVV（後述）が連続的にモニターできます．CVP も測定すると SVR/SVRI の自動計算も可能になります 図3-20 ．

　FloTrac によって求められる APCO は **20 秒ごとに更新されるリアルタイム CO モニター**であることが最大の特徴です（LiDCOrapid では 1 心拍毎の CO モニターが可能）．PAC による CO 測定は STAT BOX を利用しても 1 分ごとの CO の値しかわかりませんでしたね．FloTrac モニターの CO 測定原理はざっくりいうと，A ラインの圧波形から SV を求めるという方法でした．FloTrac は第 4 世代アルゴリズムと進化を続けており，SV 算出の正確性は向上してきています．第 4 世代では血管収縮薬投与後の CO 変化にも対応できるようになりました．しかしお察しの通り，測定値そのものの信憑性は，PAC による CO 測定と比較すれば劣ります．

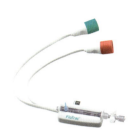
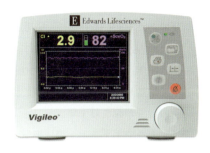

図 3-20 FloTrac センサーとビジレオモニター

(エドワーズライフサイエンス社ホームページより)

特に小児例（成人の統計データを用いているため）や AR（脈圧増大），IABP 挿入時（圧波形の変化）などは FloTrac による CO 測定はできません．反射波の影響は補正をかけるものの，A ラインのオーバーシュートやいわゆる「なまり」などのダンピングの影響も受けてしまいます．

FloTrac モニターがリアルタイム CO モニターであることから，「動的指標」を用いた輸液反応性の評価に適しています．PAC によって求められた PAWP や CVP などを用いた圧による前負荷評価を「静的指標」とよぶのに対し，呼吸性変動や輸液負荷チャレンジなどによる CO 変化により前負荷を評価する方法を「動的指標」とよびます．動的指標については後ほど詳しく解説します．

ここでは，FloTrac モニターによって測定が可能な SVV（stroke volume variation，一回拍出量変化）についてお話しします．**SVV とは一回拍出量 SV の呼吸性変動の変化率を見たもの**です．SV の呼吸性変動は "heart lung interaction" によって説明ができます．"heart lung interaction" とは一体何でしょうか？

例えば筋弛緩薬のかかっている時のように自発呼吸のない完全な陽圧呼吸を行っているとします．このとき陽圧呼吸が心拍出に与える影響を確認してみましょう．まず右心系を見てみます．陽圧換気の吸気時には胸腔内

第3章 循環管理の基本② 143

圧が上昇します．それにより右室の前負荷である VR は減少，右室の後負荷である PVR は上昇し，結果として右室の拍出量は低下します．呼気時にはその逆の現象が起こります．次に左心系ですが，陽圧換気の吸気時（胸腔内圧↑）には transmural pressure の増加により後負荷は減少し心拍出量は増加します．胸腔内圧が心臓を後押しするイメージです．呼気時には逆の現象が起こります．

以上を踏まえると，陽圧換気中の吸気時に右室の拍出が低下します．右室の拍出量の低下は肺循環の分だけ遅れ，2-3 拍後に左室の前負荷低下として現れてきます．この頃には呼吸は呼気に移行しており，左室の前負荷低下に加え左室後負荷増加の影響も受け左室の心拍出量は低下します．呼気時はその逆で左室の心拍出量は増加します[15]．

まとめると，陽圧換気時には，吸気で心拍出量が増加し，呼気で心拍出量は低下します 図3-21．この心拍出量 SV の吸気呼気による変動率を SVV とよびます 図3-22．

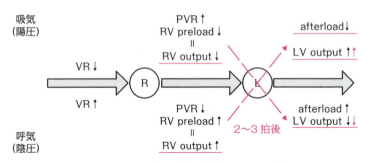

図3-21 陽圧換気時に吸気，呼気が右室，左室に与える影響

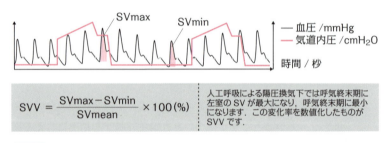

図3-22 SVV（エドワーズライフサイエンス社ホームページより）

この呼吸性変動による心拍出量の変化は左室前負荷が低下している時により顕著に現れやすいことから，SVV は輸液反応性の指標として用いられています．研究によって **SVV 10 ～ 15% とカットオフは様々ですが，>13% を輸液反応性ありとしている研究が多い**です．

　SVV を使用するにはいくつか条件があります．それは，**完全陽圧換気であること（自発呼吸の胸腔内圧の変化は陽圧換気の逆），心房細動などの不整脈がないこと（変動がわからない），一回換気量 TV が 8mL/kg 以上で呼吸数が一定（適切な換気量での胸腔内圧変化を使用）であること**です．これらの条件を満たさなければ SVV の信頼性は低くなります．これらの条件を全て満たすのは手術麻酔中か挿管直後くらいでしょうか？ SVV を活用できる場面は少ないといわざるをえません．

　SVV と似た指標に SPV（収縮期圧変動）や PPV（動脈圧変化）があります．PPV は脈圧の呼吸性変動を見たもので，解釈は SVV と同様です．PPV は LiDCOrapid, PiCCO モニターなどで測定可能です 図3-23 ．

　また，同じビジレオモニターに接続可能なものにプリセップカテーテルという酸素飽和度が測定できる装置のついた CVC があります．プリセップカテーテルを内頸静脈から上大静脈に挿入しビジレオモニター（ビジランスヘモダイナミックモニター，EV1000，ヘモスフィアでも可）につなげば $ScvO_2$ をリアルタイムでモニタリングすることが可能です．

　かつて，FloTrac はビジレオモニターに接続する必要がありましたが，EV1000 クリニカルプラットフォームというものが発売されており，FloTrac センサーやプリセップカテーテルだけでなく，後述するボリュー

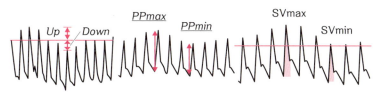

図3-23　**SVV，PPV，SPV** (Perel A et al. Crit Care. 2013; 17: 203[16]) より)

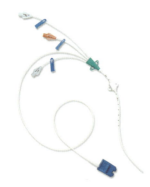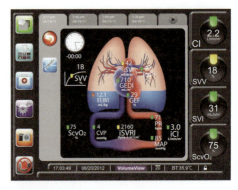

図3-24 プリセップカテーテルとEV1000プラットフォーム

ムビューセットやClearSightも接続できるようになっています．ヘモスフィアというプラットフォームも発売されており，現時点で，ビジランスモニターに接続していたスワンガンツカテーテルとFloTracセンサー，プリセップカテーテルが接続可能です．

【強みと弱み】

強み：

- arterial pulse contour analysisでリアルタイムCOモニターが可能
  →動的指標として利用しやすい
- Heart lung interactionを利用したSVV測定が可能
- SVVの輸液反応性評価は信頼度が高く，SVV＞13％で輸液反応性あり
- PACと比較し非侵襲的

弱み：

- COの絶対値の信頼度が低い
- SVVは心房細動などの不整脈，自発呼吸，TV<6mL/kgの換気量の際には正確な評価ができない

POINT

- FloTracなどの arterial pulse contour analysis はリアルタイム CO モニターが可能で動的指標として用いやすい．
- 限られた状況でしか SVV は活用できない．

3) PiCCO モニター 〜血行動態モニター界のクィーン

PiCCO (Pulsion Medical systems, Germany) は，2 通りの方法で CO 測定を行います．一つは FloTrac モニターと同じ圧ライン波形から計算される「arterial pulse contour analysis（圧波形解析）」とよばれる方法です．そしてもう一つは PAC と同じ「熱希釈法」を用いた方法です．PiCCO モニターは FloTrac と同様 arterial pulse contour analysis に分類されるモニターですが，熱希釈法で求めたより正確な CO の値にキャリブレーションを行う点が異なります．PiCCO と同じく，キャリブレーションが必要な arterial pulse contour analysis のモニターに，VolumeView (Edwards Lifescience, USA) があります．arterial pulse contour analysis の解析法や GEDV（後述）の求め方などに違いがありますが，両者にはほとんど違いがないと考えていただいて結構です．また，VolumeView は小児には対応していません．PiCCO は PulsioFlex に，VolumeView は EV1000 に接続します 図3-25．

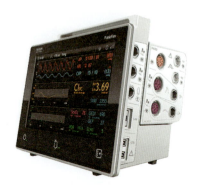

図3-25　PulsioFlex

上大静脈（SVC）に CVC を挿入し，大腿動脈からサーミスタ（温度計）の埋め込まれた専用のカテーテルを挿入します．静脈と動脈に 2 本のカテーテル挿入が必要です．**SVC から冷生食をボーラス投与し，肺を経由し，大腿動脈のカテーテルのサーミスタで熱希釈法によって CO を測定**します．冷生食は <8℃，15mL で 7 秒以内に注入し，3 回ボーラス投与し平均することが推奨されています．PAC での熱希釈法による CO 測定との

違いは，指示薬注入部位が右房（RA）でなく SVC であること，温度測定部位が肺動脈（PA）でなく大腿動脈であることがあげられます．PiCCO は**右心系だけでなく肺を経由し，さらに左心系，体幹の動脈を経由した血液の熱希釈から CO を測定**します．その測定原理から，**TPTD（transpulmonary thermodilution，経肺熱希釈法）**とよばれます．TPTD では CO だけでなく，GEDV，PVPI，EVLW などの指標の測定も可能です（後述）図3-26．

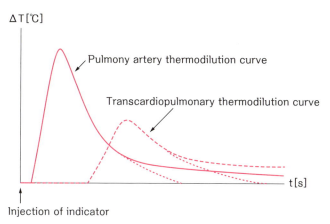

図3-26 **PAC と TPTD の熱希釈カーブの違い** (Reuter DA et al. Anesth Analg. 2010; 110: 799-811[17] より)

CVC 挿入部位は SVC でなく大腿静脈でもいいですが，大腿動脈のカテーテル挿入部位と反対側にする必要があります．熱が伝わってしまうからです．また，動脈カテーテルは大腿動脈でなく腋窩，上腕でも可能です（VolumeView カテーテルは大腿動脈のみの推奨）図3-27．

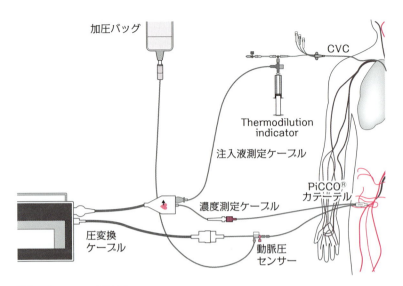

図 3-27　PiCCO 挿入図

　TPTD による CO 測定は PAC による CO 測定に正確性では劣らないといわれています．ただし，PiCCO は ECMO などの体外循環時には使用できません．CRRT（持続的腎代替療法）ならその影響は受けないといわれています．PAC の時と同様に急速な体温変化があるときや左右シャントがあるときは正確な測定ができません．また，CO が極端に低く，2L/min を下回るようなケースでは正確ではなくなります．CO は一旦キャリブレーションされた後は，FloTrac と同様に A ラインの圧波形から arterial pulse contour analysis を行うことでリアルタイム CO 測定を行います．末梢血管抵抗の変化などで値がずれてきて正確でなくなる可能性があり，**血行動態が変化している際にはそれこそ 1 時間おきに頻回なキャリブレーションをする必要があります**．また，FloTrac 同様 SVV の測定も可能です（PiCCO, VolumeView では PPV も測定可能です）．

　TPTD では CO や SVV 以外にも，様々なパラメーターを測定可能です 図3-28．熱希釈は心腔内の速やかな希釈と肺内の緩徐な希釈の 2 つに分けられます．熱希釈に関するすべての容量＝ ITTV（intrathoracic thermal volume, 胸腔内熱容量）と肺内で希釈された容量＝ PTV（pulmonary thermal volume, 肺熱容量）が熱希釈曲線から求めることができます（①）．ITTV から PTV を引くことで**心腔内の容量＝ GEDV**（global end-diastolic volume, 心臓拡張期容量）が求められます（②）．**ITBV**（intrathoracic blood volume, 胸腔内血液容量）は 1.25 × GEDV という関係があることがわかっており計算により求められます（③）．そして，ITTV から ITBV を引くことで **EVLW**（extravascular lung water, 肺血管外水分量）が求められます（④）．さらに，肺血管外水分量＝ EVLW

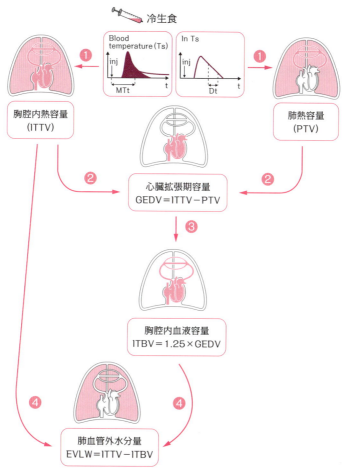

図3-28 **測定原理**（Monnet X et al. Crit Care. 2017; 21: 147[18] Fig.2 より）

と肺血管内水分量＝ITBV−GEDVの比，EVLW/（ITBV−GEDV）から**PVPI（pulmonary vascular permeability index, 肺血管透過性指数）**が求められます．

GEDV（global end-diastolic volume, 心臓拡張期容量）

　GEDVは心臓の4腔の容量であり，**前負荷の指標**として用いられます．PACで測定していたものが"圧"であったのに対しGEDVは"量"です．そういった意味ではより前負荷を見ているともいえそうです．ただし圧（LVEDP ≒ PAWP）を見ていないということは肺水腫のリスクを推測できない点には注意が必要です．拡張障害がある際には，同じ"量"でも"圧"は上昇していることがありえます．**GEDVもPACで測定した圧と同様に「静的指標」であり輸液反応性の指標としては不十分**です．

　さらに気をつけねばならない点として，**GEDVは心臓の4腔の容量を表しており，右心系と左心系の区別はできない**という点です．右心不全で右室が拡張しているけれども左室は虚脱しているという際にもGEDVは上昇します．肺高血圧や右心不全時にはGEDVは左室前負荷の指標としてはあてになりません．また，GEDVは心臓の4腔の容量を表していると述べてきましたが，正確には生食ボーラス部位（SVC）とサーミスタのある動脈カテーテル留置部位までの血管内の容量も含まれているため実際の4腔の容量よりは多くなっており，動脈カテーテル留置部位を上腕動脈でなく大腿動脈とした場合，その影響が多く見られるため注意しなければなりません．

cardiac function index / global ejection fraction

　cardiac function index / global ejection fractionは心収縮機能の評価に用いられます．cardiac function indexはCO/GEDVで求められます．EF = LVEDV-LVESV/LVEDV = SV/LVEDVですね．ざっくりLVEDV = GEDV/4として, global ejection fractionはSV/(GEDV/4)で求められます．少々乱暴ですが，cardiac function indexはエコーで測定したLVEFと相関するとする研究もあります．これも右心不全で右室が拡張しているようなケースでは過大評価になります．心臓の構造機能

評価という点では心エコーには大きく劣ります．

EVLW（extravascular lung water, 肺血管外水分量）/ PVPI（pulmonary vascular permeability index, 肺血管透過性指数）

EVLW は肺間質や肺胞内に溜まった水分量を表し，心原性肺水腫か非心原性肺水腫のどちらかを問わず肺水腫の程度を示しています．肺塞栓症（PE）で過小評価，肺切除後や大量胸水貯留で過大評価をしてしまう可能性があります．

PVPI は肺血管外水分量＝ EVLW と肺血管内水分量＝ ITBV − GEDV の比，EVLW/（ITBV − GEDV）から求められます．**PVPI のカットオフは 3 で，PVPI＜3 で心原性肺水腫，PVPI ≧ 3 で非心原性肺水腫を表します．** ARDS の予測で用いられることがあります．PVPI の limitation は EVLW 測定の limitation と同様です．

TPTD で測定可能なパラメーターの基準値を 図3-29 に示します．

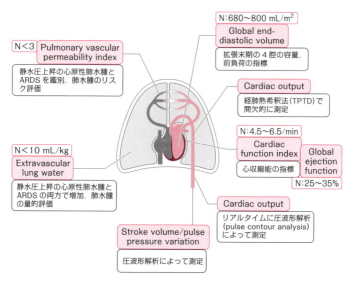

図3-29　PiCCO 測定項目基準値

PiCCO モニターなどのキャリブレーションを必要とする arterial pulse contour analysis デバイスは，CO 測定の正確性という面で，また

は侵襲度という面で, PAC と FloTrac の中間に位置するモニターといえます. 肺動脈損傷などの PAC で見られるような致死的合併症はほとんど起こり得ません.

【強みと弱み】

強み:
- 熱希釈による CO 測定: 信頼度高い
- arterial pulse contour analysis によるリアルタイム CO モニターが可能
  →動的指標として用いやすい
- Heart lung interaction による SVV, PPV の測定が可能
- TPTD による前負荷 (GEDV), 心収縮 (cardiac function index / global ejection fraction), 肺水分量 (EVLW) の評価が可能
- PVPI 測定により肺血管透過性の評価が可能＝ARDS の検出
- 侵襲度は PAC より低い (FloTrac よりは侵襲度高い)

弱み:
- 専用の動脈カテーテルの挿入が必要
- 肺高血圧, 右心不全に弱い
- SVV, PPV は Af などの不整脈, 自発呼吸, TV<6mL/kg の換気量の際には正確な評価ができない
- CO を正確にモニタリングするためには頻回のキャリブレーションが必要

● PiCCO はキャリブレーションを必要とする arterial pulse contour analysis で, FloTrac よりも CO が正確. TPTD で GEDV, PVPI, EVLW なども測定可能.

4）その他の非侵襲的モニター 〜血行動態モニター界のニューウェーブ

近年，Aラインを必要としない，より非侵襲的な血行動態モニターが開発されています．これらについて簡単に紹介をしておきます．

Clearsight（Edwards Lifescience, USA），LiDCOrapid CNAP（LiDCO, UK）などは指にカフを巻くだけで，持続的にCO（SV）が測定できる代物です．指に巻いたカフがムニムニ膨らんでSVを測定します．実際指につけるとムズムズします．こいつらのすごいところは，非侵襲的にAライン波形のような血圧波形を連続的に表示できるところです．ClearsightではSVV，LiDCOrapid CNAPではSVVに加えてPPVの測定も可能です．SVV, PPV測定のlimitationはarterial pulse contour analysisの場合と同様です．

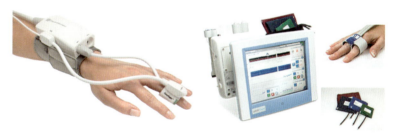

図3-30　Clearsight，CNAP（各社ホームページより）

また，心電図測定のように体表に貼り付けた電極からバイオインピーダンス法，バイオリアクタンス法でSVを測定する方法も開発されています．Starling SV（cheetah medical, USA），エスクロンミニ（Osypka AG, Germany）などです．これもSVVの測定が可能ですが連続的血圧波形は表示できません．

これらの非侵襲的血行動態モニターの最大の弱点は御察しの通り，CO（SV）の絶対値の正確性です．研究データの蓄積も十分でなく，今後さらなる機器開発も期待されている分野です．

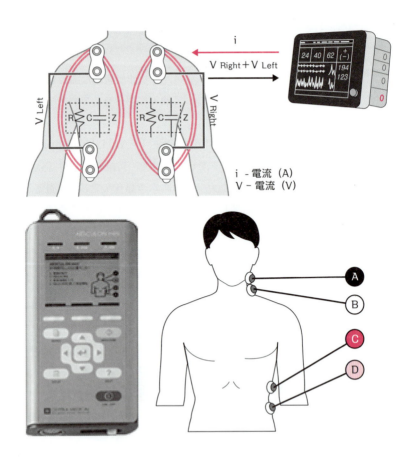

図 3-31　Starling SV，エスクロンミニ（各社ホームページより）

【強みと弱み】

強み：
- 非侵襲的
- CO のリアルタイムモニターが可能
- Heart lung interaction を利用した SVV, PPV の測定が可能

弱み：
- SV 測定値の正確性は低い
- SVV, PPV は Af などの不整脈，自発呼吸，TV<6mL/kg の換気量の際には正確な評価ができない

- 体表からCO（SV）を測定する非侵襲的モニターが開発されている．今後に期待．

COLUMN

microcirculation を評価するモニター [19]

　以前，上司と未来の輸液管理について雑談をしたことがあります．そのとき，皮膚の細かい写真をとるだけで色調や血管の状態，血流の状態などをAIで分析して輸液すべきかどうかがわかるようになるんじゃないかといったような話をしたことがありました．

　実際に似たような方法が開発されていることを知りました．2018年にヨーロッパの集中治療学会（ESICM）から"Microcirculation"の評価についての2ndコンセンサスが発表されました．酸素供給量や灌流圧の管理といったCOで捉えた循環をMacrocirculationとよぶのに対し，末梢組織の循環をMicrocirculationとよびます．専用のプローベを舌下に押し当て血管の状態を評価します．爪郭で見ることもあるようです．毛細血管の赤血球の流速などからMicrocirculationの状態を評価します．これにより輸液をすべき状態か，血管収縮薬や拡張薬を使うべきかなどの判断が可能となるというわけです．グリコカリックス膜の厚さなども推測できるようです．心エコー同様，測定には技術を要すること，アーチファクトの判別や結果の解釈などでまだまだ課題はあります．現時点で測定装置は第3世代まで進化を遂げており，解釈がコンピュータで可能になるよう開発もされています．日本では販売されていませんが，今後発展していけばMicrocirculationをモニタリングすることも一般的になるかもしれませんね．

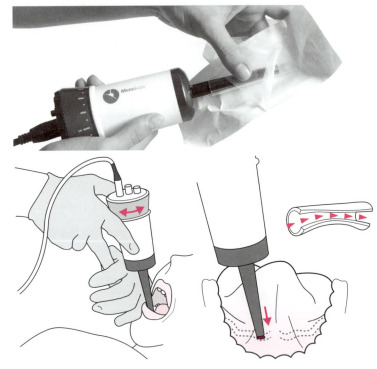

図 3-32　**Microscan**（Microvision Medical 社ホームページより）

5）エコー　～血行動態モニター界のジョーカー

　エコーは非侵襲的かつローコストで繰り返し測定可能であり，心不全の原因検索，血行動態把握や，輸液指標としてのCO（SV）モニタリング，ショック時の鑑別など循環管理に必要な様々な情報を与えてくれます．ここでは測定項目の解釈について触れますが，それぞれの測定方法についてはエコーの教科書などを参照してください．

経胸壁と経食道．その使い分け

　心エコーには，経胸壁心エコー（TTE）と経食道心エコー（TEE）があります．基本的には経胸壁心エコーを用いますが，経食道エコーが必要となる場合もあります．経食道エコーは必ずしも「非侵襲的」とはいえず，口腔，咽頭，食道，胃の損傷や嚥下障害や反回神経麻痺などの合併症のリスクがあるため限られた場合のみ使用します．心臓の器質的評価や血行動態把握が必要なのに，術創や体格，COPDなどで経胸壁エコーでの描出が困難な例で経食道エコーを考慮します．心臓血管外科の術後に起こる心タンポナーデの検出に経食道エコーが必要になるケースもしばしば経験します．心臓血管術後は，経胸壁だとpoor studyとなることが多い上に，局所的に血腫が溜まり心タンポナーデとなることもあり経胸壁だと描出が難しいためです．その他ICUにおいては，感染性心内膜炎の際の疣贅の検出や心房細動時の左房内血栓の検出に経食道エコーが必要となることがあります．

輸液指標としてエコーを用いることができるか？[20, 21]

　次項で詳しく説明しますが，輸液指標には「静的指標」と「動的指標」があります．簡単に言えば，「静的指標」とは圧やサイズで前負荷を推し量ることを指し，「動的指標」は呼吸性変動やfluid challengeや下肢挙上によるCO（SV）の変化から輸液反応性を予測することを指します．「静的指標」の代表はCVPやPAWPですが，**心エコーではIVC径と左室流入速波形が静的指標にあたり，それぞれCVPとPAWPの推測が可能**です．また，**左室拡張末期容積**を見ることで前負荷を評価する方法もあります．

一方，心エコーは，SV の測定が可能なことから「動的指標」として用いることも可能です．また，IVC の**呼吸性変動**も「動的指標」として捉えられています．

IVC 径は輸液指標に用いることができるか？

トレーニング中の医師から「IVC がペコペコなので hypovolemia と思いますので輸液しようと思います」とか「IVC は張っているので volume は十分だと思います」とかいった相談を受けることがあります．IVC は輸液指標として用いることができるでしょうか？ これも他のモニター同様，測定に影響を与える因子を理解して測定，解釈する必要があります．

IVC のサイズや呼吸性変動は古くから CVP と相関があることがいわれてきました 表3-4．しかし静的指標である CVP を推測したところで，CVP は輸液指標としては使い物にならないことは繰り返し述べてきました．人工呼吸器による PEEP など胸腔内圧が上昇している場合，IVC 径は拡張し評価が困難になります．三尖弁逆流圧格差（TRPG）を求め IVC から推測した CVP を足すことで，肺動脈収縮期圧（PASP）を推測することが可能です．

表3-4 IVC 径と CVP

下大静脈径	呼吸性変動	右房圧
< 1.0cm	虚脱	5mmHg
1.0〜1.5cm	> 50%	10mmHg
> 1.5cm	≦ 50%	15mmHg

動的指標としての IVC 呼吸性変動

IVC 径からの CVP の推測にもざっくりと呼吸性変動が使われていますが，もう少し詳しく IVC の呼吸性変動に注目した場合はどうでしょうか．人工呼吸による陽圧換気だと IVC 径は吸気時に大きくなりますが，自発呼吸だと吸気時は陰圧で IVC 径は小さくなります．また，呼吸不全などで呼吸努力が強く，吸気時の陰圧が強い人はたとえ前負荷が十分であって

も IVC は吸気時に凹みます．**IVC の呼吸性変動は患者の呼吸努力に大きく左右される**のです．重症患者では努力呼吸となっている場合が多く，IVC 径やその呼吸性変動の解釈は慎重にしなければなりません．IVC 径は肝静脈流入部の数 cm 尾側の位置で測定することが一般的ですが，切れかたの問題で長く見えたり短く見えたりすることもあるので，短軸像でも確認する必要があります．

陽圧呼吸での IVC 呼吸性変動

　FloTrac の SVV の測定の時と同様に「理想的な環境，すなわち完全陽圧呼吸（筋弛緩がかかっているような状況）で TV>8mL/kg という条件下で IVC の呼吸性変動を計測したら輸液反応性の予測ができないか？」という考えが浮かびます．人工呼吸による完全陽圧呼吸下には吸気時に IVC は拡大することから，IVC の呼吸性変動の評価には拡張率を見た **"IVC distensibility index"**（DI_{IVC}）を用います．

$$DI_{IVC} = (D_{max} - D_{min})/D_{min}$$

　IVC distensibility index 18% をカットオフとすると，敗血症患者の輸液反応性（心エコー VTI による CO 測定で，15% の CO 上昇）を感度，特異度 90% で予測するという研究があります[22]．この研究は IVC 呼吸性変動が輸液反応性の評価に有用であることを示した貴重な研究ではありますが，輸液反応性を示すカットオフはその他の研究によって様々であり，また対象となった患者も異なるため，その解釈には注意が必要です．大体 DI_{IVC} 8〜21% と大体 20% 以上が輸液反応性ありと判断されていることが多く，これは一般的にイメージされている呼吸性変動の程度よりはかなり少ない印象を受けます．**陽圧換気の理想的条件下で 20% 以上の呼吸性変動をしているようなら輸液反応性はある**と判断できそうです．

自発呼吸での IVC 呼吸性変動

　人工呼吸器患者では陽圧呼吸で吸気時に IVC 径が拡大するため，拡大率をみる IVC distensibility index が用いられている研究が多いですが，自発呼吸患者では，吸気時に胸腔内陰圧により IVC 径は縮小します．よっ

てIVC径が縮小する率である IVC collapsibility index ＝（$D_{max} - D_{min}$）/D_{max} が用いられます．また，$\Delta IVC = (D_{max} - D_{min})/D_{mean}$ という指標が用いられることもあり，研究ごとに計測している値が異なることに注意する必要があります．**自発呼吸患者ではその自発呼吸の強さの違いによりIVC径の変動率に大きく影響を与えるため，IVCの呼吸性変動の輸液反応性の評価は有効性が低い**といわれています．陽圧換気中も含め，IVC径の呼吸性変動による輸液反応性評価があてにならない状況として以下の状況が考えられます[23]．

- 人工呼吸器設定（high PEEP や low tidal ventilation）
- **患者の自発吸気努力**（補助呼吸や NIV，CPAP，自発呼吸の呼吸パターンの異常）
- 肺の過膨張（喘息や COPD のように auto PEEP や呼気努力が強い時）
- **VR が障害される心臓（慢性右心不全や TR，右室梗塞，心タンポナーデなど）**
- 腹腔内圧上昇（IVC は虚脱しやすくなる）
- 局所的な IVC の圧迫（狭窄，腫瘍，血栓，ECMO，IVC フィルターなど）
- 測定の問題（走行の問題，水平断での位置が移動してしまうなど）

　自発呼吸下では，IVC 呼吸性変動のカットオフを 42％ 以上とすると輸液反応性の指標とするとよいとする研究があります．陽圧換気の時よりも呼吸性変動が大きくないと輸液反応性があるとはいえないのです．自発呼吸では患者の呼吸状態に大きく左右されてしまいます．「**自発呼吸患者が上記に示した状況でなく，IVC径の呼吸性変動が 50％ を超えて大きい場合のみ輸液反応性があると考えてもよい．特に呼吸努力が非常に強い患者では評価に値しない**」と筆者は考えています．どの輸液指標もそうですが，どういう時にその測定値があてにならないかを考えながら測定を行うことが大事です．IVC 測定は簡便でありエコー一つあれば評価できるという点で優れており，上記を踏まえきちんと評価し使用すると輸液指標の一つとして十分意義があると思います．

　IVC 以外にも SVC や内頸静脈，外頸静脈，大腿静脈などを使用した研

究もありますが，まだまだ十分なコンセンサスを得ているものではないようです．

左室流入血流速波形から PAWP を推測する

また，静的指標のもう一つの代表として PAWP や LVEDP をエコーで推測する方法があります．**左室流入血流速度波形（transmitral flow: TMF）から得られる E/A や組織ドプラで求める E/e'** などです 図3-33．PAC による PAWP や LVEDP の解釈と同様に，コンプライアンスの低下した拡張障害のある心臓では，前負荷が少なくても PAWP や LVEDP は高い場合があります．輸液反応性の指標としては不十分ですが，輸液中の肺水腫のリスクを見積もるという点では使えるかもしれません．また，うっ血性心不全の治療効果を見るのに用いることがあります．

頻脈時には E 波と A 波が融合してしまいます．心房細動（Af）など心房収縮がない状況では A 波が消失するため E/A の測定はできません．また，拡張能は加齢に伴い低下します 表3-5．

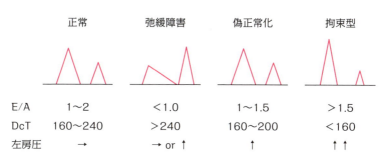

図3-33 **左室流入血流速度波形のパターン**（日本超音波検査学会 監修．心臓超音波テキスト第2版．医歯薬出版；2009[24] より改変）

表3-5 年齢ごとの E/A 正常値の目安

年齢	20〜30	50	< 60
E/A 比	2	1	<1

左室腔のサイズの評価は輸液指標に用いることができるか？

CVP（IVC, TRPG）や LVEDP（E/A）がそれぞれ右室，左室の前負荷の「圧」による評価であるのに対し，左室前負荷を「量」すなわち LVEDV によって評価はできないか？　という発想です．これも静的指標に分類されます．

左室前負荷の指標としては，左室拡張末期径や左室拡張末期面積が用いられます．左室拡張末期面積（LVEDA: left ventricular end diastolic area）は，傍胸骨左室短軸像の乳頭筋位置で測定した左室面積で，<10cm^2 が左室前負荷減少を示唆するといわれています．また，左室内壁が収縮期にくっつく**乳頭筋位置での kissing venticles** も同様に左室前負荷減少を示唆するといわれています．しかし，人工呼吸管理下では胸腔内圧上昇による影響のため LVEDA は輸液反応性の指標を予測できないというメタアナリシスがあります[25]．また，左室肥大があるような症例や肺高血圧で右室の左室圧排があるような症例，心タンポナーデなどでは左室腔のサイズは輸液反応性の指標には使えません．血管拡張状態や敗血症などのいわゆる hyperdynamic state でも評価は難しくなります．もともと左室拡大があるような症例の場合も評価は困難といえます．見た目で「左室腔は虚脱していそうだ」とか，「左室が張っていそうだ」という評価はベースの心機能を加味しなければなりません．見た目の左室腔が輸液反応性の指標として使えるというエビデンスはなく，実際検者によって受ける印象は異なるように感じています．ただし，実際の臨床では同一検者がみた経時的変化を参考にすることも多いです．

SV のモニターとしてのエコー

エコーによって CO（SV）のモニタリングもできます．SV がわかると，動的指標として輸液反応性を評価することができます．動的指標とは，呼吸性変動や輸液負荷，下肢挙上などで SV が上昇するかどうかで輸液反応性を評価する方法です．

心尖部 5 腔像でパルスドプラモードで左室流出路の波形をトレースし，**時間速度時間積分値**（VTI: velocity-time integral）を求めることができ

ます．また，傍胸骨左室長軸像で左室流出路径 (LVOT) を測定すると，

$$SV = VTI \times \pi \times (LVOT)^2$$

により SV が求められ，さらにこれに HR をかけることで CO を求めることが可能です．**VTI を正確に測定するためにはサンプルボリュームを大動脈直下に起き，血流と平行に測定する必要があり，検者の技量が求められ，測定誤差を生じる可能性があります**．さらに LVOT を 2 乗したものを掛け合わせるため，CO の値はかなり誤差が生じやすくなります．エコーによる VTI 測定から求めた CO と侵襲的デバイスで求めた CO の相関は悪いといわれています[26]．よって誤差を最小に抑えるため，VTI を単独で用いるようにしています．15cm 以下を低下，10cm 以下を高度低下と捉えるとよいでしょう．ただし，VTI には測定誤差もあるので，1 回の測定の値のみで判断するのではなく，その他の所見とあわせて判断したり，経過を追うのに使うとよいでしょう．

さて，heart lung interaction を使用して SVV を求めたように，VTI の呼吸性変動は，**$VTI_{max} - VTI_{min} / [(VTI_{max} + VTI_{min})/2]$** で求められます．この VTI 変化率 12% 以上が輸液反応性の指標として有用とされています．また，VTI を測定するときと同様に，左室流出路でパルスドプラで測定した流出速度のピーク (V_{max}) を測定し，**$V_{max} - V_{min} / [(V_{max} + V_{min})/2]$** を使用する場合もあります．この場合も同様に，V_{max} 変化率 12% 以上で輸液反応性ありと判断します．しかし，FloTrac で SVV を測定したときと同様に，Af などの不整脈，自発呼吸下，TV 8mL/kg でない，腹腔内圧が高い，胸腔がオープンであるなどの場合は使用できません．

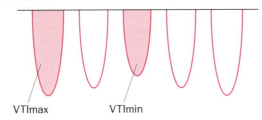

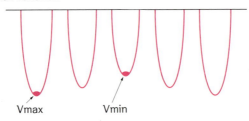

図3-34 VTI or Vmax variation

　Afがあっても，自発呼吸があっても測定できるものに**下肢挙上テスト(PLR: passive leg raising)**があります．PLRは300-500mLの輸液負荷に相当すると言われており，実際に輸液負荷をしないため輸液に伴うリスクを抑えることが可能です．PLRを行い，**PLR前後でVTIが10%以上変化した場合，輸液反応性あり**と判断します．PLRは輸液反応性をみる最もパワフルな指標とされています．PLRの実際の方法については次項で触れます．実際に輸液をしてみて（＝ fluid challenge）VTIが変化すれば輸液反応性ありといえますが，その場合実際に輸液をすることになってしまいます．

　このように，VTIの呼吸性変動やPLR後のVTI変化率を見ることで，動的指標で輸液反応性を評価することが可能です．VTIの測定は実践できるようになっておきたい手技です．

ショックのRUSHプロトコール

輸液反応性の評価だけでなく，ショック時の鑑別としてエコーは有用であり，ベッドサイドで簡便かつ迅速に評価を行うことが可能です．ショック時の鑑別としてRUSHプロトコール（Rapid Ultrasound in SHock）というものがあります[27]．RUSHプロトコールでは，以下を素早く視覚的に評価します．

①**ポンプ**：心収縮はどうか？
　　↓
②**タンク**：volume statusはどうか？
　　↓
③**パイプ**：大血管はどうか？

の順に評価していきます．

①**ポンプ**：心嚢液はないか，左室径，心収縮力はどうか，右室による左室の圧迫はないか

②**タンク**：IVCの長軸像，短軸像，呼吸性変動．内頸静脈の怒張はないか．B-Line（肺エコーによる肺水腫の所見）はないか，気胸（肺エコーによるsliding signの消失など）はないか，FAST→胸腹水の評価

③**パイプ**：大動脈瘤や解離はないか，DVTはないか〔大腿，膝窩静脈を圧迫で潰れるかで評価する（2点法）〕

RUSHプロトコールによりショックの原因が，循環血漿量減少性か閉塞性か血液分布異常性か心原性かを素早く鑑別することが可能といわれています．これまで述べてきたLimitationを考慮すると細かい点でツッコミたいところもあるでしょうが，迅速な初期評価という意味では有益であるといえます．

このようにベッドサイドでリアルタイムに簡便に行うエコー評価をPOCUS（Point-of-Care Ultrasonography）とよびます．心臓の評価としてはFOCUS[28]，FATE[29]といったプロトコールもあります．これらはカラードプラによる評価は含まれませんが，VTIやTMF（左室流入血流速度波形），TR PG，粗大な弁膜症の評価くらいは行えるようになっておきたいものです．

表3-6 RUSH プロトコールの測定項目

RUSH Evaluation	Hypovolemic Shock	Cardiogenic Shock	Obstructive Shock	Distributive Shock
ポンプ	過収縮 左室空虚脱	収縮低下 左室拡張	過収縮 心嚢液貯留 心タンポナーデ 右室による圧迫 心内血栓	過収縮 (敗血症初期) 収縮低下 (敗血症後期)
タンク	IVC 虚脱 頸静脈虚脱 腹水 (fluid loss) 胸水 (fluid loss)	IVC 拡張 頸静脈拡張 Lung rockets (= B-Line， 肺水腫) 胸水，腹水	IVC 拡張 頸静脈拡張 Lung sliding の 消失 (気胸)	IVC 正常 or 虚脱 (敗血症初期) 腹水 (感染源) 胸水 (感染源)
パイプ	腹部大動脈瘤 大動脈解離	正常	DVT	正常

心不全の血行動態把握

心不全の原因検索，血行動態把握では「PAC 的血行動態把握」を意識しながら心エコーを行います．左から順にざっくりと，

- CO (SV) → VTI
- 左室収縮能 → EF，壁運動異常
- 拡張能 /LVEDP/PAWP → E/A，左室壁肥厚，左室拡張末期径 (面積)，右室による左室圧迫の有無
- 肺動脈収縮期圧 (PASP) → TR PG (+CVP)
- 右室収縮能 → TAPSE
- IVC → CVP
- 心嚢液
- 器質的異常 → 弁膜症の有無

もちろん，これ以外にも色々と指標はありますが，最低限これらを評価できると血行動態をグッと理解できるようになります．是非身につけておきたいエコー手技です．また，肺エコーでの B-Line は肺水腫の検出の感度は高く，合わせて身につけておきたい手技です．

【強みと弱み】

エコーはいつでも繰り返し実施可能であり経過を追うのにも有用です．測定できる項目も多く，オールラウンダーといえますが，COPD や肥満の患者，術創の影響などで poor study となることも多く，また検者の技量の影響が大きいのが最大の弱点といえます．絶対値に弱く，エコー所見に引っ張られすぎると判断を誤る可能性もあります．臨床症状やその他のモニターと合わせて評価するよう気をつけねばなりません．

強み：
- ローコストで繰り返しの検査が可能
- Heart lung interaction を利用した IVC 呼吸性変動，VTI や V_{max} の呼吸性変動から輸液反応性の評価が可能
- PLR 後の VTI 変化は輸液反応性の指標として有用
- PAC と同様の静的指標による血行動態の把握が可能
- 心臓の器質的評価が可能

弱み：
- IVC は自発呼吸や右心不全時などには評価が難しい
- VTI や V_{max} の呼吸性変動は Af などの不整脈，自発呼吸，TV<6mL/kg の換気量の際には正確な評価ができない
- 技術が必要，正確性に劣る

- IVC 呼吸性変動を見るときは呼吸状態に注意．
- VTI の呼吸性変動，PLR 後の VTI 変化は輸液反応性の指標として有用．

3. 静的指標と動的指標

1) 静的指標とは何か，動的指標とは何か

　静的指標と動的指標という言葉はこれまでに何度か登場してきましたが，ここで一旦まとめておきます．「静的指標」とは CVP や PAWP など，圧やサイズで前負荷を推し量ることを指し，「動的指標」は呼吸性変動や fluid challenge や下肢挙上による CO（SV）の変化から輸液反応性を予測することを指します．

　動的指標には以下のものがあります．
- Heart lung interaction を利用した IVC 呼吸性変動
- Heart lung interaction を利用した SVV, PPV
- 受動的下肢挙上テスト（PLR: passive leg raising）
- Fluid challenge

これらの中で，IVC 呼吸性変動以外は全て CO/SV の変化を見たものになります．

　fluid challenge とは，輸液反応性評価のゴールドスタンダードといえ

表3-7　静的指標と動的指標

静的指標	CVP
	PAWP
動的指標	IVC 呼吸性変動
	SVV, PPV
	PLR
	fluid challenge

ます．250-500mL の晶質液投与で CO（SV）が 10-15% 上昇した場合に輸液反応性ありと判断します．輸液量を体重であらわすと，1, 2, 3mL/kg と比較し 4mL/kg が輸液反応性をみるにはいいようです[30]．**血圧の変化ではなく，CO（SV）の変化であることがポイント**です．MAP − CVP = CO × SVR でしたので，輸液負荷前後で SVR が変化しないと仮定すれば MAP は上がりそうですが……．輸液負荷後の脈圧の上昇による輸液反応性の評価は，感度 0.56，特異度 0.83 で特異度はまあまあですが感度は低い，すなわち輸液反応性がある人もないと判断してしまうことがあるようです[31]．また，**100mL の膠質液というより少ない輸液量で評価する "Mini" fluid challenge もあり，6-10% の CO 変化で評価します**[32]．

　Fluid challenge をして輸液反応性があるかないかがわかるのは，すでに輸液をしてしまった後です．肺水腫を起こすリスクが高く，すでに呼吸状態の悪い症例など，特に過剰輸液の害を避けたい症例では，なるべく輸液負荷は避けたいものです．そこで，輸液をせずに実際に輸液をしたような状態を作り出して輸液反応性を見る検査が，**受動的下肢挙上テスト（PLR）**です．45°の半座位からベッドのリクライニング機能を利用し，**45°下肢挙上しヘッドダウン**します．下肢から胸腔内コンパートメントに 300〜500mL 程度の血液が移動し，fluid challenge と同じ状況を作り出すことができます．**下肢挙上をして 1 分以内に 10〜15% の CO（SV）の上昇を認めれば輸液反応性ありと判断**します．その後，45°の半座位に戻し CO がベースラインに戻ることも確認します．だいたい 30 秒程度で CO は最大となり，数分内に CO は下がってしまいます．PAC の熱希釈による CO モニターは最短でも 1 分間隔の測定であり，PLR の評価には，FloTrac や PiCCO モニターなどの arterial pulse contour analysis が適しています．より細かく CO 変化を観察できるからです．また，**下肢挙上は，大腿静脈の圧迫や交感神経刺激を避けるため，ベッドのリクライニング機能を用いて受動的にやることがポイント**です．PLR 中に HR が上昇するような場合は，何らかのストレスによる交感神経興奮を与えている恐れがあります．SVV や PPV の問題であった，**自発呼吸がある患者や low tidal ventilation 中の患者，Af などの不整脈のある患者でも測定す**

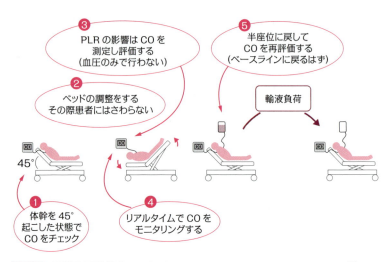

図 3-35 **受動的下肢挙上テスト** (Monnet X et al. Crit Care. 2015; 19: 18[33]) より)

ることができることが PLR の強みです．しかし，手技に伴うストレスにより交感神経刺激を与えてしまうケースや腹腔内圧が上昇しているケースでは正しい評価ができません．

●動的指標には，heart lung interaction を利用した IVC 呼吸性変動，SVV, PPV のほか，PLR,（Mini）fluid challenge がある．

COLUMN

PLRの測定に関してのちょっとマニアックな話

　PACのCO測定原理は熱希釈法でした．一方，FloTracは圧波形からSVを求めCOを計算する方法（APCO）です．TPTDは熱希釈法でキャリブレーション可能なAPCOでしたね．

　PACでPLR評価はできるのでしょうか？　PACのCO更新間隔はSTAT BOXを使用して1分，FloTracのSV更新間隔は20秒でした．PLRのCO（SV）変化が一番顕著に起こるのは1分以内でした．PACのCO更新間隔は1分であるため，PLR後のCO変化が一番見たい時間帯の変化が観察できず，その変化を見落としてしまう可能性があります．PLR後に明らかにCOが大きく上昇すれば輸液反応性があることがわかりますが，10%程度のCO変化だと，測定ごとに多少COの値に誤差もあるので，1分おきのCO測定ではPLRの影響と誤差を見分けるのが困難なケースもあります．PACでのPLR評価はできないわけではないですが，判断が難しい場合もあり勧めていない人もいます．

　また，FloTracでは，
　APCO＝PR（脈拍数）×χ（補正係数）×SD（20秒間の動脈圧の標準偏差）
で求められます．SD（20秒間の動脈圧の標準偏差）はAラインの圧波形下面積を反映していて，SVを表していますが，波形が動脈硬化などもろもろの影響を受けるのでそれにχをかけて補正しているわけですね．さらにχは，
　$χ = χ_{1min} × χ_{fast}$
と表されます．$χ_{1min}$は過去1分のデータより算出され，移動平均を20秒ごとに更新します．第3世代までは血管収縮薬を用いた際の急激な血圧上昇に対応できず誤ったCOが計算されていました．通常後負荷の急激な上昇はSVを低下させる可能性がありますが，血管収縮薬使用後に著明にFloTracで計測したSVは上昇してしまっていたのです．そこで第4世代

FloTracが開発され，χ_{fast}が導入されました．χ_{fast}は20秒ごとに更新され，これにより急激なSVRの変化に対応できるようになりました．

　FloTracは圧波形からSVを求めるのだから，PLR中にトランスデューサーの高さを変えなくてもよいのではないかということをいう人が時々います．ゼロ点の位置が変わると絶対値は変わりますが波形は変化しないですから．かつては私もそう思っていました．係数χはエドワーズライフサイエンス社の企業秘密で謎に包まれていますが，その構成要素は部分的に解明されています．χ_{1min}には年齢，性別，身長，体重などの患者背景と成人の人口統計学的特性から推定した大血管コンプライアンス，平均動脈圧（MAP），Aライン波形の歪度と尖度などが含まれ，これらを総合的に解析し求められます．**χ_{1min}にはMAPが含まれているため，ゼロ点をきちんと調整しないと誤ったCOが計算されてしまいます．**PLRの際にはきちんとAラインのトランスデューサーの三方活栓の高さを右心房の高さとなるよう体位変換後にきちんと調整しましょう．χ_{fast}の影響を考えると，理想をいえば体位変換に合わせて同時に位置を動かす方が良いと思われます．このようにPLRも簡単そうに見えて結構難しいのです．痛みや体位変換の刺激でバイタルサイン，COが変動したりもしますからね．

2）静的指標と動的指標，どっちを使う？[32,33]

　輸液反応性の指標として，静的指標と動的指標のどちらが優れているのでしょうか？

　静的指標と動的指標という話をしてきましたが，その他にも身体所見で輸液反応性が評価できるでしょうか？　粘膜の乾燥，腋窩の乾燥，ツルゴール低下，頻脈，頸静脈圧の低下，肺野の聴診，下腿浮腫，胸腹水などがあげられますが，これらの陽性LRの95%CIはいずれも1をまたいでおり，輸液反応性の指標としては使用できません．総体液量ないしは細胞外液量を推し量ることは可能かもしれませんが，血管内水分量，左室前負荷を反映していないかもしれません．実際，浮腫があって全身むくむくでも血管内水分量は減少しているというケースはよく目にします．

　静的指標であるCVPやPAWPは輸液反応性の指標としては不十分と考えられています．CVPのカットオフを8mmHgとした時，輸液反応性の陽性LRは2.6（95%CI, 1.4-4.6），陰性LRは0.50（95%CI, 0.39-0.65）であり，カットオフを下げても感度，特異度はさほど変化しないといわれています．PAWPも同様に，輸液反応性の指標としては用いるべきではないといわれています．

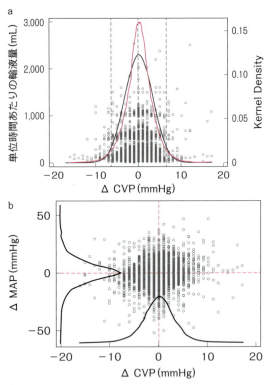

図 3-36　a：ΔCVP と輸液量の関係
　　　　b：輸液後のΔCVP とΔMAP の関係
(Reddi B et al. Intensive Care Med. 2018; 44: 1591-2[34] より)

図3-36-a をみてください．敗血症性ショック患者の最初の6時間の単位時間あたりに投与された輸液量と CVP の関係を見たものです．ΔCVP と輸液量の関係は正規分布しています．また，図3-36-b では敗血症性ショック患者に輸液をし，最初の6時間の単位時間あたりに変化した CVP と MAP の関係を見たものです．以上より，ΔCVP と輸液量，MAP の変化とは関連がないことがわかります．

第2章86ページで静脈還流量（VR）についてのお話をしました．

VR ＝（Pms － CVP）/ Rv

Pms: mean systemic filling pressure ＝平均体血管充満圧

Rv: 静脈抵抗

CVPを上げずにPmsを上げることがVR＝COを増やすことにつながります．そもそも「輸液でCVPが上がる＝輸液反応性がある」では決してありません．理想をいえば輸液をしてCVPが上がらずにPmsが上がることが望まれます．輸液をしてCVPが上がりすぎることはVR増加を右室がうまく処理しきれないことを意味します．

CVPの絶対値や変化率は輸液反応性の評価として使用するには分が悪いといえそうです．ただ，前述のように波形から得られる情報もあります．また，**静脈還流量と心機能の関連の把握＝心臓のパフォーマンス，循環動態の把握，診断**という点では意味があると思います．CVPが20mmHgの人に急速輸液はためらうのではないでしょうか？ 左心の問題か肺動脈の問題か右心の問題かあるとは思いませんか？ 高すぎるCVPはうっ血による臓器障害のリスクがあり，高すぎるPAWPは肺水腫のリスクがあることがわかります．静的指標は**輸液の安全性の評価**にも有用なのです．CVPやPAWPは意味がないから測定は全くする意義がないというのは行き過ぎた主張だと思います．静的指標はゼロ点の位置や測定タイミング（呼気終末），努力呼気など胸腔内圧の影響を受けることに注意が要ります．CVPはたくさんの因子に影響を受けるように，血圧や脈拍なども同様に多くの因子に影響を受けますが測定するはずです．CVPは総合判断の中の一つのパラメーターとして有効であり，血行動態把握，輸液の意思決定を助けることがあることをあえて強調しておきます[35,36]．

動的指標である，SVV，PPV，IVC呼吸性変動，PLRは，輸液反応性の指標として静的指標よりも優れていると考えられています．

2016年にJAMAに掲載された，輸液反応性の指標についてのシステマティックレビューの中の表を示します．この（表3-8）からも静的指標であるCVPは輸液反応性の指標として用いるには不適切であることがわかります．また，動的指標の中でも，SVVやIVC呼吸性変動などheart lung interactionを利用した指標は，強制呼吸下では輸液反応性指標として有用であるといえます．しかし，患者に自発呼吸がある場合は，自発呼吸の

表3-8 輸液反応性試験の検査特性
(Bentzer P et al. JAMA. 2016; 316: 1298-309 [37]) より)

指標	研究の数	対象患者数	カットオフの中央値 (四分位範囲)	感度% (95%CI)
静的指標				
CVP	7	356	8mmHg (6-9)	62 (54-69)
動的指標				
SVV				
強制換気	9	343	13 (10-20)	79 (67-87)
自発呼吸	2	53	10-12	57-100
IVC 呼吸性変動				
強制換気	4	137	15 (12-21)	77 (44-94)
自発呼吸	2	99	40-42	31-70
PLR				
CO 変化	17	788	11 (7-15)	88 (80-93)
脈圧変化	5	278	10 (9-12)	62 (54-70)
PLR の CO 変化				
強制換気	6	294	10 (7-12)	92 (82-97)
自発呼吸	5	181	12 (10-13)	88 (80-94)

強さにより胸腔内圧が大きく変化するため，輸液指標として用いにくいのです．ICU において，筋弛緩薬を用い完全陽圧換気にすることはさほどありません．手術室を除いて，heart lung interaction を利用した指標を用いるセッティングはあまりないのが現状です．動的指標の中でも PLR は自発呼吸の有無に関わらず輸液反応性の指標として有用です．**輸液反応性を評価する手段として，PLR は最もパワフルな検査といえます**．ただし，PLR は CO 変化で評価するべきで脈圧変化での評価では不十分です．

特異度% (95%CI)	陽性 LR (95%CI)	陰性 LR (95%CI)	診断 OR (95%CI)
76 (60-87)	2.6 (1.4-4.6)	0.50 (0.39-0.65)	5 (2-11)
84 (74-90) 44-57	4.9 (2.8-8.5) 1.0-2.3	0.25 (0.15-0.43) 0.05-0.98	19 (7-53) 1-43
85 (49-97) 80-97	5.3 (1.1-27) 3.5-9.3	0.27 (0.08-0.87) 0.38-0.71	20 (2-222) 9-13
92 (89-95) 83 (76-88)	11 (7.6-17) 3.6 (2.5-5.4)	0.13 (0.07-0.22) 0.45 (0.36-0.57)	88 (39-199) 8 (5-14)
92 (86-96) 88 (80-94)	11 (6.3-21) 7.0 (3.8-13.1)	0.08 (0.03-0.21) 0.22 (0.09-0.54)	139 (41-474) 54 (15-195)

- 静的指標を輸液反応性の指標としては用いるべきでない．
- 動的指標の中でも PLR が輸液反応性の指標として最も有用な検査である．

4. "フェーズ" を意識する

1) 急性期輸液の 4 つの "フェーズ" を知っていますか?

普段,急性期の輸液管理において,"フェーズ"を意識していますか? 急性期の輸液管理は,① Rescue (Salvage), ② Optimization, ③ Stabilization, ④ Deescalation (ROS-D もしくは SOSD) の 4 つのフェーズに分かれます[1,38].

Rescue phase は,最初の分〜時間単位で行われる救命のフェーズです. 生命維持に必要な灌流圧と CO の維持がゴールになります. この時期は悠長に PLR をやって……輸液反応性を見て……という状況ではありませ

表3-9 **急性期輸液の 4 つのフェーズ** (文献 38, 40 より)

	Rescue	Optimization	Stabilization	Deescalation
Principles	Life saving	Oragan rescue	Organ support	Organ recovery
治療目標	ショックの是正	組織灌流の最適化と維持	ゼロ〜マイナスバランス	蓄積した水分バランスの回復
タイムコース	分	時間	日	日〜週
循環動態	重症のショック	不安定期	安定期	回復期
輸液	ボーラス輸液	輸液を絞り適宜 fluid challenge	経口摂取できない時のみの最小限の輸液	輸液は避ける,利尿剤の検討
循環管理のターゲット	灌流圧の維持	ミクロ/マクロ循環の血流維持	血管収縮薬のウィーニング	病前状態,慢性期への移行
典型的臨床シナリオ	敗血症性ショック,外傷	周術期輸液 (GDT), 熱傷, DKA	術後絶食患者	経腸栄養の確立した重症患者の回復期

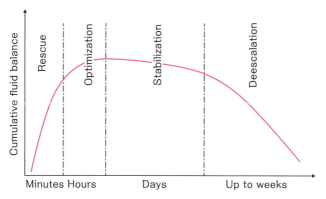

図3-37 **急性期輸液の4つのフェーズ** (Benes J et al. Biomed Res Int. 2015; 2015: 729075[40]) より改変)

ん．輸液のボーラス投与を繰り返す必要があります．ボーラス投与に明確な定義はありませんが，例えば少なくとも500mL以上を15分以内に投与することと定義しているものもあります[38]．150～350mL（or 4mL/kg）を15分以内に投与することをすすめているものもあります[39]．SSCG 2016では，敗血症ショック患者では最初の3時間に最低30mL/kgの輸液投与することを推奨しています[41]．AラインとCVCを速やかに挿入し，Rescue phaseではベッドサイドに張り付いて診ておく必要があります．同時にショックの原因の鑑別を進め，原疾患の治療も開始しなければなりません．外傷手術やAMIの血行再建，敗血症の抗菌薬投与など，原因に応じた初期治療を速やかに開始する必要があります．

　Optimization phaseは，「代償された」ショックの状態です．血管収縮薬は依然として使用している状態であることが多いです．血管収縮薬を使用していれば，COや灌流圧の維持が可能となります．ガンガン volume負荷を行う必要はなくなり，輸液の維持投与量を減らし**必要な時のみ適宜輸液負荷を行う時期**です．**この時期にこそ輸液反応性の評価が重要になります**．輸液反応性があると判断される場合のみ適宜輸液負荷を行っていきます．もちろん，輸液反応性があると評価されてもCOを上げる必要がない（組織低酸素の徴候がない）ならば輸液負荷を行う必要はありません．**輸液反応性と輸液必要性は分けて考えます**．

Stabilization phase となると，血管収縮薬は漸減，終了が可能な状態となり，ショックは離脱した状態となります．このフェーズでは消化管からの水分喪失が多い場合などの特殊な場合を除き，輸液負荷はほとんど必要なくなり，むしろ過剰な水分が血管内に戻ってくる時期＝一般に"refill"と呼ばれる時期に入り，マイナスバランスになり始める時期です．呼吸状態の悪化を認める場合などは早期から利尿剤のアシストが必要となることもあります．

Deescalation phase は慢性期への移行の時期です．急性期に負荷された余剰な水分はこの時期に排出されていきます．特に心機能や腎機能が悪い場合には利尿剤が必要になるケースもあります．腎機能によっては腎代替療法による水分管理が必要となることもあります．

このように，輸液療法を行う場合，患者が現在どのフェーズにいるかを意識しながら管理を行う必要があります．敗血症性ショックなどでは Rescue phase からスタートしますが，Rescue phase からスタートしないケースも存在します．例えば，定期の外科手術後などは Rescue phase ではなく，Optimization ないしは Stabilization の時期からスタートすることが多いです．

● 輸液の4つのフェーズ，① Rescue（Salvage），② Optimization，③ Stabilization，④ Deescalation（ROS-D）を意識する

2）経験の積み重ねからクリニカルコースをイメージできるようになる

① 特記すべき既往のない50代女性の単純性UTIによる敗血症性ショック
② 80代女性の長期ステロイドユーザーが下部消化管穿孔で汎発性腹膜炎，敗血症性ショックとなり，洗浄ドレナージ術，ストマ造設
③ 50代男性で大量腹水を伴うChild-Pugh Cの肝硬変患者の特発性腹膜炎による敗血症性ショックで腎機能障害もきたしている
④ 60代男性で下肢のASO，PCI歴あり透析患者．EF 30％台の低左心機能患者の誤嚥性肺炎による敗血症性ショック
⑤ 30代男性の挫滅による横紋筋融解症
⑥ 40代女性，急性リンパ性白血病化学療法開始後の腫瘍崩壊症候群
⑦ 40代男性の広範なⅡ〜Ⅲ度熱傷
⑧ 重度ASに対する大動脈弁置換術後
⑨ 40代男性，骨盤骨折による出血性ショック

　これからの話は教科書に書いているような話ではありません．あくまでイメージであり筆者の経験によるものだと思ってください．これらのプレゼンテーションを聞いて，この人たちのクリニカルコースをイメージできるでしょうか？

　例えば同じ敗血症性ショックでも単純性UTIと下部消化管穿孔では輸液量，ショック離脱までにかかる時間は異なる印象があります．治療開始（抗菌薬投与と感染源コントロール，輸液）前にかかる時間や侵襲の大きさにもよりますが，一般的には後者の下部消化管穿孔の方が輸液量も多くなりショック離脱までにかかる時間も長くなるでしょう．また，同じ敗血症性ショックでも患者さんのベースの状態によってもクリニカルコースは変わってきます．高齢，長期のステロイドユーザー，肝硬変患者，透析患者など患者さんの状態によっても輸液量，ショック離脱までにかかる時間は異なる印象があります．水が間質に漏れやすい人がいます．程度により差はありますが，横紋筋融解や腫瘍崩壊症候群などもしばらく血管内に水が保持できずcapillary leakを起こし間質に水が漏れる期間は長い印象があります．熱傷もしかりです．一方，定期手術の術後は一般的にRescue phase でなく Optimization や Stabilization の phase から始まり，維持輸液が必要な期間も短いです．

　これらはあくまで一般論であり，経験論で，これだけを元に診療をしろといっているわけでは決してありません．このような先入観にとらわれすぎると治療方針を誤ることもあるため，患者の現在の volume status を推測するのに必要な所見を集めることを怠ってはなりません．ただし，このような**疾患ごと，患者ごとのクリニカルコースを持つことは非常に大切**です．残念ながらこれらはある程度経験が必要な要素でもあります．

　臨床推論では，このように直感的な，パターン認識的で迅速な思考法を type 1 思考と呼びます．一方，ゆっくりと労力を使いながら要約と分析を繰り返す思考法を type 2 思考と呼びます．熟練者は経験から，疾患スクリプトという疾患の経過を脚本のように物語として捉えたもの＝クリニカルコースのイメージを持っています．Type 1 思考は認知エラーと表裏一体であり注意が必要ですが，熟練者はこの直感的な type 1 思考を主体として用い，適宜必要に応じ type 2 思考を行っています．特に，「何かおかしい」と感じた時には立ち止まって type 2 思考で分析をやり直す必要があります．これについては後述します．

　それではなぜ，クリニカルコースをイメージすることが大切なのか？　それは輸液反応性がある状態か？　輸液をすべきか？　という問いに対する**検査前確率**を推定するのに大きな情報を与えてくれるからです．

　目の前の患者に輸液をすべきかどうか？　という問いに対するアプローチには，**「確率論的診断推論」によるアプローチ（ベイズ診断推論）**があります．まず，臨床医は病歴や臨床症状やクリニカルコースなどから，検査前確率を推測します．診断過程には，**「検査閾値」**と**「治療閾値」**の2つを意識する必要があります．一般的にこれらの「閾値」は，①検査の特性（安全性，コスト），②疾患の予後（未診断，未治療のまま放置すると深刻な状態に陥る疾患），③治療の特性（治療の有効性，安全性，コスト）によって決定されます．①検査が安全で安く，②未診断・未治療のまま放置する

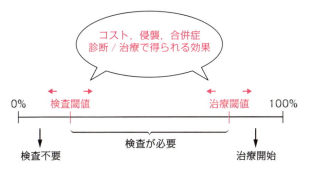

図3-38 **検査閾値と治療閾値**(相原守夫 他監訳. 医学文献ユーザーズガイド第2版. 凸版メディア; 2008[42]) より改変)

と深刻な状態に陥る疾患で，③それに対する有効で安全，安価な治療が存在するほど，検査閾値や治療閾値は低く設定されます．一方，検査が侵襲的でコストも高く，未診断・未治療のまま放置しても予後はあまり変わらない疾患で，それに対する治療コストも高く，治療に伴う副作用，合併症のリスクも高いような場合には，検査閾値や治療閾値は高く設定されます．輸液で考えた場合，すでに ARDS で肺水腫をきたして酸素化に余裕のない患者では輸液負荷に伴う肺水腫悪化のリスクが高くなるため，輸液負荷をするという治療閾値は高くなることが考えられます．また，このような酸素化悪化が危惧される状況では fluid challenge は実際に輸液が必要でリスクが高いため，検査閾値は高くなるかもしれませんが，PLR は酸素化悪化のリスクが低いため，検査閾値は変わらないでしょう．

　検査前確率が検査閾値より低い場合は，検査そのものが必要となりません．また，検査前確率がすでに治療閾値を超えてしまっている場合にも検査は必要となりません．出血性ショックなどの循環血漿量減少性ショックや敗血症性ショックの初期の Rescue phase では，輸液によって CO が上昇することは明らかです．例えば，ER で大量の下血をしてショックであるという，明らかに出血性ショックを疑うショック患者がきた時などに，輸液開始を遅らせることは明らかに有害であり，悠長に輸液反応性の評価を試みたりせず，輸液を開始すべきです．パターン認識により，輸液反応性がある確率は非常に高い（ほぼ100%）＝すでに治療閾値を超えている

と判断されるため，このような場合には輸液反応性を評価する検査を必要とせず，即治療を開始します．もちろん，輸液して終わりではなく，原因精査やどれくらい輸液を続けるか，他のショックの原因がないかを並行して進めていくことにはなります．まず輸液をするというアクションに対しては検査を待つ必要はないといっているだけです．このように，臨床症状やクリニカルコースから明らかに輸液が必要なパターンだと判断される場合には検査を待たずに輸液を行います．

「確率論的診断推論」によるアプローチ（ベイズ診断推論）が必要となるケースは，検査前確率が検査閾値と治療閾値の中間の確率であると見積もられる場合です．ショックの「resuscitation」の phase が過ぎ，「optimization」，「stabilization」の phase に入った患者に輸液が必要かどうかを考える場合など，輸液反応性があるかどうかよくわからない場合には，輸液反応性の評価が重要になります．施行した検査の感度，特異度，もしくは尤度比がわかれば検査後確率を計算することができます．尤度比が検査前確率から検査後確率へ与える変化の影響は以下のように考えます．

- LR>10 もしくは <0.1 の場合，決定的変化
- LR 5〜10 もしくは 0.1〜0.2 の場合，中程度の変化
- LR 2〜5 もしくは 0.2〜0.5 の場合，小さな変化
- LR 1〜2 もしくは 0.5〜1 の場合，わずかな重要でない変化

実際の検査後確率の計算はだいたいどんな医療系計算アプリにも入っているベイズの定理を利用して求めることができます．JAMA のホームページにも計算ソフトはあります（http//www.JAMAevidence.com）．また尤度比から Fagan によって考案されたノモグラムを用いる方法もあります．検査後確率が得られ，それが治療閾値を超えていると判断すれば治療を行います．

また，検査前確率と尤度比から検査後確率を推定する際には，使用する検査の検査特性を調べた研究が，どの患者を対象にした研究かも気をつけてみておく必要があります．研究対象となった患者群が目の前の患者に当てはめられる状況かどうかも考えます．輸液反応性を評価する検査を検討

した研究では，低血圧や乏尿，網状皮斑（skin mottling），頻脈，臨床医が hypovolemia という印象をもったとき，などが inclusion criteria となっています．

> **POINT**
> ● クリニカルコースがイメージできるようになる．
> ●「検査閾値」と「治療閾値」を意識しアクションを決める．

3）モニターに踊らされるな ～ PAC はなぜ消えた?

　これまで紹介してきたモニターは様々な因子の影響を受けます．モニターが示す値をいつもそのまま受け取って数値合わせをすればよいものではありません．モニターから得られる波形や値から，臨床の状況に合わせた解釈が必要になります．昔，指導医から「**モニターの数値を直すのではなく，患者を治すべし**」とよくいわれたものです．モニターの値に踊らされて不必要な治療介入を行うことは避けねばなりません．モニターはハサミみたいなもので，使う人が使いこなせなければ役に立ちません．役に立たないだけならまだしも，誤った解釈から誤った介入をしてしまうと害を及ぼす可能性も孕んでいます．モニターを使用する我々がうまく使いこなせなければ数々のモニターは PAC と同じ道を歩む可能性が十分にあります．モニターを使用しても予後は改善しなかった……と．

　輸液負荷の目的は CO を上げることです．Frank-Starling の曲線のどの位置にいるかを推測しながら行います．輸液で CO が上がる状態かどうか，すなわち輸液反応性の評価が必要です．輸液反応性の評価では，静的指標は動的指標には劣ります．では，静的指標は常に劣勢で，意味のないものなのでしょうか？

　PAWP が高くなるとうっ血性（＝心原性）肺水腫のリスクが高いことがわかります．CVP が高すぎると灌流圧（MAP-CVP）を下げることになり，急性腎傷害（AKI）など臓器障害を起こすリスクが高くなります．また，CVP は心タンポナーデや右室梗塞などの急性右心不全の検出に有用です．このように，**静的指標は輸液によってもたらされる害をモニタリングすることができます**．重度の心疾患をもつ患者の血行動態を把握するのは難しいものです．このような場合にも PAC はとても多くの情報を与えてくれます．**特に（肺動脈性の）肺高血圧をはじめとする急性右心不全の血行動態を正しく判断するのに，PAC を上回るものはありません**．PAC が循環管理にどうしても必要なケースはあります．それぞれのモニターの特徴を理解し使い分けることが大切です（表3-10, 図3-39, 図3-40）．

表3-10 モニターツールの比較

	PAC	PiCCO	FloTrac	エコー
静的指標評価	○	×	×	○
CO測定法	熱希釈法	熱希釈法 or Aarterial pulse contour analysis	Arterial pulse contour analysis	VTI
CO測定の正確性	高	中	低	低
動的指標評価	△（COは最低でも1分おきの更新）	○	○	○
heart lung interactionを用いた動的指標	×	○	○	○
強み	血行動態把握（特に低心機能や肺高血圧）	TPTDによるELVW/PVPIの測定	低侵襲，リアルタイムCOモニター	オールラウンダー，器質的評価も可能
弱み	静的指標は輸液反応性評価には不向き	キャリブレーション，動脈シースが必要	COの正確性に劣る	技術が必要

　モニターとエコー，どちらを使うべきか？　という問いがあるならば，迷わず「両方使うべき」と答えます．エコーに関しては，安価で繰り返し評価ができる点やモニターではわからない心臓の器質的な異常を検出する点で優れています．それぞれのモニターには一長一短があり，一つの指標に固執すると必ずいつかは痛い目にあいます．エコーはモニターと共にあるべきものと考えます．**輸液をすべきかどうかは，一つのパラメーターのみから判断するのではなく，常に総合的な判断から行われるものなのです．**

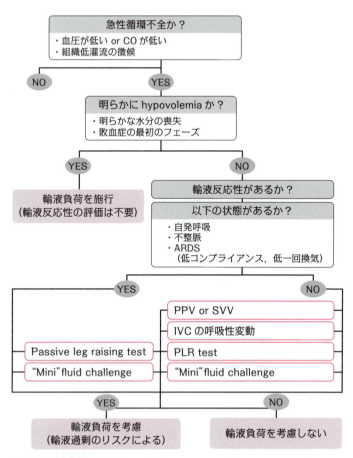

図3-39 輸液のフローチャート (Monnet X et al. Ann Intern Med. 2016; 6: 111[32] より)

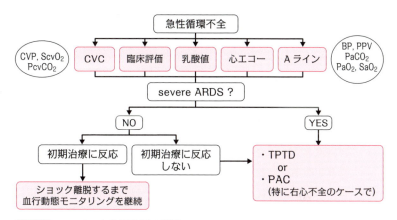

図3-40　ARDS，右心不全時の戦略（Teboul JL et al. Intensive Care Med. 2016; 42: 1350-9[43]）より）

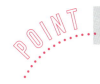

● モニターの特徴を理解して使い分ける！

4）イメージしたコースと異なる 〜なにかおかしいな？ と思ったとき

　ショックの4つのフェーズはその通りに経過してくれればいいのですが，いつもそういくとは限りません．一旦 Stabilization phase に入ったはずが，また Rescue phase に逆戻りしたり，なかなか Optimization phase を脱して Stabilization → Deescalation へと移行してくれなかったりする場合もあります．原疾患と患者のベースの状態からイメージしたコースと臨床経過が異なる場合には，一旦立ち止まって状況把握をし直す必要があります．何かおかしい……と感じた際には以下の5つのパターンで考えてみるとよいでしょう．

① 原疾患のコントロールができていない

　例えば敗血症性ショックで，「壊死性筋膜炎でデブリドマンをしていない」場合や，「膿胸なのにドレナージできていない」など感染源コントロールができていない場合です．そのほかにも感染でいえば，ブドウ球菌や string sign 陽性のクレブシエラ感染，真菌などの微生物や感染性心内膜炎，骨髄炎など，播種巣を形成している可能性も考えないといけないケースもあります．感染以外では，「心タンポナーデが解除できていない」とか「STEMI で血行再建ができていない」など様々な場合が考えられます．**原疾患のコントロールなくして輸液・循環管理のみに徹しても改善は得られません**．基本的ですが，必ず原疾患のコントロールができているかどうかを考える癖をつけましょう．

② そもそも診断が間違っている

　「胃管から血性排液があり，上部消化管出血だと思い輸液負荷と緊急内視鏡的止血術を施行したがなかなかよくならない．上部消化管出血は敗血症性ショックによるストレス潰瘍が原因だった」

　「急性冠症候群（ACS）と思い治療していたが実は大動脈解離だった」

　これはアンカーリングとよばれる認知バイアスです．患者の状態を説明可能な症状，検査結果に飛びついてしまい他の原因を考えなくなることをいいます．また，前医の診断を鵜呑みにする（＝トリアージバイアス）こ

となどにも注意が必要です．集中治療は常に診断と治療の繰り返しです．疑い深い探偵の目で，常に診断が本当に正しいかを検討してください．

③ 感染や出血，心筋虚血などの別のイベントが起きている

ICU滞在が長くなるとカテーテル関連血流感染症（CRBSI）や*Clostridium difficile*（クロストリジウム・ディフィシル）感染症（CDI），人工呼吸器関連肺炎（VAP）やカテーテル関連尿路感染症（CAUTI）など様々な感染症を併発する可能性があります．また，播種性血管内凝固（DIC）や治療で使用する抗凝固薬などの影響で，思わぬ新規の出血をきたしているケースもあります．高度の脱水や貧血，相対的な心筋酸素消費の高まりなどから二次性の心筋虚血をきたすケースもあります．肺塞栓症なども稀ですが疑わないと気づけない致死的合併症です．何か別のイベントが起きていないかと考えてみましょう．下痢や大量の発汗，ドレーン廃液，消化管からの喪失など思わぬ水分の喪失をきたしている場合もあります．

④ Point of no return を超えている

例えば，高齢者で寝たきり，ステロイドユーザーであり，皮膚もちょっと触っただけですぐに剥離してしまいそうに薄く，浮腫もあるような患者さんといったようなもともとの状態が悪い人，または超重症のショックが遷延した人などでは，point of no return，すなわち限界突破してしまっていて一旦間質に漏れた水がなかなか血管内に戻ってきてくれない（＝refillがこない）人がいます．このような人ではなかなか血管収縮薬がきれなかったり，浮腫が改善しなかったりすることを経験します．しかし，あくまで上記①〜③を除外した上で判断するべきです．

⑤ イメージしたコース自体が間違いで実は何もおかしくない

誤った経験則や経験不足，遭遇したことのない疾患をみている場合などでは，ショックの離脱が遅いのを自然経過と判断でするのはなかなか難しいものです．例えば肺炎球菌性肺炎で治療開始後一過性に呼吸状態が悪くなったように見えることがあります．喀痰グラム染色では菌体の減少や消失を確認できれば，抗菌薬は効いています．そのようなケースでは抗菌薬変更などの治療方針変更は必要ありません．その他のパラメーターは軒並み改善している時など，時にはあれこれ不必要な介入をせずに「待つ」と

いうことも大切になります．もちろん，①～③の除外は必要です．

この「何かおかしい」という感覚はとても大事です．何かおかしいと感じた場合は一旦立ち止まって①～⑤を見直してみてください．

> POINT
>
> ● イメージしたクリニカルコースと異なるとき，以下について検討してみる．
> ① 原疾患のコントロールができていない
> ② そもそも診断が間違っている
> ③ 感染や出血，心筋虚血などの別のイベントが起きている
> ④ Point of no return を超えている
> ⑤ イメージしたコース自体が間違いで実は何もおかしくない

5）維持輸液とボーラス輸液 〜輸液管理の実際とコツ

　輸液には**ボーラス輸液**（fluid bolus：最大 15 分かけて 500mL 以上の輸液を投与する），**維持輸液**（maintenance：1-2mL/kg/hr の輸液）の 2 種類の投与法があります[38]．ここでいう維持輸液はいわゆる維持液（3 号液）を指しているわけではありません．血管内にとどめたいので輸液製剤は基本的には晶質液を選択します．また，ここでの投与速度，投与量というものはあくまで一つのレビューで取り上げられた例であり，世界中でコンセンサスの得られた投与速度，投与量というものは存在しません．体格の小さい高齢のおばあちゃんでは 200-250mL 程度ボーラスを 15-30 分かけて投与するので十分かもしれません．

　維持投与とボーラス投与をどのように使い分けるかを明確に示したものは存在しません．当然重症度などによって異なり一様でないですが，あくまで参考までに筆者の経験から一つの例を提示させていただくと，重症の敗血症性ショックだと，まず Rescue phase の初期は晶質液 500mL のボーラス投与を繰り返すことになります．血圧上昇が乏しければ早期からノルアドレナリンの投与を開始し，ボーラス輸液に加え 1-2mL/kg/hr の晶質液維持投与を開始します．この段階ではベッドサイドにつきっきりで輸液管理を行うことになります．ノルアドレナリン投与下で血圧が安定したならば（Optimization phase に移行），酸素需給バランスの維持を意識しながら 1mL/kg/hr 程度もしくはほぼキープの状態にまで晶質液維持投与量を減らしていきます．この phase では輸液反応性を評価しながら適宜 250-500mL 程度のボーラス投与を追加します．ボーラス投与がいらない状況やノルアドレナリンを減らせる状況になると（Stabilization phase に移行），維持投与量はほぼキープの状態まで減量します．ノルアドレナリンがさらに漸減できるようになると（Deescalation phase に移行），マイナスバランスを意識した管理を行います．大雑把ですが，このようなイメージをもって，維持投与量とボーラス投与を使い分けています．もちろん，患者さんの状態によっては維持輸液量をこれ以上に増やすケースもあります．また，患者さんのベースの心機能が悪かったり，呼吸状態

が悪かったり，透析患者で尿が全く出なかったりする状況では，早め早めに維持投与量をなるべく減らしほぼキープの状態にし，適宜最小限のボーラス投与で対応できるよう心がけます．

　維持投与とボーラス投与を比較した唯一の研究である，FEAST 研究をご紹介します[45]．ウガンダ，ケニア，タンザニアのアフリカ 3 か国の重症発熱疾患の小児を対象とした研究で，約 6 割がマラリアに罹患し，約 3 割が Hb<5g/dL の貧血を呈していた患児を対象とした RCT です．2.5〜4mL/kg の維持輸液に加え，介入群では低灌流の所見〔毛細血管再充満時間（CRT）≦ 3s，下肢体温低下，脈圧低下，高度の頻脈のいずれか〕がある場合に 20mL/kg の生理食塩液もしくは 5％ アルブミンを 1 時間で投与し，対照群ではボーラス輸液を行わないというプロトコールです．48 時間後，4 週間後の死亡率が介入（ボーラス）群で有意に高い結果になりました．ボーラス輸液によりグリコカリックス膜の障害が起こったことも一因ではないかと考えられていますが，モニターや人工呼吸器などの医療資源の限られた施設で，対象も小児で疾患も特殊であり，この結果を一般化はできないのではないかという意見があります．ボーラス投与のあり方に一石を投じたという意味では価値ある研究ですが，この一つのみをもってボーラス投与は危ないからやめた方がよいと結論づけるのは早計だと思います．

　急速ボーラス投与は，交感神経系の急激な抑制，心筋コンプライアンスの低下を起こすことが懸念されています．比較的ゆっくりボーラス投与した方がよいのではないかという仮説のもと，輸液ボーラス投与の速度が速い方がよいのか（999mL/hr），ゆっくりの方がよいのか（333mL/hr）についての RCT（BaSICS trial: ClinicalTrials.gov NCT02875873）が現在進行中であり，そちらの結果も待たれるところです．

● Rescue phase はボーラス輸液を中心に行う．
● 維持輸液はなるべく早めに減量し，必要時のみに適宜ボーラス輸液を追加するようにする．

6）侵襲的モニターが使用できない環境下での輸液戦略

　Rescue phase はボーラス投与とノルアドレナリンなどの血管収縮薬を開始し，灌流圧の維持を第一の目標とします．ある程度やることは決まっているので，この時期には侵襲的モニターがなくても管理は可能と思われます．問題は Optimization phase であり，一旦灌流圧が目標に達した後，酸素需給バランスを維持しながら Stabilization → Deescalation phase と進んでいくのにどれくらいの輸液が必要かの判断が難しいのです．輸液量を最小限にし，大量輸液による害を抑えることがポイントです．この時期には，侵襲的モニターで動的指標を用い輸液反応性を評価しながら輸液量を適正化できればいいのですが，全ての施設で，または全ての病棟で常に侵襲的モニターを使用できるわけではないと思います．侵襲的モニターがなくてもエコーがあれば動的指標を検討することは可能です．

　繰り返しになりますが，輸液指標は単一の指標のみの結果を鵜呑みにして判断すれば，それがたとえ信頼性の高い動的指標を用いていたとしても失敗することがあります．あらゆるモニターにそれぞれの Limitation があります．得られる多くの情報を統合したものを輸液指標として用います．得られる情報はモニターからだけではありません．患者背景，病歴，現疾患などからイメージされるクリニカルコースや尿量，乳酸値，患者の呼吸状態など全てを統合し判断するのです．総 In/Out，体重変化も一つの参考にはなるでしょう．ただし，体重変化は血管内容量を反映しているわけでなく，間質を含む全てのコンパートメントでの水分増加を見ているのに過ぎないため，**体重増加もしくは浮腫＝ボリューム過多ではない**ことを繰り返し強調しておきます．動的指標はその中で，信頼性の高いモニターの一つにすぎません．

　また，筆者は経験的に Hb の推移，すなわち濃縮していっているか，希釈していっているかに注目しています．ただし出血をしている状況では参考になりません．Hb が上昇傾向であれば血液濃縮を疑うヒントになります．しかし，血液が濃縮しているように見えてもそれはただ初期輸液で過剰に希釈された血液が適切な状態に戻っていっているのを見ているだけか

もしれません．**血液濃縮が進むから輸液と短絡的に考えることはできません**．侵襲的モニターが使用できない，かつエコーも poor study で評価できない場合などは参考にできる輸液指標はほとんどない状況になります．筆者の知る限りエビデンスもないのですが，こういった場合にも Hb の推移は一つの情報を与えてくれ，個人的には重宝して用いています．

　実際に fluid challenge を試みるのも一つの手です．本来輸液負荷後の CO の変化をモニタリングしたいですが，侵襲的モニターもエコーも使えない状況ではそれは困難です．輸液後の血圧や脈拍数変化，尿量変化，乳酸値，Hb の変化などから総合的に輸液反応性を評価せざるを得ません．どれくらいの量の fluid challenge を行うかは，肺水腫などの輸液に伴う harm をどれくらい起こす可能性があるかを一つの参考にします．Harm が少なく安全域が広いのであれば 500mL 程度の晶質液を負荷してみてもいいでしょう．逆に安全域が狭いと判断すれば少量の晶質液や膠質液で反応を見てみるか，もしくは状況が許せば何もせずに経過を見ることも考慮します．

　時には輸液を入れるべきか，反対に水を引くべきか迷うこともあります．その時には安全域の範囲内で一度どちらかの側（水を入れるか引くか）に振ってみないとわからないこともあります．**治療は常に仮説を立て，その仮説に従いアクションを起こし，その結果を解釈し仮説を検証し次のアクションを考えるというループの繰り返しです**．そのループが，外来ではそれが週～月単位，病棟患者では日単位，集中治療では分～時間単位というイメージをもっています．分単位で評価しているときは患者の変化にいち早く気づけるよう，ベッドサイドにへばりつくことを忘れないようにしています．

　それぞれの輸液指標には強み，弱みがあります．どの輸液指標も弱みがあり，一つの輸液指標のみを用いると誤ったアクションにつながる可能性があります．いくつかの輸液指標を組み合わせ総合判断をすることが大切です．最後に輸液指標をまとめた表を示します．

- PACやPiCCO, FloTracなどのモニターを使用できない条件ではエコーが代替手段となりうる.
- 安全範囲内でトライアンドエラーを繰り返しながら評価していく.

表3-11 輸液指標のまとめ

		必要なデバイス
静的指標	CVP	CVC
	PAWP	PAC
	E/A, e/e'	エコー
	左室拡張末期径	エコー
動的指標	SVV/PPV	FloTrac など /TPTD/ エコー / 非侵襲的モニター
	PLR	FloTrac など /TPTD/PAC/ エコー / 非侵襲的モニター
	IVC 呼吸性変動	エコー
	fluid challenge	FloTrac など /TPTD/PAC/ エコー / 非侵襲的モニター
エビデンスはないが参考になるかもしれない所見	Hb	血液ガス or 採血
	HR	
輸液の必要性の評価	MAP	A ライン /NIBP
	CO	FloTrac など /TPTD/PAC/ エコー / 非侵襲的モニター
	SvO_2/$ScvO_2$	CVC (プリセップカテーテル, TPTD) /PAC
	PCO_2 gap	A ライン /CVC or PAC
	乳酸値	血液ガス
	皮膚所見 (CRT, mottled skin)	
	尿量	膀胱留置カテーテル
	意識レベル	

※患者の状態，基礎疾患，フェーズを加味する

メリット	デメリット
血行動態把握，うっ血による胸腔外臓器障害のリスク評価	絶対値評価はできない
血行動態把握，うっ血による肺水腫のリスク評価	侵襲的，絶対値評価はできない
拡張能評価，PAWP の推測．経時的変化は使えるかもしれない	エコー技術の習得
前負荷の評価（経時的変化は使えるかもしれない？）	慢性心不全の程度に影響を受ける
輸液反応性評価の信頼性に高い	完全陽圧換気時に限定．不整脈，低一回換気量には使えない
輸液反応性評価の信頼性に高い	手技がやや難
簡便，輸液反応性の評価にそこそこ使える	呼吸（自発呼吸 or 陽圧換気）や腹腔内圧などに影響される
輸液反応性評価の gold standard	実際に輸液が入る
	出血時はわからない．全くエビデンスがない
	輸液反応性評価の信頼性は非常に低い．参考程度

参考図書

- Civetta, Taylor, & Kirby's Critical Care, 4th ed. Andrea Gabrielli. Lippincott Williams &Wilkins.
- Hemodynamic Monitoring. Michael R. Pinsky, Jean-Louis Teboul, Jean-Louis Vincent. Springer.

参考文献

1) Vincent JL et al. N Engl J Med. 2013; 369: 1726-34, PMID: 2417518
   巨匠 Vincent 先生による Shock について書かれた必読の総説
2) Hernández G et al. JAMA. 2019; 321: 654-64, PMID: 30772908
3) Marik PE. Ann Intensive Care. 2013; 3: 38, PMID: 24286266
   PAC 反対派の Marik によって書かれた PAC の総説
4) Chatterjee K. Circulation. 2009; 119: 147-52, PMID: 19124674
   PAC の総説
5) Gabrielli A, et al. Civetta, Taylor and Kirby's Critical Care, 4th ed. LWW; 2008.
6) Snyder RW 2nd et al. Am J Cardiol. 1994; 73: 568-70, PMID: 8147302
7) Connors AF Jr et al. JAMA. 1996; 276: 889-97, PMID: 8782638
8) Sandham JD et al. N Engl J Med. 2003; 348: 5-14, PMID: 12510037
9) Richard C et al. JAMA. 2003; 290: 2713-20, PMID: 14645314
10) Harvey S et al. Lancet. 2005; 366: 472-7, PMID: 16084255
11) Binanay C et al. JAMA. 2005; 294: 1625-33, PMID: 16204662
12) Iberti TJ et al. JAMA. 1990; 264: 2928-32, PMID: 2232089
13) Monnet X et al. Crit Care. 2018; 22: 35, PMID: 29422074
14) Robin E et al. Crit Care. 2006; 10: S3, PMID: 17164015
15) Tobin MJ. Principles and Practice of Mechanical Ventilation 3rd ed. McGraw-Hill Professional; 2012.
    Chapter 36 で Heart lung interaction について，31 ページもの詳しい説明があります
16) Perel A et al. Crit Care. 2013; 17: 203, PMID: 23356477
17) Reuter DA et al. Anesth Analg. 2010; 110: 799-811, PMID: 20185659
18) Monnet X et al. Crit Care. 2017; 21: 147, PMID: 28625165
    TPTD についてよくまとめられた総説
19) Ince C et al. Intensive Care Med. 2018; 44: 281-99, PMID: 29411044
    Microcirculation の評価に関する 2nd consensus
20) Miller A et al. Echo Res Pract. 2016; 3: G1-12, PMID: 27249550
    エコーによる輸液反応性評価についてのレビュー①
21) Levitov A. Cardiol Res Pract. 2012; 2012: 819696, PMID: 21918726
    エコーによる輸液反応性評価についてのレビュー②
22) Barbier C et al. Intensive Care Med. 2004; 30: 1740-6, PMID: 15034650
23) Via G et al. Intensive Care Med. 2016; 42: 1164-7, PMID: 27107754
    IVC による輸液反応性評価がうまくいかない 10 の状況

24) 日本超音波検査学会 監修. 心臓超音波テキスト第2版. 医歯薬出版; 2009.
25) Marik PE et al. Crit Care Med. 2009; 2642-7, PMID: 19602972
26) Maeder MT et al. Echocardiology. 2015; 32: 1628-38, PMID: 25728504
27) Perera P et al. Emerg Med Clin North Am. 2010; 28: 29-56, PMID: 19945597
    RUSHプロトコール
28) Spenser KT et al. J Am Soc Echocardiogr. 2013; 26: 567-81, PMID: 23711341
29) Jensen MB et al. Eur J Anaethesiol. 2004; 21: 700-7, PMID: 15595582
30) Aya HD et al. Crit Care Med. 2017; 45: 161-8, PMID: 27655325
31) Monnet X et al. Intensive Care Med. 2016; 42: 1935-47, PMID: 26825952
    PLRの指標のシステマティックレビュー
32) Monnet X et al. Ann Intern Med. 2016; 6: 111, PMID: 27858374
    輸液反応性指標の総説
33) Monnet X et al. Crit Care. 2015; 19: 18, PMID: 25658678
34) Reddi B et al. Intensive Care Med. 2018; 44: 1591-2, PMID: 30030572
35) De Backer D et al. Crit Care. 2018; 22: 43, PMID: 29471884
36) Magder S. Intensive Care Med. 2016; 42: 458-9, PMID: 26818385
    CVP測定の意義について述べたeditorial. CVP測定不要論に対し一石を投じており参考になる
37) Bentzer P et al. JAMA. 2016; 316: 1298-309, PMID: 27673307
    輸液反応性指標のレビュー
38) Hoste EA et al. Br J Anaesth. 2014; 113: 740-7, PMID: 25204700
    輸液のphaseについて書かれたレビュー
39) Cecconi M et al. Intensive Care Med. 2019; 45: 21-32, PMID: 30456467
    ESICM（ヨーロッパ集中治療学会）の輸液投与に関するエキスパートによる推奨
40) Benes J et al. Biomed Res Int. 2015; 2015: 729075, PMID: 26798642
41) Rhodes A et al. Intensive Care Med. 2017; 43: 304-77, PMID: 28101605
    SSCG2016
42) 相原守夫 他監訳. 医学文献ユーザーズガイド 根拠に基づく診療のマニュアル 第2版. 凸版メディア; 2008.
43) Teboul JL et al. Intensive Care Med. 2016; 42: 1350-9, PMID: 27155605
    非侵襲的モニターの総説
44) Maitland K et al. N Engl J Med. 2011; 364: 2483-95, PMID: 21615299

第4章 輸液管理の実際 〜実践編〜

書を捨てよ，町へ出よう
寺山 修司

登場人物の紹介

2年目初期研修医
2年目研修医．集中治療に興味がある．情熱的でやんちゃな研修医．

卒後5年目後期研修医
救急科後期研修医．ICUをローテート中．研修医の面倒見がよくやさしい，研修医の姉のような存在．かぼちゃが好き．

ベテラン集中治療医
銀髪がトレードマーク．元麻酔科医で気まぐれだが，困った時には頼りになる．興奮すると博多弁がでる．バナナ好き．

1. 敗血症性ショック

今日は ICU ひまっすね〜．

こらこら，そんなこと言っていると，……「ピリリリリ……！」あっ，電話だ！　もしもし，……．
救急の三次ベッドにショックの患者さんが搬送されたけど，救急外来が忙しいから ICU 医に診といて欲しいって．

よっしゃ！　いきましょ．

この患者さんだね．78 歳女性，SLE でステロイド長期内服中の患者さんかぁ．糖尿病もあって PCI 歴もあるみたい．昨日の夜から腹痛があったけど耐えきれなくなって今朝救急要請したんだって．バイタルサインは BP 80/42mmHg, HR 115bpm, 体温 38.5℃, 呼吸数 30 回/分，マスクで O_2 6L/min 投与で SpO_2 は 96% だね．意識は清明とはいえないな．GCS E3V4M6 ってとこだね．まずどうする？

プライマリサーベイの ABC から始めます．A: 気道は開通しています．B: 呼吸には問題がありますが，酸素投与でとりあえずは大丈夫そうです．頻呼吸がありますが……．C: 循環はやばそうですね．ショックはありそうです．

そうだね．ほら，膝を見てよ．Mottled skin が出てる．これやばいやつだね．意識レベルも落ちているし完全にショックね．敗血症かなぁ．qSOFA って知ってる？　まあその説明はあとでね．じゃあ次どうする？

すぐに末梢静脈ラインをとって輸液を開始します！　Ａラインもとります．敗血症が疑われる状態だから，血液培養を2セット，喀痰と尿の培養も出します．それから血算，生化学，凝固の採血もとります！　PCI歴のある人ですし，心電図もとっておきますね．

うん，さすが．血液ガスも一緒にとるのを忘れずにね．よし，輸液を始めながらエコーもしてみよう．
エコーどう？

え〜と，何見たらいいんでしたっけ？

ショック患者の初期評価ではショックの原因検索と前負荷の評価の2つが重要ね．敗血症性ショック以外の要素がないか，心収縮能や前負荷をざっくりと評価するといいよ（RUSHプロトコール，3章167ページ参照）．

なるほど．心臓はhyperdynamicに過収縮していますね．壁運動異常はないです．左室はペチャンコだ．弁膜症はない．心嚢液はないし，右室の拡大もない．IVCもぺちゃんこですね．Shockの原因としてhypovolemicの要素はありそうです！　distributiveの要素もあるかもしれません．

じゃ，自信を持って最初は晶質液をガンガン輸液しよう．血液ガスが返ってきたよ，ほら．
pH 7.29, PaO$_2$ 80mmHg, PaCO$_2$ 28mmHg, HCO$_3^-$ 13mEq/L, Lac 6mmol/L, AG 16mEq/L, Hb 12g/dL

うわっ，めっちゃ乳酸アシドーシスがある．アシデミアがあって，代謝性アシドーシスがあって，呼吸代償の範囲内で，それからえーっと，AGは開大していて，AG開大の代謝性アシドーシスがあります．補正HCO$_3^-$は17<24なのでAG非開大の代謝性アシドーシスもあるんすかね．AG開大の原因は乳酸アシドーシスでしょうか．

さすが，バッチリだね．ガスは情報量が多くてすぐに結果がわかるから必ず見るようにしようね．呼吸代償できなくなったらアシドーシスが進行して死んでしまいそうな状態だね．意識も落ちてきているし，挿管はしよっか．敗血症としたらフォーカスはどこかな？ セカンダリサーベイをしよう．頭のてっぺんから足先まで診察して．

腹部に圧痛があり，固いです．反跳痛もあります．腹が怪しいと思うのですが．

消化管穿孔かな？ 培養もとれたし抗菌薬をいこう．呼吸もいまひとつだから胸も含めて骨盤までCTで感染巣を評価したいね．輸液は2000mL投与してMAP 65mmHgをなんとか保てるようになってきたね．少し投与速度を落とそうか．でも昇圧薬が必要になりそうだからCVCも入れとこうね．
(CTでは腹腔内free airがあり，下部消化管穿孔が疑われる状態であった．CVC挿入後ノルアドレナリンを開始した状態で緊急手術を行う方針となった．)

ふぅ～．手術の間，家族からも情報収集してまとめとこうね．

(手術後)

挿管のままICU入室だね．手術の申し送りでは，憩室穿孔からのS状結腸穿孔で，腹腔内はかなり便で汚染されてたみたいね．腹水は培養に出してくれたらしいよ．穿孔部を切除して人工肛門をあけたよ．術中にさらに晶質液が3000mLほど入ったから，ERからの総輸液量は計5000mL程度かな．尿は200mL程度しか出ていないね．NAD 0.2γ投与しながらMAP 65mmHgを維持できているみたいね．さて，輸液量はどうする？

う～ん，どうしよ．わかりません．

うぃ〜す，カルテ見たよ．大変だったみたいね．調子どう？

先生，おそい……．まだNAD高用量入っていますが，MAPは維持できていますし，とりあえず60〜80mL/hr程度の維持投与量くらいに落としてみようと思います．

Rescueフェーズは抜けたってことかな？ 血液ガスはどう？

Lac 3台と低下傾向で，このままフォローしていきたいと思います．でも先生，尿が全然出てないんです．本当に輸液絞っていいか不安です．

うん，俺もようわからん．

…….

いや，前負荷の評価ってこの時期が一番難しいのよ．わからんからエコーやったり，血行動態モニターを使ってみたら？ っちことたい！

尿出てないし利尿剤使いたくなるんすけど……．

それは何のために？

尿を出すためっすかね？

尿を出す＝腎臓にいいではないよ．むしろ悪化させてしまうリスクもある．前負荷が多くて腎うっ血をきたしている場合や肺水腫を生じている場合なんかでは利尿剤で積極的に引くけど今はむしろhypovolemiaを心配しているんじゃないの？ 高齢で長期のステロイドユーザーで皮膚も剥離しそうなほど薄くてむくんでいるし，おまけに下部消化管穿孔でお腹の中は便まみれだったってことになるとcapillary leakで血管外に漏れてそうだ

しね～.

そうですね．エコーして，FloTrac つけて PLR で輸液反応性の評価をしてみます．

ScvO$_2$ や PCO$_2$ Gap をみてみたら？　CO をこれ以上上げるかどうかの参考にはなるかもよ．まああと出血がないときは Hb の継時的変化で希釈の程度を評価したりもするけどね．このケースだと来院時はおそらく濃縮していて，それから適度に希釈されたはずだよね．輸液を絞ってまたぐんぐん濃縮が進むようなら血管内容量が少なくなっているんじゃないかって考えるよ．もちろんどの Hb レベルが適切かわからんから参考程度やけどな，エビデンスないし．他にもまだまだ輸液指標あるよね．いろいろ**総合的に判断する**のが大事だよ．一つのパラメーターに振り回されないようにね．モニターの数値を治しているんじゃなくて，患者を治しているんだから．

それ，かっこいいっすね～．

だろ？

……．

抗菌薬のカバー，投与量，回数は問題ないかな？　感染源コントロールもバッチリかな？

そちらは問題ありません．やっぱり Optimaization のフェーズって難しいですね～．総合的判断，ですね．

うん，最適どんぴしゃりの輸液量はわからんが，臓器灌流を維持できて，かつうっ血による臓器障害や肺水腫が起きない安全域に収まる輸液量をイメージするといいよ．

1) 敗血症の定義の変遷

　敗血症の輸液・循環管理のお話をする前に，敗血症の定義の変遷について触れておきたいと思います．1991 年に SCCM（米国集中治療学会）と ACCP（米国胸部学会）の合同カンファレンスで初めて敗血症の定義が決められました[1]．この定義では，**敗血症を「感染症＋SIRS（全身性炎症反応症候群）」**とし，**重症敗血症を「臓器障害を伴う敗血症」**，敗血症性ショックを**「十分な輸液負荷にも関わらず遷延する低血圧」**としました．筆者の研修医時代には，上級医にこの定義を何度も質問されたものです．

表4-1　SIRS の診断基準
4 項目中 2 項目で SIRS と診断される

① 体温の異常（>38℃ または <36℃）
② 頻脈（>90/ 分）
③ 頻呼吸（>20/ 分または $PaCO_2<32Torr$）
④ 白血球の異常（>12000/mm^3 または <4000/mm^3，または幼若白血球 >10%）

　敗血症には全身の炎症が亢進した状態（＝SIRS）だけでなく，反対の免疫抑制状態＝**代償性抗炎症反応症候群（CARS: compensated anti-inflammatory syndrome）** も起こっており，感染の遷延や新たな感染症の発症を引き起こすといわれています．SIRS と CARS が混在した MARS（mixed antagonistic response syndrome）という概念もあります[2]．SIRS による敗血症の基準では，炎症反応という一側面しか見ていない（CARS を考慮に入れていない）だけでなく，軽症をひろいあげてしまうことや敗血症診断の特異度が低い可能性も指摘され[3,4]，2001 年に最初の敗血症の定義改定が行われました[5]．そこで敗血症は**「感染による全身症状を有する状態」** と定義されました 表4-2 ．

　敗血症は医療者の誰もが遭遇しうるにも関わらず，その認知度は低く，死亡率も高かったことから，2002 年に SCCM, ESICM（ヨーロッパ集中治療学会），ISF（国際敗血症フォーラム）によって「5 年間で敗血症死亡率を 25% 減らそう」という Surviving Sepsis Campaign が開始されました．その取り組みとして，2004 年に SSCG（Surviving Sepsis Cam-

表4-2 **2001年の敗血症と重症敗血症の定義** (Dellinger RP et al. Crit Care Med. 2013; 41: 580-637)[6]

表4-2 (1) **敗血症の診断基準**

感染の存在（推定もしくは実証），および以下の症状のうちいくつかを有する状態	
全身的指標	発熱（> 38.3℃） 低体温（深部温 < 36℃） 心拍数（> 90/min，もしくは年齢の基準値よりも > 2SD：標準偏差） 頻呼吸 精神状態の変化 著明な浮腫または体液増加（24時間で > 20mL/kg） 非糖尿病患者の高血糖（血糖値 > 140mg/dL もしくは 7.7mmol/L）
炎症反応の指標	白血球増多（WBC > 12,000/μL） 白血球減少（WBC < 4,000/μL） 白血球数正常で未熟型白血球 > 10% CRP（基準値から > 2SD） プロカルシトニン（基準値から > 2SD）
循環動態の指標	低血圧（成人では収縮期血圧 < 90mmHg，平均血圧 < 70mmHg，収縮期血圧は 40mmHg 以上の低下，もしくは年齢基準値よりも 2SD 以上の低下）
臓器障害の指標	低酸素血症（PaO_2/FiO_2 < 300） 急性発症の乏尿（適切な補液にもかかわらず尿量 < 0.5mL/kg/hr が2時間以上継続） クレアチニン値の上昇（> 0.5mg/dL もしくは 44.2μmol/L） 凝固異常（PT-INR > 1.5 もしくは aPTT > 60秒） イレウス（腸蠕動音の消失） 血小板数減少（< 100,000/μL） 高ビリルビン血症（T-Bil > 4mg/dL もしくは 70μmol/L）
臓器灌流の指標	高乳酸血症（> 1mmol/L） 毛細血管再充満時間の延長，もしくはまだらな皮膚

paign Guideline 2004）が発表され，その後4年おきに SSCG 2008, SSCG 2012, SSCG 2016 と改訂されています．

　2001年に改訂された敗血症の定義 表4-2 は，見ての通り項目が多く煩雑であり，何個満たせば敗血症と診断されるのかといった明確な決まりもありませんでした．この定義は，臨床現場でも臨床研究でもあまり浸透しないまま，従来の「感染＋SIRS」が敗血症の定義として用いられること

表 4-2 (2)　重症敗血症

重症敗血症の定義＝敗血症誘発性組織低灌流，もしくは臓器不全 (感染が原因と考えられる以下の状態)
敗血症誘発性低血圧 正常値上限以上の乳酸値 適切な補液にもかかわらず尿量＜ 0.5mL/kg/hr が 2 時間以上継続 感染源としての肺炎がない場合，PaO_2/FiO_2 ＜ 250 を伴う急性肺傷害 感染源としての肺炎がある場合，PaO_2/FiO_2 ＜ 200 を伴う急性肺傷害 クレアチニン値＞ 2.0mg/dL（176.8μmol/L） ビリルビン値＞ 2mg/dL（34.2μmol/L） 血小板数＜ 100,000/μL 凝固異常（PT-INR ＞ 1.5）

が多い状態でした．新旧の定義で敗血症診断の感度や特異度も大きく変わらなかったといいます．また，敗血症という言葉自体，重症敗血症と同義で用いられることが多く，そもそも臓器障害を伴わないものを敗血症とよぶ必要があるのかという議論もありました．敗血症性ショックの定義を血圧のみで定義することにも疑問が投げかけられていました．

そこで，2016 年に 3 回目の敗血症の定義が改訂されました[7]．3 回目の改訂であることから，「Sepsis-3」とよばれています．Sepsis-3 のコンセプトは，敗血症の定義を「**感染に対する制御不十分な生体反応に起因する生命に危機を及ぼす臓器障害**」と従来の重症感染症の概念に近いものにしたこと，敗血症性ショックの定義を「**敗血症のサブセットで，循環や細胞機能，代謝の異常により死亡率を増加させるに足る状態**」と単に低血圧だけでなく細胞機能，代謝の異常も追加したことです[8]．

Sepsis-3 における主な変更点は以下の通りです．

- 敗血症の診断基準：臓器障害を表す SOFA（Sequential Organ Failure Assessment）スコアを採用 表4-3 → 2 点以上の上昇で診断
- ICU 外では qSOFA（quickSOFA）をスクリーニングとして採用[9]

　　　　qSOFA　　①呼吸数≧ 22/ 分
　　　　　　　　　②意識レベルの変容（GCS<15）
　　　　　　　　　③収縮期血圧≦ 100 mmHg
　①～③の 2 つ以上を満たす場合に陽性とする

表4-3 SOFA スコア（文献 8, 11 より）

臓器システム	スコア 0	1	2	3	4
呼吸 PaO_2/FiO_2	≧ 400	< 400	< 300	< 200 ＋人工呼吸	< 100 ＋人工呼吸
凝固 血小板数 （×10^3/μL）	≧ 150	< 150	< 100	< 50	< 20
肝 総ビリルビン （mg/dL）	< 1.2	1.2〜1.9	2.0〜5.9	6.0〜11.9	> 12.0
心血管 平均血圧（MAP） カテコラミン	MAP ≧ 70	MAP < 70	ドパミン < 5 or ドブタミン	ドパミン 5.1〜15 or エピネフリン ≦ 0.1 or ノルエピネフリン < 0.1	ドパミン > 15 or エピネフリン > 0.1 or ノルエピネフリン > 0.1
中枢神経 GCS	15	13〜14	10〜12	6〜9	< 6
腎 クレアチニン （mg/dL） 尿量（mL/day）	< 1.2	1.2〜1.9	2.0〜3.4	3.5〜4.9 < 500	> 5.0 < 200

GCS: Glasgow Coma Scale

・重症敗血症という概念の消失
・敗血症性ショックの診断基準：**適切な輸液負荷にもかかわらず，平均動脈圧 65 mmHg 以上を維持するために昇圧薬を必要とし，かつ血清乳酸値 ≧ 2 mmol/L を呈する状態**[10]

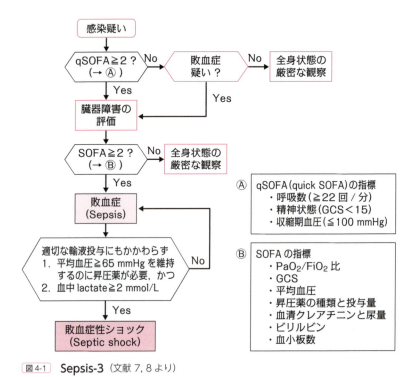

図4-1 Sepsis-3 (文献7, 8より)

　ICU外のセッティングであればqSOFAを用いてスクリーニングを行います．qSOFA ≧ 2もしくはICU内で感染を疑った場合にSOFA ≧ 2であれば敗血症と診断されます．スタートが「**感染を疑ったら**」であることがポイントです．感染を疑わないことには始まりません．qSOFAでは採血がいらないため，感染を疑ったらqSOFAで敗血症を早期に発見できるかもしれません．しかし，診断基準を満たさなければ敗血症ではないから治療しないということはあってはなりません．診断基準は完璧なものではありません．敗血症の診断にはGold standardとよべるものがないからです．今後も診断基準は改訂される可能性は十分にあります．診断基準が変わっても，診断基準に関わらず，「敗血症かも？」と疑い介入する臨床家の感覚は今後も求められると考えています．

> **POINT**
> - 敗血症の診断は qSOFA と SOFA スコアによってなされる．
> - 敗血症性ショックは，適切な輸液負荷にもかかわらず，平均動脈圧 65 mmHg 以上を維持するために昇圧薬を必要とし，かつ血清乳酸値 $\geqq$ 2 mmol/L を呈する状態を指す．

2）SSCG2016 における輸液戦略

美しき EGDT の概念

　SSCG2016 で推奨されている輸液管理の話をする前に，**EGDT（early goal-directed therapy：早期目標志向型治療）**について触れておきたいと思います．Rivers らが 2001 年に NEJM 誌に発表し，世界に衝撃を与えた研究があります[12]．その時分，私は医学生ですらなく，体感することはできなかったのですが，その衝撃は相当なものだったと推測します．重症敗血症 / 敗血症性ショック患者を対象に ER 到着後最初の 6 時間以内に達成すべき目標プロトコールを定め治療した EGDT 群と標準治療群で院内死亡率を比較した RCT です．**院内死亡率は，EGDT 群 30.5％ に対し標準治療群が 46.5％ と EGDT 群で劇的に死亡率が改善する**という結果でした．なんと NNT6 と 6 人治療すれば 1 人助かる人が増えるという衝撃的なプロトコールでした．EGDT で設定された 6 時間以内に達成すべき目標プロトコールを示します．

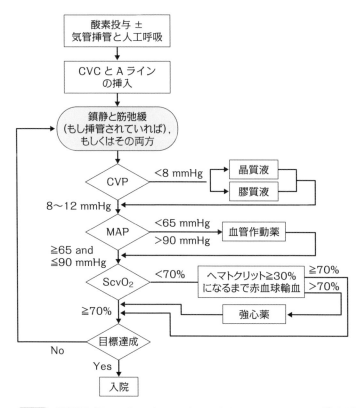

図4-2 EGDT (Rivers E et al. N Engl J Med. 2001; 345: 1368-77[12] より)

このアルゴリズムを眺めていると，EGDTが何に基づいて作られたかに気づきませんか？　そうです，ショックの管理＝「**酸素需給バランスと灌流圧の維持**」です．

- 挿管して鎮静，筋弛緩……VO_2を下げる
- CVP<8mmHgなら輸液……前負荷増加→CO増加→DO_2増加（蘇生のスタートはまずは十分量の輸液！）
- MAP<65mmHgなら血管作動薬……灌流圧の維持！
- $ScvO_2$<70%なら輸血，強心薬を考慮……DO_2をさらに上げ酸素需給バランスの改善を目指す
- 6時間以内に酸素需給バランスの維持と灌流圧の維持を達成する！

EGDTにはツッコミどころがたくさんあります．VO_2を下げる目的での筋弛緩の使用や，輸液指標にCVPを用いること（→静的指標は輸液反応性の指標としては不適切），輸血の閾値（→輸血の閾値はHb<7g/dL），$ScvO_2$を常にモニタリングする必要があるか（→乳酸値でもよいのではないか？）などです．しかし，EGDTは酸素需給バランスと灌流圧の維持をもとに作られており，とても美しいプロトコールと感じます．さて，この素晴らしきEGDTですが，SSCG2016の改訂で消滅するという転帰を辿ります．

さらばEGDT？

SSCG2016の改訂の大きな変更点として，EGDTの廃止があげられます．2014年以降に発表された3つのRCT（ProCESS[13]，ARISE[14]，ProMISe[15]）とそれらを含むメタアナリシス[16,17]では，**EGDTが通常治療（usual care）と比較し死亡率を改善しない**ことが示されました．これらの結果を受け，SSCG 2016ではEGDTの推奨は消えました．これについては次章で詳しく述べますが，初期の適切な輸液と抗菌薬の投与，酸素需給バランスと灌流圧の維持という**EGDTの概念が，通常治療（usual care）の域まで広く普及したことを反映している**のではないかと考えます．Riversらのアルゴリズムにはツッコミどころがたくさんありましたが，それらの細かいところはEGDT通りである必要はないとはいえますが，EGDTの概念自体が否定されたわけではないのではないかと筆者は考えます．

SSCG2016における輸液戦略

SSCG2016での輸液，初期蘇生に関する推奨の要点を抜粋します[18]．なお，SSCG2016はSCCM（米国集中治療学会）のHP（http://www.sccm.org）で和訳版を無料で閲覧できます．

[初期蘇生]
- 低灌流状態からの蘇生には最初の3時間以内に晶質液を最低30mL/kg投与することを推奨する（強い推奨，低いエビデンスレベル）．

- 初期蘇生輸液負荷後の追加の輸液投与は，頻回の循環動態の再評価をもとに判断することを推奨する（BPS: best practice statement, エキスパートコンセンサス）．
- 使用できるのであれば静的指標より動的指標を用いる（弱い推奨，低いエビデンスレベル）．
- 初期の血圧目標として MAP 65mmHg を推奨（強い推奨，中等度のエビデンスレベル）．
- 蘇生治療では乳酸値の正常化を目指す（弱い推奨，低いエビデンスレベル）

[輸液]
- 血行動態が改善している限り輸液は続行するが，輸液負荷試験を行う（BPS）．
- 敗血症，敗血症性ショックの輸液蘇生またはそれに続く血管内容量補充として晶質液を用いる（強い推奨，中等度のエビデンスレベル）．
- 輸液量が多くなった場合，輸液蘇生またはそれに続く血管内容量補充として晶質液に加えてアルブミンを投与することを推奨（弱い推奨，低いエビデンスレベル）．
- HES は使用しない（強い推奨，高いエビデンスレベル）．

[血管作動薬]
- 昇圧剤の第一選択はノルアドレナリン（強い推奨，中等度のエビデンスレベル）．
- MAP の維持にノルアドレナリンにバゾプレシン（上限0.03U/分）（弱い推奨，中等度のエビデンスレベル），エピネフリン（弱い推奨，低いエビデンスレベル）を併用する．
- 一部のごく限られた患者（頻脈のリスクが低い，徐脈など）においてドパミンをノルアドレナリンの代替とすることを提案（弱い推奨，低いエビデンスレベル）．
- 腎保護目的で低用量ドパミンを使用しない（強い推奨，高いエビデンスレベル）．

- 十分な輸液負荷や昇圧剤の使用にも関わらず低灌流状態が続いている場合，ドブタミンの使用を推奨する（低血圧や不整脈に注意）（弱い推奨，低いエビデンスレベル）．
- 昇圧剤を使用する場合，A ラインを留置する（弱い推奨，低いエビデンスレベル）．

[輸血]
- 心筋虚血，重篤な低酸素血症，急な出血などでない成人には，ヘモグロビン濃度が 7g/dL になった場合のみ赤血球の輸血を推奨する（強い推奨，高いエビデンスレベル）．

EGDT の概念が消えたわけではないことを感じていただけると思います．ただし，細かいプロトコールが EGDT 通りである必要はないかもしれません．くり返しになりますが，以下のような点が挙げられます．
- 輸液反応性の指標として CVP を用いるべきではない．
- 必ずしも $ScvO_2$ をモニタリングする必要はなく乳酸値でもいいのではないか [19]（敗血症では酸素の利用障害で $ScvO_2$ が異常高値を示すこともあるのでした）．
- 心収縮力の低下がなくてもドブタミンを用いて，いわゆる supranormal な（必要以上に高い）DO_2 を目指す必要はないのではないか．

血管収縮薬投与開始のタイミングは，実際には，30mL/kg の輸液が入り終わるまで待つということはありません．血管収縮薬を使用するタイミングには決まったものはありませんが，大量輸液の反応を待ってから開始するのではなく，輸液開始後早めに開始することで血圧や CO の上昇をもたらすことがあります [20]．血管収縮薬の開始タイミングを検討したいくつかの研究（CLOVERS trial [NCT03434028]，ARISE FLUIDS trial）が現在進行中であり結果が待たれます．

SSCG2012 では，3 時間後または 6 時間後に達成すべき項目としてケアバンドルが作られていました．

3時間以内に達成すべき項目
- 1)乳酸値を測定する
- 2)抗菌薬投与前に血液培養を採取する
- 3)広域抗菌薬を投与する
- 4)低血圧もしくは乳酸値≧4 mmol/Lに対して30 mL/kgの晶質液を投与する

6時間以内に達成すべき項目
- 5)(初期輸液蘇生に反応しない低血圧に対して)平均血圧(MAP)≧65 mmHgを維持するように昇圧薬を投与する
- 6)輸液蘇生にもかかわらず低血圧が遷延する(敗血症性ショック)もしくは治療初期の乳酸値が4 mmol/L(36 mg/dL)以上であったとき:
  - ・中心静脈圧(CVP)*を測定する
  - ・上大静脈血酸素飽和度($ScvO_2$)*を測定する
- 7)治療初期の乳酸値が上昇していた場合は乳酸値を再測定する*

*ガイドラインに示される数値目標は,CVP≧8 mmHg,$ScvO_2$≧70%,乳酸値の正常化

図 4-3　Surviving Sepsis Campaign のケアバンドル (SSCG 2012)
(Angus DC et al. Intensive Care Med. 2015; 41: 1549-60[16] より引用)

SSCG2016が改定されたのち,このケアバンドルは変更を加えられ,1時間で達成すべき項目としてシンプルに「1時間バンドル」として提唱されました[21].

1時間バンドル
- ●乳酸値を測る.もし>2 mmol/Lならフォローすべし
- ●抗菌薬投与前に血液培養を取るべし
- ●広域抗菌薬を投与すべし
- ●低血圧もしくは乳酸値>4 mmol/Lの場合には30 mL/kgの晶質液を急速ボーラス投与すべし
- ●輸液蘇生中もしくは輸液蘇生後にも低血圧が見られる場合にはMAP>65 mmHgを目標に昇圧剤を使用すべし

図 4-4　SSCG2016 の 1 時間バンドル

- ●初期蘇生の晶質液輸液,適切な昇圧剤の使用,初期蘇生に続く輸液反応性の評価による輸液負荷の継続の判断が大切.
- ●乳酸値の正常化を目指す.低灌流状態が持続している場合,ドブタミンの使用やHb<7g/dLでは輸血も考慮する.

第4章　輸液管理の実際

3) カテコラミンを使い分ける

カテコラミンの使い分け

これまで，カテコラミンについて当たり前のように話してきました．今更ですがここで一旦カテコラミンについてまとめてみたいと思います 図4-5 ．

① まずは**それぞれの受容体がHR, SV, CO, SVR, BPといった生体反応にどのような影響を及ぼすか**について整理します．
② 次にフェニレフリン，ノルアドレナリン，ドパミン，ドブタミン，エピネフリンなどの**薬剤がそれぞれどの受容体に作用するか**を整理します．
③ そうすると自ずとそれぞれの**薬剤がどのような生体反応を及ぼすか**が理解できます．

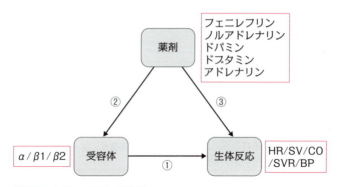

図4-5 カテコラミン概念図

① 「受容体」→「生体反応」 表4-4

カテコラミン受容体にはα受容体とβ受容体があります．それぞれの受

表4-4 受容体と生体反応の関係

	HR	SV	CO	SVR	BP
α	→	↓	↓	↑↑	↑
β1	↑	↑	↑↑	→	↑
β2	→	↑	↑	↓↓	↓

容体がHR, SV, CO, SVR, BPといった生体反応にどのような影響を及ぼすか整理します．

α受容体はα1受容体とα2受容体とありますが，**主に血管平滑筋に分布**しており，α刺激→血管収縮→SVR上昇→血圧上昇をきたします．SVRが上昇するため，心収縮力は低下します．

β受容体にはβ1，β2，β3受容体があります．**β1受容体刺激は陽性変時，変力作用があり，脈拍上昇，心収縮増強作用があります**．よってCO(SV)も上昇し血圧も上昇します．β2受容体は平滑筋に分布しており，**β2刺激により平滑筋弛緩作用があります**．β2受容体は血管だけでなく気管支にも分布していますので，血管拡張，気管支平滑筋弛緩作用があります．喘息やCOPDの際にβ刺激薬の吸入を行うのはこのβ2作用を期待したものです．β2刺激→血管拡張→SVR低下→CO(SV)上昇します．SVR低下により血圧は低下します．付け加えるとβ2刺激は膵でのインスリン分泌にも関わっています．β3受容体は脂肪組織に分布しβ3刺激により脂肪分解促進に関わっています．

表4-5 **薬剤と受容体の関係**

	α	β1	β2
	血管収縮	陽性変時・変力	血管拡張
フェニレフリン	++	−	−
ノルアドレナリン	++	+	+
ドパミン	++（高用量）	++（低～中等量）	+（低～中等量）
ドブタミン	−	++	++
アドレナリン	+++	+++	++

② 「薬剤」→「受容体」 表4-5

　　フェニレフリン，ノルアドレナリン，ドパミン，ドブタミン，エピネフリンがそれぞれどの受容体に作用するかを整理します．

● **フェニレフリン**　　純粋なα刺激作用＝pure αを有します．

● **ノルアドレナリン**　　α作用もβ作用も有していますが，**α＞β**とα

作用の方が強いのが特徴です．

●ドパミン● ドパミンは変わった薬で，低〜中等量でβ作用，10μg/kg/min 以上の高用量になるとα作用が強くなってきます．また，3μg/kg/min 以下の用量の場合を"renal dose"とよび，尿量増加をきたします（ドパミン受容体）．尿量が増加するのは確かですが，「腎保護作用はない」ことに注意してください．

●ドブタミン● 純粋なβ刺激作用＝ pure β を有します．

●アドレナリン● 強力なα，β作用を有します．

アドレナリンはエピネフリンともよばれます．アドレナリンの発見者は日本人でエピネフリンの発見者はアメリカ人．アメリカではアドレナリンとはよばず，エピネフリンとよぶそうです．

表4-6 薬剤と生体反応の関係

	HR	SV	CO	SVR	BP
フェニレフリン	→ or ↓	↓	↓	↑	↑
ノルアドレナリン	→ or ↑	→	→	↓	↑
ドパミン	↑	↑	↑	↑	↑
ドブタミン	↑	↑	↑	↓	↑ or → or ↓
アドレナリン	↑	↑	↑	↑	↑

③「薬剤」→「生体反応」 表4-6

それぞれの薬剤がどのような生体反応を及ぼすかを確認しましょう．

●フェニレフリン● pure α ですので，SVR 上昇→血圧上昇します．後負荷増大により CO (SV) は低下します．

●ノルアドレナリン● α＞β ですので，SVR 上昇→血圧上昇します．ただし，後負荷増大をきたすものの，少ないながらもβ作用があるため CO (SV) は保たれます．

●ドパミン● 低〜中等量ではβ作用＞α作用のため，HR 上昇，CO (SV) は増加し血圧も上昇します．用量が増えるほどα作用が強まります．

●ドブタミン● pure β ですので HR 上昇，CO (SV) 増加します．血

圧に関しては，CO（SV）上昇効果とSVR低下のバランスで決まります．収縮能が落ちているケースでは，CO（SV）増加効果が前面に出て血圧は上昇することがありますが，α作用がないため血管拡張によるSVR低下が前面に出て血圧は下がることもあります．

●アドレナリン●　強力なα，β作用のためHRもCO（SV）もSVRも上昇し，血圧は上がります．

　CO（SV）低下をきたすフェニレフリンはあまり使用する場面がありません．ドパミンは以前多用されていましたが，**ノルアドレナリンと比較し，死亡率も高く不整脈のリスクも高い**といわれています[22]．そのため**ショックの第一選択はノルアドレナリン**であり，ドパミンの使用は徐脈傾向で不整脈リスクの少ないケースなど限られた場合のみになりました．ドパミンを使用すると不適切に利尿がついてしまうことも管理をややこしくします．ドパミンは視床下部‐下垂体系を介して内分泌の応答に影響を及ぼす作用や，免疫抑制作用があるのではないかともいわれているそうです[23]．集中治療の場面でドパミンを使用することはほぼなくなりましたが，心不全で徐脈傾向で心収縮も落ちており体液バランスをコントロールしたい（腎保護作用はありませんが利尿作用があります）などの限られた場面で使用することはあります．

　ノルアドレナリンなどα作用がメインなものを血管収縮薬（vasopressor）とよぶのに対し，**ドブタミンなどβ作用＝陽性変力作用をもつものを強心薬（inotropic agents）**とよび，血管を締める薬と心臓を叩く薬を意識的によび分けるようにしています．ドブタミンはβ2作用すなわち血管拡張作用により常に血圧を上昇させるとは限らず，時に血圧低下もきたすことから，「昇圧薬」とよぶには抵抗があります．ドブタミンはあくまで陽性変時，変力作用を期待し使用します．心原性ショックでは収縮力増強に加えSVR低下による後負荷低下によりCO（SV）の増加が見込めます．

　アドレナリンは強力なα，β作用を有し，ショックのノルアドレナリンに次ぐ第2選択薬として使用されます．催不整脈作用，乳酸値上昇，血糖

上昇，低カリウム血症などをきたすため少々使いにくさはあります．敗血症性ショックで用いることもありますが，血圧がどうしても維持できない場合の対外循環一歩手前の最終兵器といったイメージです．心臓外科手術では人工心肺離脱時に用いられることがあります．

最後にα，β受容体と別経路の薬を紹介します．

ミルリノン

β1受容体は刺激されるとATPをcAMPに変換させます．細胞内のcAMPが上昇するとカルシウム濃度上昇が起こり強心作用を呈します．ミルリノンはcAMPの分解酵素である**ホスホジエステラーゼⅢを阻害することで細胞内cAMPを上昇させ強心作用をあらわします**．ミルリノンはホスホジエステラーゼ阻害薬（PDE阻害薬）とよばれ，pureなβ刺激薬であるドブタミンと同様に強心薬（inotropic agents）ですが作用機序が異なります．ドブタミンと比較し**末梢血管拡張作用が強く血圧が下がりやすい**ことが特徴です．特に**肺血管の拡張作用が強く，肺高血圧患者に好んで使用されます**．ドブタミンより頻脈になりにくく（頻脈にならないわけではありません），心筋酸素需要を高めにくいといわれています．**効果発現に時間がかかり**（そのため添付文書ではローディングすることも提案されています），**効果が切れるのにも時間がかかる**ため，じっくりと効果を判定しなければなりません．効果が足りないと思い，ドブタミンの調整のようにサクサクと流量をあげていくと，気づいた時には頻脈，低血圧に陥ってしまったなどと痛い目にあう可能性があります．また，**腎機能低下時には用量を減らす必要がある**ことにも注意しなければなりません．ミルリノンがドブタミンよりも予後をよくするといったエビデンスはありません．肺高血圧の患者やドブタミンの反応がいま一つの場合に少量ずつゆっくりと開始することで血行動態が安定することはしばしば経験します．

バゾプレシン

バゾプレシンは抗利尿ホルモン（ADH）で，血管のV1受容体と腎臓のV2受容体に作用します．腎臓の集合管にあるV2受容体は水再吸収を行

うトルバプタン（サムスカ®）の作用部位として有名ですね．中枢性尿崩症の治療としても用いられることがあります．バゾプレシンはV1受容体に作用すると，言葉通りvaso（血管）をpressし，**血管収縮作用**があります．フェニレフリンに似ていますが，バゾプレシンはカテコラミン受容体を介しません．

　血管収縮薬はSVRを上げて血圧を上げるのですが，「緩んだ血管を適度な状態になるよう締める」というイメージをもつことが大切です．このように血管麻痺の状態を適度な状態に戻す目的で使用する血管収縮薬は，unstressed volumeをstressed volumeに移行させ前負荷を増やしてくれるためか，後負荷増大によるCO（SV）低下をきたしにくく，むしろCO（SV）は上昇するケースをしばしば経験します．一方で，CO（SV）が低い状態で血管収縮薬で無理矢理に血管を締め上げて血圧を上げると様々な問題を引き起こします．低心機能の場合はCO（SV）低下から低心拍出量症候群（LOS）をきたす可能性がありますし，血管内容量が少ない場合などに高用量のバゾプレシンを用いると，心，指先，腸管の虚血のリスクが高く，注意しなければなりません．SSCG2016では敗血症性ショックをはじめとしたSVRの著明に低下した病態で，MAP維持のためにノルアドレナリンに併用することが勧められています[24,25]．敗血症では0.03U/min以下の投与量が推奨されています．

投与ルートのお話し

　こんな基本的なことをと思われるかもしれませんが，念のため．**カテコラミンを投与する際には原則CVCから投与すべき**という考え方が一般的だと思います．特にノルアドレナリンなどの血管収縮薬が末梢から漏れてしまった場合の循環への影響や周辺組織の障害を考慮すると，できればCVCからカテコラミンを投与すべきだと思います．施設によっては血管収縮薬でないドブタミンや少量のドパミンなら末梢からでもOKとしている施設もあるかもしれません．しかし，CVC挿入までの間に血管収縮薬を開始したい場合や医療介入をあまり望まずCVC挿入を拒否される終末期の患者さんの場合など，末梢から血管収縮薬を投与することもないわけではありません．また，短い時間なら末梢からの投与で粘っても

いいかもしれません[26]．血管収縮薬の投与はCVCでなく末梢ラインからでもいいかどうかは議論が続いているようです[27,28]．現時点では，確実に投与するならCVCが必要だという認識でよいと思います．

また，カテコラミンを流すときはカテコラミン専用のルートを作りますが，そのルートの長さやカテコラミンルートのメイン輸液の流量に注意し流量調整する必要があります．カテコラミンルートのメイン輸液はシリンジポンプで定常流量で流す必要があります．蘇生の初めの流量調整を頻回に行う時期にはメインの流量を上げておくと調整がうまくいきます．

また，それぞれのカテコラミンの組成は施設ごとに決まっていると思います．もし，施設で個人個人がバラバラの組成で希釈しているなら希釈メニューを施設で統一した方がミスが起こりにくいと思います．カテコラミンの流量はγ（μg/kg/min）で表現する習慣をつけるとよいでしょう．慣れないうちは組成の一覧をタブレットやメモにまとめて持ち歩いたり，電子カルテ上にメニューを作成したりするといいかもしれません．

COLUMN

ショックの分類

こちらも基本中の基本ですが，念のためショックの分類を復習します．

表4-7 ショックの分類

	LVEDP	CO	SVR
循環血液量減少性ショック	↓	↓	↑
血液分布異常性ショック	↓	↑	↓
心原性ショック	↑	↓	↑
閉塞性ショック	↑ or →	↓	↑

① 循環血液量減少性ショック

脱水，出血など循環血液量の減少が原因のものです．出血なら出血源コントロールが必要です．輸液もしくは出血なら輸血が必要です．

② 血液分布異常性ショック

敗血症，アナフィラキシー，神経原性ショック，副腎不全などが該当します．SVR低下により初期には心拍出量はむしろ増えています．通常血圧低下時にはSVRを上昇させ，重要臓器の血流を保とうとしますが，血液分布異常性ショックでは灌流圧低下により脳，心，腎などの重要臓器には血液が流れずに末梢の皮膚などに流れ，血液の分布の異常を起こします．末梢は暖かいためwarm shockとよばれます．原疾患治療と輸液＋血管収縮薬（vasopressor）を行います．血液分布異常性ショックも進行するとcapillary leakによる循環血液量減少からwarm shock → cold shockへと移行していきます．

③ 心原性ショック

AMIや心筋炎など心不全によるCO低下によるショックです．血行再建などの原因治療に加え，灌流圧維持のための輸液＋ノルアドレナリン投与を行います．強心薬の使用も考慮します．循環が維持できなければIABPやVA-ECMO（PCPS）などの体外循環によるサポートも考慮します．

④ 閉塞性ショック

肺塞栓，緊張性気胸，心タンポナーデなどです．閉塞性ショックでは閉塞の解除が重要です．肺塞栓では右心不全を呈する可能性があります．

ショックの鑑別は前章で述べたようにベッドサイドエコーで迅速に行うことができます．気をつけるべき点としては，**ショックの原因は必ずしも4つのうちの1つとは限らず，いくつかが混在することが多い**ということです．

COLUMN

敗血症性心筋症にご用心[29-32]

　敗血症性心筋症（septic cardiomyopathy）という概念は、敗血症性ショック時に起こる可逆的な心機能低下として、1984 年に Parker らによって報告されました[33]。敗血症性心筋症の原因は、冠血流低下と心筋酸素需要増大による相対的虚血とは異なり、TNF-α や IL-1β などの種々のサイトカインや NO、ミトコンドリアの機能異常などが原因で起こると考えられています。ストレスによって起こるたこつぼ型心筋症とも区別されます。敗血症性心筋症は以下の 3 つの特徴があるといわれています。

① 左室の拡張
② EF（ejection fraction）の低下
③ 7-10 日で回復する

　左室コンプライアンスが増大し拡がりやすくなり、左室は拡大するため、左室拡張末期圧（LVEDP）は上昇しないことが多いといわれています。敗血症性心筋症では ARDS などが原因で肺血管抵抗（PVR）の上昇から右心不全を呈することもあり、それも LVEDP が上昇しない一因といわれています。

　EF は SV ÷ 左室拡張末期容積（LVEDV）で表されます。分母である LVEDV が増えると EF は低下します。よって左室容積が拡大する敗血症性心筋症では、SV が低下しなくても EF は低下します。このように EF は前負荷の影響を受けます。それだけでなく、EF は後負荷の影響も受けます。敗血症では SVR 低下をきたすため EF は上昇して見えます。よって、敗血症の初期には SVR 低下と血管内脱水により EF は高く見えますが、輸液負荷を行い血管収縮薬を使用していくにつれ LVEDV 増加と SVR 上昇により、EF は低下していくことが想像できます。**敗血症性心筋症には明確な定義はなく、このように心機能を EF で評価することには限界があるのも事実**です。

　報告によって様々ですが、敗血症性心筋症は敗血症性ショック患者の最初の 6 時間以内に 2 〜 3 割、12 時間以内に 4 〜 5 割みられ、3 日以内に発症するといわれており、敗血症性ショック患者全体の 6 割程度に合併する頻度

の高い病態です．敗血症性心筋症を合併すると予後が悪くなるという報告もありますが，そうでないというものもあります（総説によっても記載がまちまちです）．むしろ，hyperkinetic＝高心拍出状態が，悪い予後と関連があるようです．7-10日程度で回復するのも特徴です．

　敗血症性心筋症の治療として特異的なものはありません．適切な前負荷を保つよう輸液し過剰輸液を避ける．灌流圧を維持できないようならノルアドレナリンを用いることは変わりません．心収縮力の低下している敗血症性心筋症にドブタミンなどの強心薬（inotropic agents）を使うべきかどうかということに関しては議論があります．そもそも重症患者にドブタミンなどの強心薬を用いて必要以上に高いCO，酸素供給量を目指すこと＝supranormalな血行動態を目指すことは死亡率を減らさないといわれています[34]．敗血症での強心薬の使用は末梢循環を改善しないという研究[35]や死亡率を高めるといった研究[36]すら見受けられます．敗血症性心筋症があれば必ずドブタミンを使うというわけではなく，あくまで適切な輸液やノルアドレナリンによる灌流圧の維持を目指した後もなお酸素需給バランスの障害があり，心収縮を上げCOを上げたいときに用いる「必要悪」とドブタミンを認識しておくのが妥当なのかなと思っています．

　敗血症性心筋症についてはわかっていないことが多いですが，敗血症性ショックの管理中に心機能が変化しうるということを念頭におき，毎日エコーでの心機能評価をしたいと思います．

　また，敗血症性心筋症ではβ受容体のdown-regulationが起こっており，これには臓器保護的な作用があるのではないかともいわれています．それならいっそβ遮断薬を使用したらどうだろうという話も出てきます[37-39]．えっ，ショックなのにβ遮断薬？　と思われるかもしれませんが，2013年にJAMA誌に頻脈のある敗血症性ショックの患者にエスモロール（短時間作用型のβ1選択性の高いβ遮断薬）を持続静注するというopen labelのRCTが発表されています[40]．プライマリアウトカムは心拍数のコントロールですが，セカンダリアウトカムである28日死亡は49.4% vs 80.5%とエスモロール群で有意に低く，エスモロール群ではSVも増加し，ノルアドレナリンの

使用量も減らせたという結果でした．コントロール群の異常な死亡率の高さが気になるところではありますが，心拍数を減少させることで心筋酸素需要を減らし，拡張能の改善，冠血流の増加や，左室充満時間の延長による SV の増加が得られ，カテコラミンが凝固や免疫，高血糖や高乳酸血症など代謝などに及ぼす影響を軽減したためではないかと考えられました．敗血症性ショックに対する β 遮断薬投与のシステマティックレビュー[41]でも β 遮断薬の効果は期待できますが，大規模な RCT はなく，まだまだわからないことが多いのが現状で，敗血症性ショックに β 遮断薬を使用することが一般的であるとはまだいえない状態です．敗血症性心筋症に β 遮断薬は使っていいのか？ 左室の hyperkinetic な状態の患者に β 遮断薬は効くのではないか？ など，どういった患者に適応があり，どういった患者に使用しない方がいいのかなど今後さらに研究が進められることを期待します．

- ショックの第一選択はノルアドレナリン
- カテコラミンは血管収縮薬（vasopressor）と強心薬（inotropic agents）とを分けて考え，使い分ける．

4) 敗血症のステロイド

CIRCI ってなんだ？

　副腎不全には，副腎の障害で起こる「原発性」，下垂体での ACTH 分泌異常で起こる「二次性」，長期間のステロイド患者などで視床下部レベルの抑制によって起こる「三次性」の副腎不全があります．二次性，三次性はまとめて「続発性」とよばれたりもします．

　敗血症や ARDS，心肺停止，外傷，熱傷，大手術後などの重症疾患では，①視床下部-下垂体-副腎系（HPA axis）の活性化，②コルチゾール結合蛋白の減少により活性を有する遊離コルチゾールの増加，③コルチゾールの代謝の抑制が起こるなどの理由で，**平常時と比較し血中のコルチゾール値は高まります．**ストレスホルモンとよばれる所以です．

　このようにストレス下ではコルチゾールの血中濃度が高まるのが普通なのですが，重症病態では時に**副腎でのコルチゾール合成の障害，視床下部/下垂体での CRH/ACTH 合成障害，組織での受容体のダウンレギュレーション**などが起こることがあります．そうするとコルチゾールの血中濃度上昇が不十分であったり，副腎の機能不全が起こったりします．2008 年の米国集中治療学会（SCCM）の会議で，重症病態でみられる副腎不全を「critical illness-related corticosteroid insufficiency（CIRCI）」という名前でよぶように定めガイドラインが作られました．かつて「相対的」副腎不全とか「機能的」副腎不全とよばれていたものです．このガイドラインはヨーロッパ集中治療学会（ESICM）も加わり，2017 年に改定されました[42-44]．

　症状はわかりにくいことが多く，**SVR の低下，輸液に反応しない低血圧，カテコラミンの反応性低下が CIRCI を疑うきっかけになります．**そのほかにも，意識障害，発熱，嘔気嘔吐，低血糖，低ナトリウム血症，高カリウム血症，好酸球上昇（通常重症病態では抑制されている）などの症状がみられることもありますがいずれもショック時など重症病態でよく見られる非特異的な症状です．では，どういう患者にステロイド投与を検討すべきなのでしょうか．

敗血症性ショックでステロイドに期待すること

　CIRCI の診断はどのようにするのでしょうか？　CIRCI は ACTH 負荷試験やランダムコルチゾール値（スポットで採血して得られたコルチゾール値）をもとに診断されてきました．

　Annane さんは CIRCI 関連の話には必ず出てくるステロイドの大家ですが，彼らが 2002 年に発表した，French trial とよばれている有名な RCT があります．250μg の ACTH 負荷試験で試験前後のΔコルチゾール＜9μg/dL を CIRCI と診断しました．輸液や昇圧剤の反応の乏しい敗血症性ショック患者のうち，CIRCI と診断された人にステロイドを投与することで有意にショックからの離脱を早め，死亡率を改善することを示しました[45]．

　ACTH 負荷試験以外にも血液検査で測定したランダムコルチゾール値を診断に用いる場合もあります．ランダムコルチゾール値については，＜15μg/dL を CIRCI，15 〜 34μg/dL をグレーゾーン，34 ＞μg/dL を CIRCI なしと判断し，ACTH 負荷試験を勧めているものもあります[46]．天下の NEJM のレビューであり筆者も昔これを採用していましたが，根拠が症例報告レベルであり信頼性に乏しいといわれているようです．

　ACTH 負荷試験前後のΔコルチゾール＜9μg/dL もしくはランダムコルチゾール＜10μg/dL を CIRCI とした場合，CIRCI が悪い予後と関連するといった前向きの研究がいくつかあります[47]．これらを踏まえ，2008 年の SSCG では，**ACTH 負荷試験前後のΔコルチゾール＜9μg/dL もしくはランダムコルチゾール＜10μg/dL** を CIRCI の診断として勧められました．250μg ACTH 負荷試験とランダムコルチゾール値のどちらが CIRCI の診断に有用かについては専門家の間で現在も意見が分かれているようです[43]．

　さて，2008 年に CORTICUS study というランドマークスタディが NEJM より発表されました[48]．この研究グループには Annane さんもいます．輸液，昇圧剤への反応の乏しい敗血症性ショック患者を対象としており，ハイドロコルチゾン投与とプラセボ投与で死亡率に差はなく，さらに 250μg ACTH 負荷試験の反応があろうとなかろうと死亡率に差はな

いという結果でした．ただし，ステロイド投与群ではショックからの離脱が有意に早いことはこの研究も同様でした．これを踏まえ，**2012年のSSCGではステロイド投与の推奨レベルが下がり，CIRCI診断のためのACTH負荷試験を行う必要はない**とされました．

　CORTICUS studyで死亡率に差が出なかったのは，重症度が低いことや研究への組み入れまでの時間が72時間と長かったことが原因じゃないかというツッコミがステロイドファンの中で飛び交っていました．そこで2018年にオーストラリアのANZICSグループ（オーストラリア，ニュージーランドの集中治療学会の研究グループ）とこれまたやはりAnnaneさんから2つのRCT（それぞれADRENAL trial[49]，APROCCHSS trial[50]）がNEJMより発表されました．ANZICSのグループはステロイド投与で死亡率に差は出ないけれど昇圧剤の離脱は早くなるといったCORTICUSとほぼ同様の結果でした．一方，Annaneさんの研究ではついに，ステロイドが90日死亡率を改善させるということを示したのでした．Annaneさんの研究は他の研究とどこが違ったのでしょうか？Annaneさんたちの対象患者はCORICUSやADRENAL trialと比較し死亡率が高く，より重症な患者群であったといえそうです．また最初にステロイドの有効性を示したFrench trial同様，ハイドロコルチゾンだけでなく鉱質コルチコイドであるフルドロコルチゾンの内服も追加したことがCORICUSやADRENAL trialとの相違点です．

　重症敗血症の敗血症性ショックへの進展を抑えられるかどうかを見たHYPRESS trialでは**ステロイドに血行動態悪化の予防効果がない**ことが示されています[51]．以上より，**ステロイドは血行動態が不安定な重症例に限って使用すべき**といえます．

　ステロイドの投与法として，ボーラス繰り返し投与か持続投与か，また，どれくらいの期間投与するのか，やめる時はテーパリング（漸減）するのか一気にやめるのかなど，様々な疑問が出てきます．これまでのステロイド投与の有効性を見た研究のプロトコールを眺めて見てもその投与法は様々です．**ボーラス繰り返し投与は高血糖の頻度が増える**と小規模な前向

き研究で示されており[52]，SSCG2012では持続投与が勧められていました（SSCG2016ではその推奨は消えました）．血糖コントロールが難渋する例では持続投与を行うことを検討してもいいと思います．持続投与をする場合はこれまでの研究のプロトコールに習い，最初に50mgもしくは100mgを静注したのちに200mg/日のペースで持続静注するといいでしょう．ステロイドをやめるタイミングとテーパリングするかどうかについても特に決まった方法はありません．1つのクロスオーバー試験で**ステロイドを一気にやめるとその後に血行動態悪化のリバウンドが起きやすい**というデータもあります[53]．筆者は昇圧剤を必要としなくなった時点で一気にやめることが多いですが，SSCG2016では昇圧剤を必要としなくなった時点でテーパーリングすることを提案しています．

　SSCG 2016では，「十分な輸液投与と血管作動薬により循環動態の改善が得られた敗血症性ショック患者への治療には，ハイドロコルチゾンの静脈投与は提案されない．しかし，循環動態の改善が得られない場合は，200mg/日のハイドロコルチゾンの静脈内投与を提案する（弱い推奨，低いエビデンスレベル）」とされています．輸液や昇圧剤への反応の悪い敗血症性ショック患者において，あくまで**昇圧剤からの離脱を早める目的で**ハイドロコルチゾンを使用します．もしかしたら重症な敗血症性ショック患者では死亡率改善を期待できるかもしれません．ステロイドの害（高血糖や免疫抑制，精神症状，創傷治癒遅延，筋力低下など）と得られるメリット（昇圧剤からの早期離脱）を天秤にかけ，ステロイド投与の是非を判断するようにしています．

● 輸液や昇圧剤への反応の悪い敗血症性ショック患者において，昇圧剤からの離脱を早める目的でハイドロコルチゾン200mg/日を使用する．

5）AKI の輸液戦略

AKI と septic AKI

急性腎障害（AKI: acute kidney injury）は重症患者によくみられる病態で，死亡率の増加と関連しています．AKI の定義は，RIFLE（2004 年），AKIN（2007 年）を経て現在では **KDIGO 分類**（2012 年）が広く用いられています[54]（表4-8）．

重症患者にみられる腎機能障害を以前は急性腎不全（ARF: acute renal failure）とよび，可逆性の病態であり予後が悪いという認識がありませんでした．しかし，ICU における腎障害の研究が進むにつれ予後不良であることが明らかとなり，早期診断，早期介入による予後改善を目指し AKI という疾患概念が提唱された経緯があります．敗血症に関連した AKI は septic AKI とよばれ，特に死亡率が高いことが示されています[55]．

尿が出ないから利尿剤？ 輸液？ それってホント？[55, 56]

AKI の原因を考える際には，**①腎前性**，**②腎性**，**③腎後性**に分けて考えます．まずはエコーで水腎を確認し腎後性を除外します．膀胱留置カテーテルを挿入しているからといって安心してはいけません．上部尿路の狭窄はありえますし，膀胱留置カテーテルがキンクし閉塞している可能性

表4-8　AKI の診断基準（KDIGO 分類）

定義	1. ⊿sCr ≥ 0.3mg/dL（48 時間以内） 2. sCr の基礎値から 1.5 倍上昇（7 日以内） 3. 尿量 0.5mL/kg/ 時以下が 6 時間以上持続	
	SCr 基準	尿量基準
ステージ 1	⊿sCr ≥ 0.3mg/dL or SCr 1.5 〜 1.9 倍上昇	0.5mL/kg/ 時未満 6 時間以上
ステージ 2	sCr 2.0 〜 2.9 倍上昇	0.5mL/kg/ 時未満 12 時間以上
ステージ 3	sCr 3.0 倍上昇 or sCr ≥ 4.0mg/dL までの上昇 or 腎代替療法開始	0.3mL/kg/ 時未満 24 時間以上 or 12 時間以上の無尿

sCr：血清クレアチニン
注）定義 1 〜 3 の一つを満たせば AKI と診断する．sCr と尿量による重症度分類では重症度の高いほうを採用する．

もあります．また，エコーを見る際に腎の萎縮や皮質の輝度の上昇を認めれば慢性腎臓病（CKD）があることを疑うきっかけにもなります．それから，病歴（脱水や血圧低下のエピソード，腎毒性薬剤の使用，造影剤の使用，血管内治療……などなど）や身体所見，血行動態モニター，尿検査（FENa/FEUN），尿沈渣などを**総合的に評価**し，腎前性，腎性の可能性を検討します．ただし，**腎前性と腎性を明確に区別することは困難**な場合もあります．**腎前性 AKI による虚血で尿細管が障害されると acute tubular injury となり腎前性から腎性 AKI へと連続的に移行することがあります**．以前は急性尿細管壊死（ATN：acute tubular necrosis）とよばれていましたが，実際は壊死にまで陥っていることは少ないようで，acute tubular injury とよばれることが多くなりました．

　ショックで救急外来や病棟から ICU に新規入室になった患者さんの多くは AKI をきたしており，最初は腎前性の要素が多く，輸液蘇生を行うことによって腎機能は回復することが多いです．しかし，一方で**蘇生後循環が安定した後も腎機能障害が進行し，尿量が低下したり，Cr 値が上昇を続けたりするということもしばしば経験します．**

　「尿量が低下しているから利尿剤」というプラクティスがとられているのをしばしば見かけることがあります．ときにこのプラクティスは危険を孕むため注意が必要です．「尿量が増える＝腎機能が改善する」ではありません．血管内容量減少で尿量が低下している場合は利尿剤の使用は腎機能の悪化，循環の悪化をきたすため使用してはなりません．利尿剤は血管内容量が多い時うっ血を改善するため，LVEDP 上昇に伴う肺水腫を改善するために用います．血管内容量が多いという確信がもてなくても，そろそろ refill がくるだろうから試しにうってみるとか，心不全，腎不全があり refill がきても尿量が十分に出ない可能性もあるから試しにうってみる，といった感じで反応を見てみることもあります．利尿剤はあくまで体液量調整のためのものです．「尿量が低下しているから利尿剤」ではなく，「尿量が低下していて，○○だから利尿剤」という風に理由を考え血管内容量が少ないのに利尿剤を使用することのないように気をつけます．くれぐれも尿量低下＝利尿剤投与と短絡的に考えないようにしてください．

血圧低下と乳酸値上昇と並び，尿量減少がICUにおいて輸液負荷を行うきっかけとして多いといわれています．しかし敗血症性ショック患者において，血圧安定後，**尿量減少に対して輸液負荷を行っても効果はないことが多い**といわれています．敗血症でSVRが低下しhyperdynamicな血行動態となっている時には，**腎血流量（RBF）はむしろ増加**していることがあります．しかし，**RBFは増加しているけれども糸球体濾過量（GFR）は低下**します．腎の細動脈は拡張しますが，輸入細動脈に比し輸出細動脈の拡張が強く糸球体濾過圧が上がるため，GFRが低下するのです．Septic AKIではこれ以外にもサイトカインによる炎症，微小血管のシャントや尿細管細胞へのストレスなども腎機能悪化に影響しているといわれており，輸液によりCOを増やしRBFを増やしても意味がないことがあるのです．だからといって「尿量減少があっても輸液をしてはいけない」といっているわけでなく，鉄則に従い輸液反応性の動的指標などこれまで述べてきたいくつかの輸液指標を検討した上で輸液をすべきかどうかを総合的に判断するべきなのです．尿量低下＝輸液負荷と短絡的に考えないことが大切です．初期蘇生後の不適切な輸液負荷は尿量を増やさないばかりか，腎うっ血によりAKIを進展させ，肺水腫など大量輸液の害を及ぼす可能性があります．蘇生後に尿量低下，Cr上昇をきたしても，前負荷が適切であるならば輸液負荷をせずにじっと辛抱強く待つことも時に必要となります．

目標血圧はいくつ？

AKIの治療について考えてみます．第一に原疾患の治療が大事なのはいうまでもありません．ショックなら蘇生，敗血症なら抗菌薬の投与と感染巣コントロール，血管炎などが原因の場合はステロイドが必要になるかもしれません．抗菌薬などの薬剤性の間質性腎炎を疑う際には原因薬剤の変更，終了が必要かもしれません．原疾患の治療以外にできることは，**適切な循環の維持と腎毒性物質を避ける**ことです．

循環の維持は，多すぎず少なすぎずの適切な前負荷の維持と灌流圧の維持につきます．適切な前負荷＝euvolemiaの維持は実際には，言うは易し行うは難しです．いくつかの輸液指標を組み合わせ総合的に評価します．

灌流圧をどれくらいの値に維持するのかに関しては後述します．乏尿，無尿となり体液コントロールが困難となれば利尿剤を使用しますが，反応が乏しければ透析を考慮しなければならないケースもあります．血行動態が不安定であれば間欠透析（IHD）でなく，持続腎代替療法（CRRT）を選択します．透析の開始基準については多くの研究がありますが，統一した見解が得られていません．例えば敗血症性ショックに対するサイトカイン除去目的の nonrenal indication による CRRT は勧められてはいません．少なくとも緊急透析の適応としては，「あいうえお」という語呂で研修医の先生には教えています．

あ：acidosis；代謝性アシドーシス
い：intoxication；リチウム中毒など透析で除去可能な薬剤による急性薬物中毒
う：uremia；尿毒症による意識障害
え：electrolyte；主に高カリウム血症
お：overvolume；溢水による呼吸不全，体液バランスの調整

CRRT の処方量としては 20-25mL/kg/hr を目安に適宜除去したいスピードに応じて調整します[55]が，CRRT についての詳細は他書に譲ります．

腎毒性物質を避けることも大切です．例えば抗菌薬の投与量の腎機能調整や NSAIDs などの腎毒性物質の使用を避ける，造影剤の使用を避けられるならば避け，使用する場合は造影剤腎症の予防を行うなどです．第 1 章でも触れましたが HES などの人工膠質液は AKI を増やすだけでなく死亡率も上昇させることが示されているため敗血症患者では使用すべきではありません．高 Cl 血症をきたす生理食塩液はリンゲル液と比較し，major adverse kidney event（MAKE；死亡＋RRT＋腎機能障害）を増やすことも示されています[57,58]．また，腎毒性と直接関わりがなくても腎機能障害により腎代謝薬物の血中濃度が上昇しすぎる恐れがあるため使用している薬剤の減量，中止，変更がないかを確認します．栄養に関していうと，通常 CKD の際は蛋白制限を行いますが，AKI の際には他の ICU 患者と同様な栄養管理を行います．例えば米国静脈経腸栄養学会（ASPEN）では 1.2-2.0g/kg の蛋白投与，さらに CRRT の際は max 2.5g/kg まで

増量を勧めています[59].

　さて，先ほど適切な灌流圧の維持が大切だというお話をしましたが，AKI の患者にどれくらいの血圧を目標にしたらいいのでしょうか？　重要臓器にはある程度の灌流圧の変化があっても血流を一定に保つ自己調整能（autoregulation）があることは第 2 章で触れました．通常，MAP 65mmHg 程度までは autoregulation により GFR は一定に保たれていますので，ショックの管理としてもガイドラインでは MAP>65mmHg を目標としているものが多いです[18,60]．しかし，もともと高血圧の既往のある高度動脈硬化患者において，autoregulation の破綻から 図4-6 に示すように曲線が右にシフトし，正常血圧でも GFR 低下をきたすことがあります[61]．正常血圧ないしは軽度の血圧低下で AKI を認めることがあり，これを正常血圧性虚血性急性腎障害（NT-AKI; normotensive ischemic AKI）とよびます．2 型糖尿病でも autoregulation の破綻をきたすといわれています[62]．もともと高血圧のある患者で夜間鎮静薬を使用し血圧が下がり MAP 65mmHg 前後を推移していたら，途端に尿量が低下し翌朝の採血で Cr が上昇していたなんていうこともしばしば経験します．
　だとしたら，慢性高血圧患者のショックの治療時の目標 MAP は

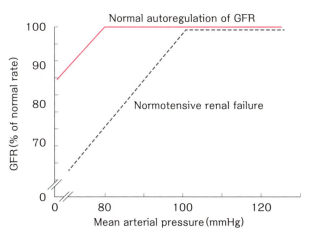

図4-6　**autoregulation** (Abuelo JG et al. N Engl J Med. 2007; 357: 797-805[61] より)

65mmHgより高く設定した方がよいのではないかという考えが当然浮かんできます．

ハイリスクの外科手術時の血圧目標をSBP ≧ 80mmHg（もしくは術前SBPの60%以上）とした群と術前SBP ± 10mmHgとした群を比較したRCT（INPRESS study）があります[63]．プライマリアウトカムは術後7日目のSIRS＋少なくとも1臓器の臓器障害の複合アウトカムとしたところ，普段の血圧を参考に目標血圧を設定した群の方が有意に臓器障害のリスクが少ない結果となりました．この研究ではMAPでなくSBPを用いている点に疑問はありますが，慢性高血圧患者では高めの血圧を意識してもいいかもしれません．

慢性高血圧患者ではありませんが，敗血症患者の目標血圧をどうするかということも議論が続いています．敗血症性ショック患者のMAPは低い方が死亡率が高くなるという観察研究があります[64]．2014年にNEJM誌に掲載されたSEPSISPAM trialでは，敗血症性ショックの患者776名を対象とし，目標MAPを80-85mmHgとした群と70-75mmHgとした群を比較しました．プライマリアウトカムである死亡率に差はありませんでしたが，MAPを高めに管理をした群で有意にCrの上昇が少なく，RRTの施行が減少することが示されました．しかし逆にOVATION trialという研究では，介入が遅いと灌流圧維持のメリットより昇圧剤使用のデメリットが勝り，かえって予後が悪くなるのではないかという指摘もあります[65,66]．敗血症性ショックの指摘MAPはわからないのが現状です．

以上まとめると，慢性高血圧患者の敗血症性ショックにおいて，昇圧剤を使用することの害がそれほど高くないと見積もることができる場合にはMAPを高めに管理をすることも考慮してもよいと考えています．

● 尿量低下＝利尿剤，尿量低下＝輸液ではない．適切な前負荷と灌流圧の維持が大切．

2. 急性心不全

そろそろ心臓血管外科術後の患者さんが帰ってくるね．

重度 MR で僧帽弁形成術（MVP）を行った患者さんですね．EF 50％台でやや心機能が落ちてるんですかね？

MR では左室収縮時に左房にも血液が逃げるため過収縮となるから，見た目の EF は高く見えることに注意が必要だよ．だから実際にはもっと心機能が落ちていると思っておいたほうがいい．罹患も長く，左房，左室も拡大しているし，発作性心房細動もあるみたい．

そうなんすね．そういえば，MAZE 手術と左心耳閉鎖術も行っていますね．あっ，帰ってきた．

HR 65bpm で sinus rhythm ね．BP 110/59mmHg で呼吸数は人工呼吸の強制換気にのせて 16 回/分，FiO_2 30％で SpO_2 98％ね．カテコラミンはドブタミンが 3γ，ノルアドレナリンが 0.05γ ね．PAC のパラメーターを見てみよう．

PAC についてはバッチリ勉強しました！　えーっと，PAP 42/24（30）mmHg，CVP 12mmHg ですね．たしか肺動脈拡張期圧（PADP）は PAWP に近似できるんでしたね．PADP 24mmHg ってことは左心不全か volume overload があるってことすかね．CI 2.1L/min/m^2（CO 3.2L/min），SvO_2 58 ですか，微妙ですね．四肢末梢もキンキンに締まってます．左心不全ってことすかね？　ドブタミン増やしたらいいんじゃないっすかね？

そうね……．

 うぃーっす．

 今日は早いですね．

 いつもだよ．まず PAP を読む前に気をつけることは？

 ゼロ点があっているかきちんと見ることっすか？

 いいね！ それ，めちゃくちゃ大事．他には？

 ……．

 PEEP がどれくらいかかっているかに注意します．

 そうだね，特に 10cmH$_2$O 以上の高い PEEP がかかっていると値に影響を及ぼすことがあるね．測定タイミングは？

 呼気終末です．

 そう！ 今は完全陽圧換気だから呼気終末は一番基線が下に振れている時点だね．まあ，それはおいといて，さっきの PAC の解釈だけど，本当にそれでいい？

 えっ．いいかと……．

 この人は長期に MR を罹患していた方だね．長期間高い左房圧，肺動脈圧に晒されていたと思われるから，肺動脈に変性が起こって，術後も肺高血圧が遷延している可能性があると思うけどな．

なるほど！ PAWPを測って見たらいいんですね．
PAWPは16mmHgでした．PADPと8差がありますね．やっぱり肺高血圧があるってこと？

PVRを計算しても350 dyne・sec・cm^{-5} と高いね．PAWPは拡張能によって値が変わってくるから絶対値でものはいえないね．左心不全もあるかもだけど，右心不全もあるんじゃない？ まず肺高血圧についてはどうする？

ミルリノン？

それも一つの手だね．他にもPEEPを高くしすぎないことであったり，PaO_2 や $PaCO_2$ を適正に保つことを考えてもいいと思うな．低い PaO_2 や高い $PaCO_2$ は肺血管を締めるからね．あと，疼痛管理とか．左心不全に対しては？

ドブタミン．あっ，肺高血圧もあるからこれもミルリノンでいいんじゃないっすか？

うむ．そうだけど，他にもやれることがあるね．人工心肺を使う心臓血管外科術後患者では多くの場合，心外膜ペーシングをつけて帰ってくるので，心房ペーシングしちゃってHRを上げるっていうのも有効だよ．HR 80～90bpmに上げちゃおう．鎮静も心抑制になるから不要な分は下げていくといいかもね．

ペーシングって発想はなかったな．

あとこれは一般的な話だけど，**CI 低い＝ドブタミンではないね**．前負荷の評価はきちんとしなきゃいけない．術後は出血もあるからドレーン排液量と性状はチェックしよう．術中の人工心肺の希釈やマンニトールの使用などで術後2-4時間は多尿になることも多いからhypovolemiaになりや

すいんだよ．術後患者は Rescue フェーズじゃなく Optimization, Stabilization のフェーズぐらいで帰ってくる．維持で少量の輸液を流しながら適宜足していく感じかなぁ．あ，あと心臓血管外科術後の心タンポナーデは落とし穴だから常に注意してね．

人工心肺の影響で術直後は拡張障害や収縮力低下が起きるんだよ．だいたい 4-6 時間くらいかな．人工心肺時間が長い，術前の EF が低い，周術期の心筋虚血などがあれば，さらに術後の心機能低下の時間は長くなるよ．炎症による SVR 低下も術後 6-8 時間くらいは起こることがあるね．この人は術前心機能の低下した MR で，術後心機能が立ち上がるまでは inotropic support が必要になることは予想できるね．とはいっても心臓血管術後の心機能低下は一時的なものだからそれを乗り切ればいいことが多いよ．

なるほど．

この症例はおいといて，一般的に心収縮能が悪い時は他にどんなことに気をつける？

うーん，なんだろう？

後負荷を下げる．心収縮能の低下した状態では後負荷を下げることも心収縮力を高めることには有効だね．僧帽弁の形成術をした直後に形成した弁に圧がかかりすぎるのも嫌だし，この症例では後負荷が上がらないよう注意する必要があるね．この辺のイメージは PV ループをイメージするとわかりやすいかもね．

PV ループ……？

1) 急性心不全の分類

　急性心不全の管理において，病態把握と治療方針の決定のためにいくつかの分類を知っておく必要があります．まずは Forrester 分類と Stevenson/Nohria 分類，Clinical scenario（CS）について解説したいと思います．

　Forrester 分類の歴史は古く，1977 年に Forrester らによって提唱されました．オリジナルでは急性心筋梗塞患者を対象としていましたが，広く急性心不全の分類として用いられています．肺動脈楔入圧 PAWP と心係数 CI で 4 つのサブセットに分類します．

- **サブセット I**: 正常な状態
- **サブセット II**: 末梢循環は保たれていますが肺うっ血をきたしている状態．血管拡張薬や利尿剤が必要です．
- **サブセット III**: 肺うっ血はありませんが末梢循環障害がある状態．輸液負荷が必要です．
- **サブセット IV**: いわゆる心原性ショックで低心拍出による末梢循環不全と肺うっ血をきたしている状態．血管拡張薬や利尿剤に加え，ドブ

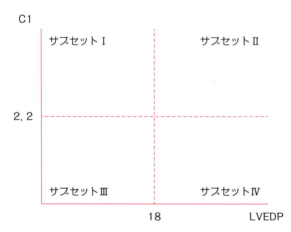

図 4-7　**Forrester 分類**（Forrester JS et al. Am J Cardiol. 1977; 39: 137-45[67]）より）

タミン（DOB）などの強心薬（inotropic agents）が必要です．

Forrester 分類は PAWP のカットオフを 18 mmHg, CI のカットオフを 2.2 L/min/m² としていますが，**PAWP や CI の絶対値のみで肺うっ血や低心拍出があるとはいいきれない**ことは，ここまで読み進めてきた皆さんにはもうおわかりのことかと思います．さらに，PAC を挿入する頻度も減った現在，Forrester 分類を使用するには限界があり，より臨床的に用いやすい分類が必要でした．

そこでより臨床的な分類として，2003 年に Nohria らによって Stevenson/Nohria 分類が提唱されました．もともとは慢性心不全の分類ですが，これも急性心不全の管理として用いられています．**Stevenson/Norhia 分類では，肺うっ血の有無を PAWP ではなく臨床症状から wet or dry で判断し，また CI でなく臨床症状から warm or cold と判断する**ことになっています 図4-8．**検査所見ではなく全て身体所見から簡単に**

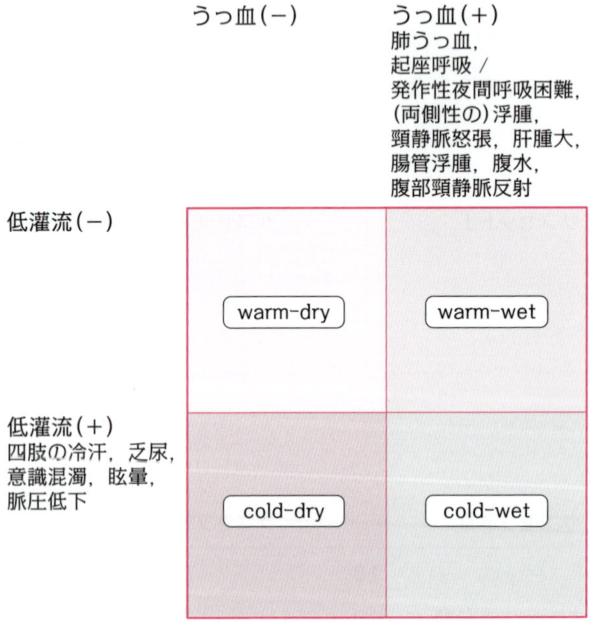

	うっ血（−）	うっ血（+） 肺うっ血， 起座呼吸 / 発作性夜間呼吸困難， （両側性の）浮腫， 頸静脈怒張，肝腫大， 腸管浮腫，腹水， 腹部頸静脈反射
低灌流（−）	warm-dry	warm-wet
低灌流（+） 四肢の冷汗，乏尿， 意識混濁，眩暈， 脈圧低下	cold-dry	cold-wet

図4-8 **Stevenson/Nohria 分類**（文献 68, 69 より）

得られることで臨床的に非常に用いやすい分類になっており，治療方針の決定に重要な指標となります．

　Stevenson/Nohria 分類では，warm-dry, warm-wet, cold-dry, cold-wet に分類され，Forrester 分類でいうとそれぞれサブセット I, II, III, IV に対応し治療方針を検討します．cold-wet, cold-dry の順に予後が悪いとされています．この分類に Frank-Starling 曲線を重ねることで心不全の管理がより捉えやすくなります．

　warm-wet であれば利尿剤や血管拡張薬を使用し，cold-dry であれば輸液，cold-wet であれば利尿剤や血管拡張薬に加え inotropic support を行うことで warm-dry の位置に戻してやることを心がけます．

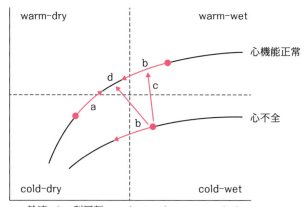

図4-9　Stevenson/Nohria 分類と Frank-Starling 曲線

　もう一つの分類に Clinical scenario (CS) というものがあります．米国，ヨーロッパの循環器・救急・集中治療系の専門家が中心となり，プレホスピタルから初期の急性心不全対応について提唱されたもので，非循環器専門医を対象としています．CS1 から CS5 まで分類します．急性冠症候群の CS4，右心不全の CS5 を除けば **CS1 〜 3 は収縮期血圧のみで分類**されています．CS1 は afterload mismatch, vascular failure などとよばれる水分のセントラルシフトによって電撃性肺水腫を呈する心不全をさしています．CS2 は慢性心不全患者が急性の心不全を呈した acute on chronicの心不全をさします．CS3は多くは末期心不全の状態で心原性ショックを呈していることがあります．

　心不全を収縮期血圧だけで分類しようというのは少々無理があります．例えばCS3はSBP<100mmHgですが，心原性ショックでは血圧が下がっていない場合もあるので注意が必要です．しかし，心不全の発症様式を概念化し簡単に理解できるようにしたという意味で大きな功績があります．

表4-9　クリニカルシナリオ分類
(Mebazaa A et al. Crit Care Med. 2008; 36: S129-39[70]) より)

クリニカルシナリオ	特徴
CS1	SBP>140mmHg 急激に発症する 主病態はびまん性肺水腫 全身性浮腫は軽度（患者はeuvolemiaやhypovolemiaのこともある） 急性の充満圧の上昇，EFは保たれていることが多い 病態的にはvascular failure
CS2	SBP 100-140mmHg 緩徐発症で体重増加を伴う 主病態は全身性浮腫 肺水腫は軽度 慢性の充満圧の上昇，静脈圧，肺動脈圧の上昇 臓器障害（腎障害，肝機能異常，貧血，低アルブミン血症）
CS3	SBP<100mmHg 急激発症もしくは緩徐発症 主病態は低灌流 全身性浮腫，肺水腫は軽度 充満圧の上昇 以下の2つの病態がある 　　明らかな低灌流，心原性ショック 　　低灌流，心原性ショックを認めない
CS4	急性心不全の症状，徴候 急性冠症候群の診断 トロポニンの単独上昇だけではCS4と分類しない
CS5	急激発症もしくは緩徐発症 肺水腫がない 右室機能不全 全身性の静脈うっ血所見

特にCS分類によりCS1の電撃性肺水腫の概念は急激に広まり，利尿剤でなくニトログリセリンのような血管拡張薬が重要であることが広まったように思います．同じwarm-wetでも，電撃性肺水腫を呈するCS1のタイプや慢性心不全で体液貯留がメインのCS2を区別した点に意義があります．CSによって発症様式を理解し，Stevenson/Norhia分類を組み合わせ心不全管理を行うということが急性心不全管理の基本となります．もちろん，心不全の原因の精査も忘れてはなりません．

●CSによって発症様式を捉え，Stevenson/Norhia分類を用い心不全管理を行う．

2）PV ループで循環管理を深める

心周期と PV ループ

　急性心不全の管理を行う上で，Stevenson/Nohria 分類や CS 分類が重要であることは先ほど触れましたが，一言に「心不全」といっても患者ごとに心臓のパフォーマンスは異なります．**PV ループ（圧容積曲線）**は，前負荷，後負荷，心収縮能，拡張能と心拍出量，左室拡張末期圧の関係を同一平面上で捉えることが可能であり，また収縮末期，拡張末期の左室容積までもイメージすることができるという点で優れています．

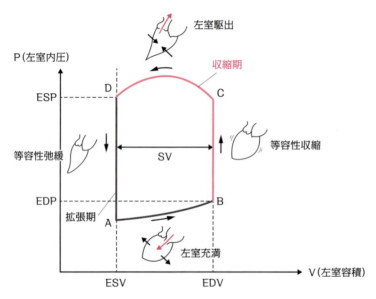

図4-10　PV ループ

　図4-10 が PV ループです．PV ループの縦軸は P（圧），横軸は V（容積）です．PV ループは心周期における左室内圧と左室容積の関係をトレースしたものです．PV ループを構成する点と線が心周期のどの時点を指し，何を表しているのかを見ていきましょう．

　点 A の時点から見ていきましょう．

　A → B（**左室充満**）：左室容積が増えていっており，左室充満を表してい

ることがわかります．左室内圧も上昇しています．点 A は僧帽弁（M 弁）が開き左室への血液流入が始まった時点です．

B → C（**等容性収縮**）：点 B で M 弁が閉じ，収縮期が始まります．全ての弁が閉じた状態であり，左室容積は変化せずに左室内圧が急激に上昇します．

C → D（**左室駆出**）：左室容積が急激に減少しています．左室内圧が大動脈圧を超え点 C で大動脈弁（A 弁）が解放され，左室から血液の駆出が行われているところを見ています．

D → A（**等容性弛緩**）：点 D で A 弁は閉じ収縮期が終わり拡張期へと移行します．全ての弁は閉じた状態で，左室弛緩が起こり左室内圧は低下していきます．

点 B から拡張末期圧（EDP），拡張末期容積（EDV），点 D から収縮末期圧（ESP），収縮末期容積（ESV）がわかります．拡張末期容積から収縮末期容積を引いた値は一回拍出量（SV）に該当します．PV ループには時間の要素がありません．PV ループの線の長さが時間を表しているわけではないことに注意してください．さて，それではこのループがどのようにして描かれるのか，それぞれの線，曲線の構成要素を見ていきましょう．

心臓のパフォーマンスを規定しているものにはどのようなものがありましたか？ SV の規定因子としては前負荷，後負荷，心収縮能がありました．また LVEDP が上昇すると肺うっ血をきたしますが，LVEDP は前負荷だけでなく拡張能に影響を受けるのでした．この**前負荷，後負荷，収縮能，拡張能により PV ループが決定されます**．それでは実際に PV ループを描いてみましょう．

① **拡張能**

拡張能を表す曲線を EDPVR（end diastolic pressure-volume relationship，拡張末期圧・容積関係） とよび 図4-11 のような**曲線**で描かれます．左室肥大，肥大型心筋症，虚血など拡張障害をきたす疾患では，EDPVR は上方へシフトします（赤線）．

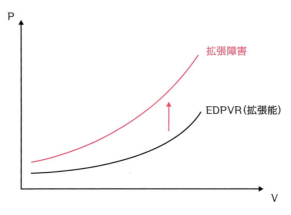

図4-11 拡張能とEDPVR

② 前負荷

グラフの横軸はvolume（容積）でした．左室前負荷，すなわち左室拡張末期容積（LVEDV）が決まるとEDPVR曲線から左室拡張末期圧（LVEDP）が決まります 図4-12 ．

前負荷が増えると，LVEDVが矢印の方向に移動します．このときLVEDPの上昇も起こります．LVEDPが急激に上昇すると肺静水圧の上昇を引き起こし，溢水による肺水腫の状態に陥ります．このように，前負荷が増え左室が引き延ばされることによって生じるLVEDPの上昇を**ストレイン依存性の拡張障害**とよびます．一方で，前述の 図4-11 でも拡張障害によりLVEDP上昇をきたします．この拡張特性の変化（＝EDPVR曲線の上方へのシフト）によるものは**ストレイン非依存性の拡張障害**とよびます．

溢水によるストレイン依存性の拡張障害は「水引き」によって適切なLVEDPに戻すことができます．一方，拡張特性に問題があるストレイン非依存性の拡張障害には虚血のような可逆的なものもあれば，左室肥大やアミロイドーシスのように不可逆的なものもあります．このような拡張障害を改善させるのはなかなか困難なケースが多いのが現実です．

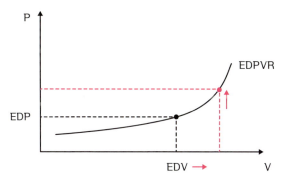

図 4-12　前負荷 LVEDV

③ 収縮能

収縮能を表す曲線を **ESPVR（end systolic pressure-volume relationship, 収縮末期圧・容積関係）** とよび 図 4-13 のような**直線**で描かれます．ESPVR の傾きを **Ees（end-systolic elastance, 収縮末期エラスタンス）**といい，**前負荷や後負荷の影響を受けにくい，収縮力をみる最も適した指標**とされています．収縮能が増すと ESPVR の傾きは急峻となります（赤線）．

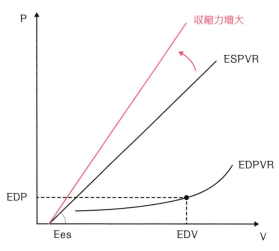

図 4-13　収縮能と ESPVR

④ 後負荷

図4-14 に示した直線の傾きを **Ea（effective arterial elastance，実効動脈エラスタンス）** とよび，後負荷の指標とされます．この直線と ESPVR の交点から左室収縮末期圧（LVESP）と左室収縮末期容積（LVESV）が決定されます．後負荷が上昇すると赤線のようにシフトします．

Ea=ESP/SV と表すこともできます．同じ後負荷の指標である SVR は心拍出を定常流として計算した抵抗であり，拍動流の抵抗を計算したものではありません．その点で Ea は信頼性の高い後負荷の指標と考えられています．おまけですが, Ea/Ees を VA coupling（Ventricular-Arterial coupling）とよび，1 以下（0.5～1）の場合が至適と考えられており，1＞では収縮能に比し後負荷が高く afterload mismatch を起こした状態と考えられます．

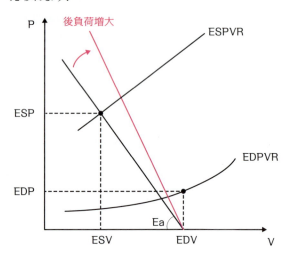

図4-14　後負荷と Ea

ここまでくると 図4-15 のような PV ループが完成します．PV ループの横幅は LVEDV-LVESV ですね．**PV ループの横幅は一回拍出量（SV）を表していることがわかります．**みなさんも PV ループを描けるようになったでしょうか？

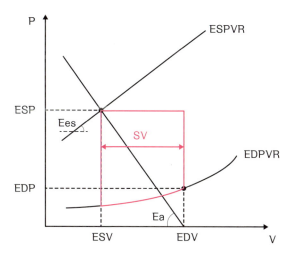

図 4-15 PV ループ完成

PV ループが完成しました．次は，わかりやすいよう単純化して，前負荷，後負荷，収縮能，拡張能だけを変化させた場合にどうなるかをシミュレーションしてみましょう．

①' 拡張能

拡張能が障害されると EDPVR の曲線が上方にシフトし，LVEDP が上昇します．拡張能が障害されていると同じ前負荷でも肺水腫をきたしやすくなります．**拡張障害のある心臓は容量負荷に弱い**のですね．

②' 前負荷

前負荷を増やすと LVEDV が増加し PV ループは右方へ偏移します．EDP は上昇，SV も上昇します．収縮能が良好（＝ ESPVR の傾きが急峻）な場合をイメージしてください．**収縮能が良好な心臓の方が前負荷の増加に対する SV 上昇率が高くなる**ことがわかると思います．

③' 収縮能

収縮能を増加させると ESPVR の傾き（Ees）は急峻となります．SV は上昇します．**収縮能がよいと LVESV が小さい（＝よく縮む）**ことがイメージできます．

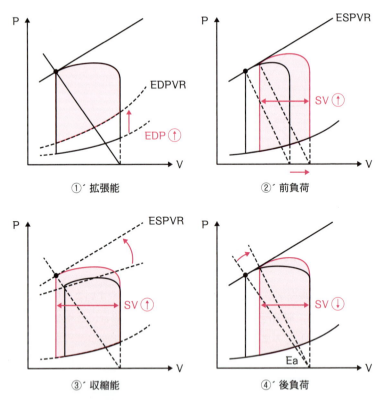

図 4-16 前負荷，後負荷，収縮能，拡張能の変化と PV ループ

④' 後負荷

後負荷が増大すると Ea の傾きが急峻となり，SV は低下することがわかります．**後負荷が小さいと LVESV が小さい（＝よく縮む）**ことがイメージできます．

PV ループの実践

さて，PV ループの基本を学んだところで，次はもう少し詳しくケースごとに PV ループで循環を捉える訓練をしてみましょう．

Case. 1　HFrEF，慢性心不全

陳旧性心筋梗塞や拡張型心筋症のように収縮機能の低下した心不全では，

ESPVRの傾きが小さくなります．長期に心機能が低下した状態が続き慢性心不全の状態になると，SVを維持するために**代償的に左室拡張末期容積（LVEDV）は大きく**なります　図4-17A．左室収縮末期容積（LVESV）も大きくなり，SVは低下し，**PVループは右にシフト**した状態になります．LVEDPは上昇するため肺水腫をきたしやすい状態といえますが，慢性のLVEDP上昇である場合，間質に漏れた水分もリンパドレナージにより吸収され，なんとか代償されるため，LVEDP上昇はあっても肺水腫はあまり目立ちません．しかしRAAS系，交感神経系の活性や糸球体濾過量の減少による悪循環で水分貯留が進行するとついには肺水腫をきたします（slow pathway）．

また，**収縮機能の低下した心不全では拡張障害を伴うことが多く，EDPVRも上方にシフトします**　図4-17B．そうするとさらにLVEDPは上昇します．

心収縮力が低下した患者の治療にあたるときには，「輸液をしたら肺水腫になりそうで怖い」というイメージがあると思います．心収縮力が低下した患者の急性期の輸液管理する際には，もともと心機能が低下した患者がなんらかの理由でショックになった場合と心機能が急激に低下し心原性ショックになった場合の2つは区別して考えます．前者は，**慢性的に収縮能の低下した患者に敗血症や手術，外傷などの侵襲が加わり，capillary**

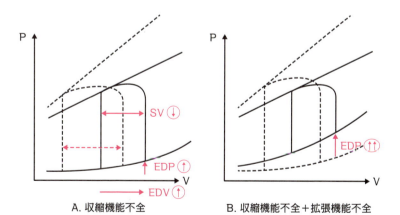

図4-17　収縮能の低下した心不全

leak や出血による循環血漿量低下と SVR の低下をきたす病態で，後者は，**急性心筋梗塞や人工心肺を使った心臓手術後など急激に心収縮能が落ち低心拍出状態となる病態**です．

前者の場合の**蘇生の要は輸液**です．過剰輸液に陥ってしまえば肺水腫をきたすリスクは心機能に問題のない患者よりは高いでしょうが，蘇生時に前負荷が足りない時期には輸液負荷をためらってはなりません．基本は**輸液＋血管収縮薬（ノルアドレナリン）で対応**します．蘇生を乗り越えた後の refill には血管内に戻ってきた水分により前負荷過剰となり肺水腫のリスクが非常に高くなります．蘇生時にもできるだけ最小限の輸液に止める努力と refill 時には早めの利尿介入を意識することが大切です．

一方，後者（急激な左心機能の低下）の場合は少し厄介です．SV を増やしたい状況の場合には，①輸液をして LVEDV を増やすか，②後負荷を下げるか，③ inotropic agent により心収縮力を増やす方法を考えます．

①輸液

急激に左心機能が低下する場合，拡張障害を伴っていることが多く，急激に LVEDP が上昇していることがあります．輸液によりさらに LVEDP の上昇が起こると肺水腫を起こすリスクが非常に高くなります．それだけでなく，LVEDV が増加していき，ある時点にさしかかると心外膜や右室による圧排を受け，LVEDV が増加できずに LVEDP のみ増加していく現象が起きることがあります．そうなると SV も低下します．この状態を **pericardial constraint** といいます．

血圧低下しショック状態の蘇生の**初期に少量の輸液負荷**を行うことは許容されますが，過度になると LVEDP 上昇による肺水腫や pericardial constraint によるさらなる SV 低下を招く恐れがありますので，輸液のみでしのぐのには無理があります．**輸液開始後速やかに代替の治療を検討する必要があります．**

②後負荷の軽減

心収縮力の低下した心臓では，**後負荷軽減により効率的に SV を増やすことが可能**です．四肢を触ってみると，末梢が締まって冷感を伴っている

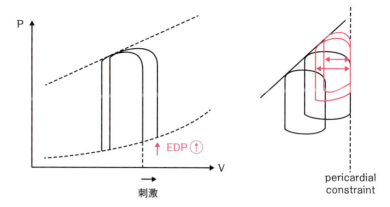

図 4-18　輸液による LVEDP 上昇と pericardial constraint

ことがほとんどです．この場合，**後負荷を下げるだけで SV 増加し解決する**ことがあります．血圧が低い場合でも少量の血管拡張薬により後負荷を下げることで SV が増加し SVR 低下分を相殺し，むしろ血圧が上がるケースがあると書いてある教科書もありますが，実際には血圧低下したケースで輸液を行えない場合には，③ inotropic agents を考慮することになります．それでも血圧の維持ができない場合，後負荷を上げることになってしまいますが，ノルアドレナリンなどの血管収縮薬の併用がやむ得ない場合もあります．

③心収縮力増強

急性心筋梗塞や心臓手術後など急激な心収縮能の低下が主病態の場合では輸液だけでは上述の LVEDP 上昇や pericardial constraint による SV 低下を招く恐れがあり，また血管収縮薬の使用により SV がさらに低下する恐れがあり，ドブタミンなどの inotropic agents が必要となります．Inotropic agents が予後を改善するというエビデンスには乏しく，害になるというデータもありますが，とはいってもそれがないと血行動態が維持できないケースでは必要となります．使用は最小限にとどめるべきですが，必要なケースでは使用をためらってはなりません．Inotropic agents でも血行動態の維持が困難な場合には IABP や PCPS などの体外循環が必要となります．血行再建など介入できる病態があれば介入も行います．

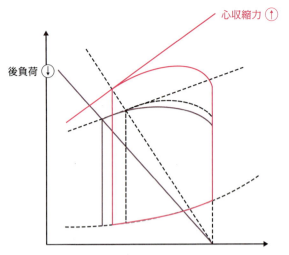

図 4-19 後負荷の減少と心収縮力増強

　このように「慢性心不全＋ショック」と「心原性ショック」の 2 つの病態は分けて考えます．「心機能が悪くて血圧が下がっていたらドブタミン！」というわけではありません．

　上記 2 つのケース以外にも，「**収縮能の低下した慢性心不全患者が急性うっ血性心不全による呼吸不全で入院する**」というケースもあります．これは循環器内科医が診療するケースが多いですね．病態にもよりますが，**うっ血性心不全の管理は通常利尿剤やニトログリセリンなどによる前負荷のコントロールと後負荷のコントロール**でうまくいきます．しかし，血管拡張薬を使用し後負荷を適切にしても十分な CO を維持できず，灌流圧を維持しても尿量を維持できず，利尿剤への反応も乏しいためうっ血も解除でない→臓器障害が進行するといった状態に陥ることもあります．このようにどうしても利尿剤に反応しないケースでは，腎代替療法（CRRT）による除水を行い，うっ血による臓器障害の解除と pericardial constraint を取り除き CO の上昇を目指すこともあります．それでも CO の維持が十分でない場合には inotropic agents が必要となることがあります．

Case. 2 拡張不全

まず拡張障害の特徴として，**拡張障害は容量負荷に弱く，容量負荷により容易に LVEDP は上昇し肺水腫をきたしうる**ことがあげられます．先ほど拡張障害にはストレイン型と非ストレイン型があるというお話をしましたが，もう少しマニアックにいうと拡張障害は 3 つのパターンに分けることができます．

C のタイプはストレイン依存型であり，容量負荷による拡張障害です．**拡張特性には変化がなく，EDPVR は正常**であることが特徴です．容量負荷による LVEDP 上昇で，溢水の状態といえます．利尿剤により LVEDV を減少させ LVEDP を下げることが可能です．

非ストレイン依存型を詳しく見てみると A, B のタイプがあります．A のタイプをきたす疾患として，拡張障害型の古典的な心不全のタイプともいえるでしょうか．肥大型心筋症，拘束型心筋症，心アミロイドーシス，心サルコイドーシスなどの疾患があげられます．可逆的なものでいえば，虚血や右室による左室の圧排，収縮性心膜炎なども含まれます．これらの疾患では，拡張特性の障害により EDPVR は上昇しています．左室は拡

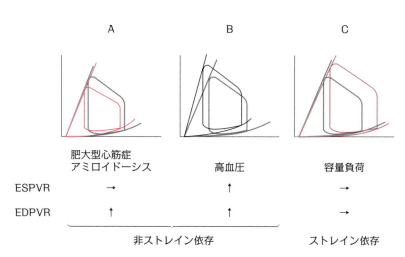

図 4-20　**拡張障害のパターン**
(Maurer MS et al. J Card Fail. 2005; 11: 177-87[71]) より改変)

張障害のため左室容量，特にLVEDVは増えにくく，PVループは左方にシフトしたような形になります．収縮能（ESPVR）は変化しませんがSVは軽度低下します．

　拡張障害の強い心臓では血液の左室充満に心房収縮（atrial kick）が重要な役割を果たしています．硬い左室に血液を充満させるためにはパワーがいるのです．よって，**極端な頻脈によって左室充満に十分な時間がさけない状況や心房細動（Af）によりatrial kickが消失した状況ではCOが著明に低下する**ことがあります．頻脈性のAfなんかは最悪ということです．また利尿剤の使用などにより前負荷が減少すると硬い左室は容易に虚脱しCO低下から血圧低下をきたします．前負荷が多いと肺水腫をきたし，前負荷が少ないとCO低下からLOS（low output syndrome）をきたすため，拡張障害の進行した心臓は前負荷の安全マージンが非常に狭いのが特徴で，拡張障害そのものの改善も困難であり管理に難渋することがしばしばあります．

　また，閉塞のあるHOCMでは，前負荷減少，頻脈，Afではもちろん，後負荷を減少させたり，inotropic agentsを使用したりすることで，心収縮力増強により内腔が狭くなり，閉塞が悪化することがあります．SAM（systolic anterior movement，収縮期僧帽弁前方運動）による流出路狭窄，僧帽弁逆流も出現することがあり，循環虚脱をきたしやすいので注意が必要で，β遮断薬が必要になることもあります．

　Bのタイプは高血圧の罹患の長い高齢者によく見られる拡張障害であり，一般的にHFpEFとよばれるEFの保たれた心不全です．このように心不全をEFで分類することがあります．EF<40%をHFrEF，EF>50%をHFpEF，EF 40〜50%をHFmrEFとよびます．

　高血圧により肥大した心臓は硬く，拡張障害によりEDPVRは上昇します．Aタイプと異なり，動脈硬化により大血管の硬さである動脈エラスタンスEaが上昇し後負荷は上昇します．また，後負荷に打ち勝つために代償的に肥大した心臓はバシバシうっており，収縮能であるESPVRも上昇しています．よってBのタイプではLVESPが高い（＝血圧が高い）ことが特徴です．**HFpEF患者は容量負荷により容易にLVEDPが上昇する**

のはもちろんですが，急激な後負荷の上昇によっても急激な肺水腫（電撃性肺水腫）をきたすことが特徴です．これについては Case. 3 でお話しします．

Case. 3 　CS1 心不全

　HFpEF 患者では急激な後負荷の上昇から水分再分布（水分のセントラル・シフト）により，電撃性の肺水腫をきたすことがあります．慢性心不全による水分貯留型（slow pathway）と対比し，急性の発症様式から **fast pathway** とよばれます．CS1 の心不全がそうです．HFpEF 患者は長年の高血圧の罹患により左室肥大をきたしていることが多く，拡張障害をきたしています．冠動脈狭窄を合併していることもあります．

　例えば排便時のいきみや運動などの急性ストレスを契機に動脈系の収縮が起こり後負荷の急激な上昇が起こります．HFpEF は動脈硬化の進んだ 図4-20 の B タイプですので，急激に LVESP は上昇し，血圧は 200 mmHg 近くの高値となることもあります．後負荷の急激な上昇は SV の低下を招きます．それを代償するために前負荷の増加が起こり，拡張障害のある左室の EDP は急激に上昇し肺水腫をきたします．交感神経の興奮は動脈系でなく静脈系も収縮させ，静脈にプールされていた水分は急激に肺循環にシフト（セントラル・シフト，水分再分布）します．それによりさらに前負荷の増加が起こりさらに肺水腫が悪化します．もしも冠動脈に狭窄があった場合，急激な心筋酸素需要の高まりに追いつかず，肥大した分厚い心筋に十分な酸素を供給することができなくなり，心筋虚血を誘発します．心筋虚血の初期症状は拡張障害であり，これはさらに LVEDP の上昇と SV の低下を招き悪循環に入ります．

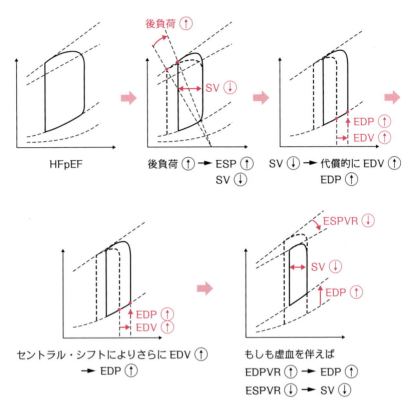

図 4-21 CS1 心不全による水分再分布

　治療はまずニトログリセリンにより前負荷を低下させることです．静脈を拡張させ，セントラル・シフトした血液を静脈系に戻してやるイメージです．前負荷低下による肺水腫の軽減，血圧低下に伴う後負荷軽減を期待します．さらに麻薬などで交感神経系の興奮を抑制し，前負荷，後負荷の軽減と肺水腫の改善目的に NPPV の使用や，それでも血圧が高い場合にはカルシウム拮抗薬を用いさらに後負荷軽減を図るなど考慮します．セントラル・シフトがメインの病態であり利尿剤の使用は必須でないケースもあります．体液貯留を伴っていると判断する場合に利尿剤の使用を考慮します．これらの治療を組み合わせることで速やかに肺水腫は改善することが多いです．

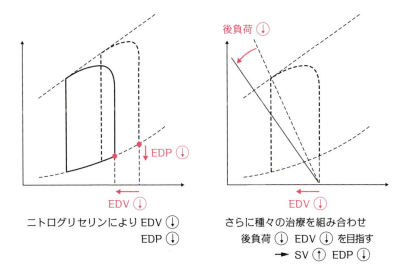

図4-22 CS1の治療

　PVループを実際に描くためにはバルーンカテーテルで下大静脈を閉塞させ前負荷を変化させながら左室の圧と容積を同時測定する必要があり，臨床上は測定が困難で，あくまで血行動態をイメージする概念的な存在です．心血行動態の把握にとても優れており，各病態の把握，治療選択に活かすことができます．

Frank-Starling と PV ループ

　なんといっても Frank-Starling 曲線は左室前負荷 LVEDV と SV の関係を簡単にイメージできることがメリットです．PV ループがどうしてもわかりにくいという方もいると思います．心収縮力，後負荷の変化は Frank-Starling 曲線でも曲線の傾きを上下方にシフトすることで検討することができます．しかし，PV ループにはさらに拡張能，左室拡張末期圧 LVEDP も可視化できるという強みがありました．ならば，図4-23 のように Frank-Starling 曲線に PV ループの EDPVR を追加してみます．こうすると，LVEDV 増加による LVEDP をイメージでき，輸液の安全マージンをイメージしやすくなります．

　PV ループは知っておくと血行動態への理解を深めることができますが，

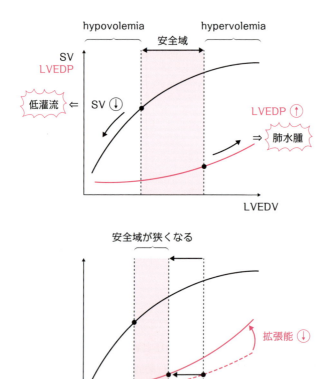

図4-23 Frank-Starling 曲線に EDPVR を追加してみた

実際には Frank-Starling 曲線に EDPVR を追加した図をイメージできれば十分かもしれません．私の知っている優秀な循環器内科医で PV ループはよく知らないという方もいらっしゃいます．患者ごとの前負荷や後負荷，心収縮力，拡張能の状態から CO や LVEDP をイメージすることができるのならば必ずしも PV ループはいらないのかもしれません．

- PV ループを描くことで血行動態をより詳細にイメージできる．

COLUMN

前負荷，後負荷，心収縮力の相互依存性の変化

これまで前負荷，後負荷，心収縮力，拡張能の独立した変化の影響を検討しましたが，実際には 図4-24 のように相互に依存して変化します．

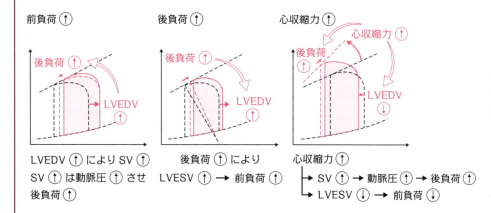

図4-24 相互依存

3）右心というもの

右と左

　これまで左室の動きに注目してきましたが，右室にも少し目を向けてみましょう．まず左室と右室では形や壁の厚さが異なります．左室は円形で短軸方向に収縮するのに対し，右室は三日月形で長軸方向に収縮します．

　右室にとっての後負荷である肺血管抵抗は体血管抵抗の 1/6 程度と右心系は低圧系です．右室壁は左室壁に比べて薄く，右室は圧負荷に弱く容量負荷に強いのが特徴です．右室に圧負荷や高度な容量負荷が加わったり，右室そのものの動きが悪くなったりすると右心不全を呈するようになります．それぞれの代表疾患としては，圧負荷上昇をきたすのは急性肺血栓塞栓症や肺高血圧があり，容量負荷をきたすのは三尖弁閉鎖不全症や ASD や VSD などがあげられます．右室そのものの動きが悪くなるものとしては，右室梗塞が代表です．右心不全では，うっ血による肝障害や腎障害，全身性の浮腫をきたします．右心不全が高度になると，拡張した右室が左室を圧排するようになり，左室の心拍出量も低下します．右室と左室は心室中隔という一枚の壁で隣り合っているため相互作用を受けるのです．これを ventricular interdependence（左室右室相互作用） といいます．前述の pericardial constraint の一種です．

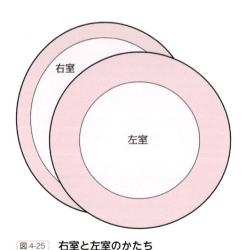

図 4-25　**右室と左室のかたち**

右心不全は，右室から左室への血液の流入の低下に右室の圧排による拡張障害も加わり左室の全身への血液のアウトプットは著しく低下します．心拍出量の低下は MAP の低下をきたし，うっ血も高度で CVP も上昇しており，MAP-CVP で表される臓器灌流圧としては最悪の状況です．

　右心不全でショックをきたした場合，初期は輸液に反応しますが，ある時点から ventricular interdependence により左室の拡張障害が起こるようになり循環はむしろ悪化しはじめます．右心系に水がだぶつき左心系には十分な水がなくアウトプットを作り出せません．右心不全では右室前負荷をある程度保ちながら，inotropic support を行い，右室を叩いて右室から左室への血液流入を増加させるという管理が必要になります．この血管内水分量の細やかな調整が非常に難しいのです．肺動脈カテーテル（PAC）があれば，左室の心拍出量（CO/CI）をモニターできます．右室の後負荷を下げる努力〔＝肺動脈圧を下げる〕，臓器障害をきたさない努力〔＝ CVP が上がりすぎないようにする〕をし，適切な血管内水分量を調整し（＝引くのか入れるのか），CO/CI を維持できるよう管理をすることができます．PAC は右心不全の原因同定だけでなく，管理においてもパワフルなツールとなります．右心不全では積極的に PAC 挿入を検討します．

　同じ右心不全をきたす疾患でも，収縮性心膜炎や心タンポナーデなどの拡張障害をきたす疾患ではむしろ右室は虚脱しており，これらの閉塞性疾患は原因の解除が必要となります．

▎肺高血圧の定義，分類

　肺高血圧の分類については，2005 年にダナポイント分類が発表され，現在は 2013 年に改訂されたニース分類を用います 表4-10．

　肺高血圧の定義は PAP mean ≧ 25mmHg ですが，≧ 20mmHg に引き下げることが第 6 回肺高血圧症ワールドシンポジウム（ニース会議 2018）で提案されており，今後ガイドラインの変更の可能性もあります．肺高血圧症の中でも**第 2 群の左心不全による**肺静脈性**肺高血圧が肺高血圧の原因としては最多です**．**肺動脈性**肺高血圧は特発性肺高血圧症のほか，

表4-10 再改訂版肺高血圧症臨床分類（ニース分類，2013）
（肺高血圧症治療ガイドライン 2017 年改訂版 [72] より）

第 1 群　肺動脈性肺高血圧症（PAH）

1.1 特発性 PAH
1.2 遺伝性 PAH
　　1.2.1 BMPR2
　　1.2.2 ALK1, ENG, SMAD9, CAV1, KCNK3
　　1.2.3 不明
1.3 薬物・毒物誘発性 PAH
1.4 各種疾患に伴う PAH
　　1.4.1 結合組織病
　　1.4.2 HIV 感染症
　　1.4.3 門脈圧亢進症
　　1.4.4 先天性心疾患
　　1.4.5 住血吸虫症

第 1' 群　肺静脈閉塞性疾患（PVOD）および / または肺毛細血管腫症（PCH）
第 1'' 群　新生児遷延性肺高血圧症（PPHN）
第 2 群　左心性心疾患に伴う肺高血圧症

2.1 左室収縮不全
2.2 左室拡張不全
2.3 弁膜疾患
2.4 先天性 / 後天性の左心流入路 / 流出路閉塞および先天性心筋症

第 3 群　肺疾患および / または低酸素血症に伴う肺高血圧症

3.1 慢性閉塞性肺疾患
3.2 間質性肺疾患
3.3 拘束性と閉塞性の混合障害を伴う他の肺疾患
3.4 睡眠呼吸障害
3.5 肺胞低換気障害
3.6 高所における慢性曝露
3.7 発育障害

第 4 群　慢性血栓塞栓性肺高血圧症（CTEPH）
第 5 群　詳細不明な多因子のメカニズムに伴う肺高血圧症

5.1 血液疾患：慢性溶血性貧血，骨髄増殖性疾患，脾摘出
5.2 全身性疾患：サルコイドーシス，肺組織球増殖症，リンパ脈管筋腫症
5.3 代謝性疾患：糖原病，ゴーシェ病，甲状腺疾患
5.4 その他：腫瘍塞栓，線維性縦隔炎，慢性腎不全，区域性肺高血圧症

何らかの病態が原因で二次性に肺高血圧をきたす疾患が原因となります．二次性の肺高血圧をきたす疾患として，膠原病のほか，肝硬変や甲状腺機能亢進や脚気心など hyperdynamic state による肺動脈の変性が一因と考えられているものがあり第 1 群（甲状腺疾患は 5 群）に分類されています．そのほかにも COPD や ARDS など肺疾患に伴って起こるものも多く，これらは第 3 群に分類されます．

　COPD や間質性肺炎の患者では，血管壁のリモデリングや，肺胞の過膨張や肺実質障害による細動脈や毛細血管の圧排と閉塞が起こり，また低酸素，高二酸化炭素による肺動脈の収縮により肺血管抵抗が高くなります．在宅酸素により低酸素を是正することで肺動脈を拡張させ肺高血圧を緩和することが期待できます．COPD 患者や間質性肺炎患者，特発性肺高血圧患者では在宅酸素がよい適応となるのはそのことも一因となっています．このように肺高血圧患者の管理をする際には，肺血管抵抗を下げるために**低酸素や高二酸化炭素を避ける**ことを意識して管理することも大切です．

　肺高血圧症では右心不全による循環不全が問題となります．肺動脈を拡張させ肺血管抵抗を下げ，ドブタミンやミルリノンといった inotropic agents で心臓を叩き右心から左心へ血液を送ることが治療の基本となります．Inotropic agents は全身血管拡張作用だけでなく肺血管拡張作用を有するため肺血管抵抗を下げるのにも一役買います．ミルリノンの方が肺血管拡張作用は強いといわれていますが，体血管抵抗も下げるため血圧も下がりやすいです．血圧が下がれば灌流圧維持のためノルアドレナリンなどの血管収縮薬を使用します．右室の前負荷は ventricular interdependence による左室圧排が起きないように，またうっ血による臓器障害が起きないように配慮しますが，肺高血圧では volume を入れるべきか引くべきか非常に悩みます．肺高血圧の原因が肺動脈性か肺静脈性かの鑑別だけでなく，CO を上げ，PAP，CVP を下げることをモニタリングしながら治療を行うという意味でも，PAC はよい適応となるのでしたね．特発性肺高血圧症では肺血管拡張を目的にカルシウム拮抗薬やエンドセリン受容体拮抗薬や PDE5 阻害薬を用いることがありますが，二次性の肺高

血圧症での効果は十分に証明されておらず，その効果は controversial といえます．また，小児の先天性心疾患の術後では肺高血圧が問題となることがしばしばあり，NO 吸入を用いることがしばしばあります．NO 吸入は体血管抵抗を下げずに肺血管抵抗を下げることができるといった意味でとてもリーズナブルな治療であり，時に成人の心臓手術後にも肺高血圧による高度な右心不全を呈したケースで使用を検討することもあります．NO 吸入は換気がある肺血管のみ拡張するため，V/Q mismatch の改善にも有効で酸素化改善も期待できます．

● 肺高血圧による右心不全では ventricular interdependence を意識する．PAC 挿入も厭わない！

4）弁膜症患者の循環管理

　重症大動脈弁狭窄症（AS）がショックをきたした際の蘇生は非常に難渋することがしばしばあります．重症AS患者がいったん循環虚脱をきたしてしまうとなかなか蘇生が難しく，怖い思いをします．ERや病棟急変患者の初期対応などで，聴診さえしていれば弁膜症に気づけたのに……といったケースを目にすることもあります．重度の弁膜症患者の急性期の循環管理を行う場合や，急性の弁逆流などを呈した場合には，気をつけるべき点や特別な介入が必要なことがあります．Vscan®などエコーが携帯できるようになった現在でも，初期対応時に身近にエコーがないこともあります．聴診器一本で弁膜症を見つけた場合，劇的に管理が変わる可能性があり，急変対応時には当然ですが聴診はやっぱり大切だなぁと思います．聴診は疑ってないとなかなかその音は聞こえないものなんですよね．

　さて，この項では，弁膜症の管理を大雑把にまとめてみたいと思います．大雑把に捉えるならば，狭窄か逆流か，急性か慢性かという観点をもつといいと思います．エコーによる診断や重症度評価，手術適応などは他書に譲り，あくまで循環管理に限定してお話をしたいと思います．

狭窄疾患

　狭窄病変の管理には似た特徴があります．

● 大動脈弁狭窄症（AS）●

　ASは左室の出口の狭窄により，全身へ血液を押しだすのにものすごく高い圧が必要になります．二尖弁やリウマチ性でASを呈する場合は比較的若い方が多いですが，そうでない方は高齢で退行変性が原因となる患者さんが多く約半数を占めます．重度ASは収縮期平均圧格差が40mmHg以上のものをいいますので，大雑把に見ると，収縮期血圧が150mmHgの患者さんの左室の圧は約200mmHg以上になり，めちゃくちゃに後負荷が高い状態といえます．圧負荷のかかった心臓は肥大し，左室はムキムキになり拡張障害もきたします．AS患者で冠動脈狭窄を合併していることもありますが，運動などで急激に後負荷が上昇し心筋酸素需要が高まっ

た場合，心筋肥大で弛緩の悪くなった心臓の冠動脈は圧迫され，分厚い左室壁に十分な冠血流を供給しきれずに心筋虚血を呈しやすくなります．冠血流は拡張期に流れますが，AS では駆出時間が長く拡張期が短くなる傾向にあり，そのことも虚血に拍車をかけます．

このように **AS 患者の心臓は後負荷が異常に高く，高度な拡張障害を呈した心臓**といえます．

拡張障害は高度であるため硬い左室に血液を充満させるためには，**充満するのに十分な時間と前負荷，それから心房収縮 atrial kick が重要**となります．よって，頻脈による充満時間の短縮や前負荷の低下による不十分な左室の充満，心房細動による atrial kick の消失は血行動態の破綻を招く恐れがあります．また左室肥大により左室内腔は狭く，拡張障害により EDPVR の上昇もきたしており，前負荷が多すぎると容易に肺水腫をきたします．このように AS 患者では前負荷の安全マージンが非常に狭いのが特徴です．

AS 患者の後負荷は非常に高い状態ですが，不用意に血管拡張薬を用いると思わぬ低血圧をきたす場合があるため注意が必要です．AS 患者の後負荷は A 弁が大きな影響を与えているため，SVR が低下しても SV が十

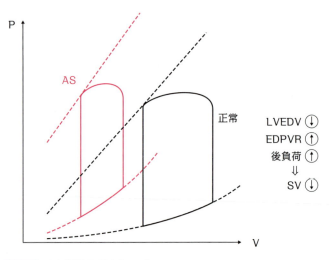

図 4-26　AS 患者の PV ループ

分に上昇せずに一気に血圧を下げてしまう可能性があるからです．コラムの 図4-24 で示したように，後負荷の低下に伴い前負荷も低下することも多少影響します．

　低血圧は心筋虚血を招きさらに血圧低下は深刻になることも考えられるため注意が必要です．AS では適度な冠灌流圧，前負荷を維持するためにも適度な後負荷が必要です．

　AS に対し AVR（大動脈弁置換術）を施行後は，弁の狭窄が急になくなります．もともと心機能の低下していないケースでは，出口が解放され後負荷が低下した左室はバカバカと打ちアウトプットは増加します．術後 inotropic agents を必要としないケースが多いです．ただし，硬く肥大した左室は残っており，拡張障害は残ったままです．人工心肺の影響でさらに術後しばらく拡張障害が悪化していることも考えられます．CO の維持に前負荷の維持が重要なのは術前と変わりなく，かといって refill も起こるため過度な輸液は肺水腫のリスクが高く術後も前負荷の安全マージンは狭いままです．不要な inotropic agents は術後心房細動などの不整脈を招き CO 低下をきたす可能性があります．

●僧帽弁狭窄症（MS）●

　MS はほとんどがリウマチ性です．MS では，左房から左室へいかに血液を流入させるかがポイントになります．左室充満時間を確保するため頻脈を避け，atrial kick がやはり重要なため洞調律維持を目指します．かといって低形成気味の左室は徐脈になると十分な拍出を維持できず，適度な脈拍の維持が必要です．左室容量を維持するために十分な前負荷が必要ですが，左房圧が高いため過度な輸液は容易に肺水腫をきたしこれもまた安全マージンの狭い病態です．AS と似ていますね．MS でもまた後負荷軽減による心拍出量増加は望めないことが多いです（前負荷の低下が前面に出てしまうため）．また，左房圧上昇による肺高血圧も問題となります．

　僧帽弁手術後も小さな左室は心収縮力が低下していることがあり，術後は inotropic agents を使用することもしばしばで，小さな左室に見合った適切な前負荷の維持に苦労します．また，長期の左房圧上昇により肺血

管に変性が起こり，肺動脈性の肺高血圧を伴っていることも多く，右心不全を呈さないよう管理しなければなりません．

逆流疾患

逆流疾患では急性か慢性か？　ということが重要です．

●大動脈弁逆流症（AR）●

急性 AR は感染性心内膜炎や大動脈解離などで見られることがあります．急激な肺うっ血とショックを呈します．急性 AR では拡張期雑音は目立たないことが多く，代償的な左室の拡大も起こっていません．A 弁の逆流による急激な左室の容量負荷に耐えられずに肺うっ血をきたします．慢性 AR では代償的に左室の拡大が起こることにより質より量で，逆流があってもなんとか前方拍出を維持しようとしますが，急性 AR では左室の拡大がないために急激に左室の有効拍出量も低下し重篤なショックをきたすのです．有効循環血漿量は少なく，一方で左室〜肺に水分貯留が起こり，著明なセントラルシフトの状態となります．水分量をギリギリまで減らし肺水腫改善を目指しますが，循環の維持は難しく，急性 AR では早期の手術が必要となります．

慢性 AR はリウマチ熱や二尖弁など弁に問題があるものや基部拡大に伴い出現するものなどがあります．慢性 AR では左室の拡大を伴う遠心性肥大が生じます．慢性 AR でも水分量を減らし，逆流を減らすために徐脈は避けます．

●僧帽弁逆流症（MR）●

IE や腱索断裂などにより急性 MR を起こすと，急激な容量負荷に耐えられず急激な左房圧の上昇により肺うっ血をきたします．EF はよく見えますが実際は左室→左房へと逆流する分が多いため実際の心拍出量は著しく低下しショックを呈します．MR において後負荷増強は逆流量増加に直結するため心拍出量は著しく悪化します．水分のセントラルシフトも起こっていますのでできる限り水分量も減らします．後負荷をさらに下げる目的で，急性 MR に IABP を使用することもありますが，多くの場合手術が必要となります．

慢性 MR の管理は後負荷，前負荷を減らすことです．ここでも逆流を減らすため徐脈は避けます．僧帽弁の形成術もしくは置換術後，左室の血液は左房側に逃げることができなくなります．これまで生ぬるい環境で生きてきた左室は厳しい後負荷に直面することになります．そこの人工心肺の影響による一過性の心収縮力低下も加わり，MR の術後は AS の術後に比べ inotropic agents が必要となるケースが多く利尿剤の使用量も多くなる傾向があります．

このように疾患の特徴をイメージできると弁膜症を有する患者の循環管理に自信がもてるようになります．

> POINT
> ● 狭窄病変は左室充満が重要．逆流病変はまず急性か慢性か．そして後負荷，前負荷を減らし徐脈を避ける．

3. ARDS 急性呼吸窮迫症候群

病棟急変でよばれたよ．

行きましょう！

いつも前向きでいいね．70歳の男性で，S状結腸癌の術後で癒着性イレウスになってたみたいで，嘔吐後に酸素化が悪くなったんだって．

着きましたね．まずはABCですね．A: 気道は問題なさそうで，B: 呼吸は呼吸数30回/分でO_2 リザーバーマスク10L/分投与下でSpO$_2$ 88%ですか，めっちゃやばいっすね．C: 循環は四肢末梢は暖かいですが，HR 120bpm, BP 88/40mmHgと循環不全が疑われます．患者さん，息苦しくて興奮してますね．

BとCの異常だね．末梢ラインとってまずは輸液全開投与．挿管も必要ね．血培，採血，血液ガス，レントゲンもとろう．その間にICUに部屋を準備してもらっとこうか．ICUに入ったらAラインとCVCもとるって伝えといて．

(ICU)

A lineはFloTrac準備しといたよ．TPTDでもよかったけど，まあいいやろう．

なんでFloTracにしようと思ったんすか？

多分，誤嚥，ARDS＆ショックで輸液管理が大変そうだから動的指標を使いやすいようにしとこうと思ってね．さあ，人工呼吸器設定はどうする？

ARDSといったらlow tidal ventilationってやつですね！ 6mL/kgの一回換気量（TV）で開始します．呼吸数は15回/分くらいにしといて，FiO_2は100％からスタートします．PEEPはとりあえず$5cmH_2O$っすかね．

よく勉強してるね．ただ，ショックもあるので乳酸アシドーシスをきたしているかもしれない．挿管前も30回/分以上の呼吸をしていたね．初期設定としてはTV 8mL/kg，呼吸数は20後半くらいにしないと呼吸性アシドーシス＋代謝性アシドーシスでpHがとんでもないことになるかもしれない．血液ガスを見ながら徐々にTV 6mL/kgにもっていこう．吸気ホールドボタンでプラトー圧を測って$30cmH_2O$以下になるようにしよう．許容できるくらいはPEEPを上げたいね．

TV 8mL/kgとしてプラトー圧測ると$25cmH_2O$です．

うん，じゃあPEEPを$10cmH_2O$にしとこうか．で，血液ガスを見てみよう．

（血液ガスフォローを行いながら呼吸器設定を調整し，VC（従量式）mode, FiO_2 80％, PEEP $12cmH_2O$, TV 360mL（6mL/kg），呼吸数30回/分とし，プラトー圧$28cmH_2O$，血液ガスはpH 7.22, PCO_2 48mmHg, PO_2 68mmHg, HCO_3^- 20mEq/L, AG 16mEq/L, 乳酸4mmol/Lであった．晶質液を1500mL投与した状態でHR 120bpm, BP 88/42mmHgでノルアドレナリンを開始した）

CO_2溜まってますね．もっとはかさなきゃですよね？

PaCO₂ の目標ってある？

40mmHg っすかね？

PaCO₂ じゃなくて pH を目標にするんだ．PaCO₂ の値そのものを気にする例外は頭蓋内圧亢進時と肺高血圧時かな．循環が許すなら pH 7.15-7.2 くらいまでは許容して low tidal ventilation を優先するんだ．これを permissive hypercapnia っていうんだね．さあ，輸液はどうする？

まだ Rescue フェーズですね．でも肺も悪いしなぁ．

水入れるの怖いですね．

ARDS は非心原性肺水腫だけど，肺静水圧は低くしたいね．けどやっぱり輸液はしなくちゃいけないんだ．でも最小限にしたい．Rescue フェーズを抜けたらすぐに輸液は絞りたいね．Frank-Starling の頂点を目指すんじゃなくて，臓器灌流を維持できる安全域の中でドライサイドを目指すイメージね．

腕の見せ所ってわけですね．

輸液指標をフルに使って輸液管理をしよう．

1) ARDS とは

　急性呼吸窮迫症候群（ARDS）とは，**何らかの原因により炎症が惹起され，肺微小血管での透過性亢進により肺水腫をきたす症候群**です．左房圧，LVEDP 上昇による肺水腫を心原性肺水腫とよぶのに対し，ARDS は非心原性肺水腫に分類されます．非心原性肺水腫は，血管透過性亢進によるARDS 以外にも，再膨張性肺水腫や神経原性肺水腫，陰圧性肺水腫などがあります．

　さて，この ARDS の定義は 1994 年の AECC（American-European Consensus Conference）の定義が長らく用いられてきましたが，2012 年に **Berlin 定義**に改定されています．Berlin 定義では，発症時期（1 週間以内），画像所見（CT も含め胸水や無気肺，結節では説明つかないもの），肺水腫の原因〔PAWP は上昇している（心原性の要素も混在）可能性もあるため圧測定の記載は削除〕が明確化され，酸素化能の評価に PEEP $\geq 5 cmH_2O$ が負荷されていることが条件として追加されました．また，ALI という用語は消失し，軽症，中等症，重症に分けられるようになりました　表4-11　表4-12 ．

表4-11　**AECC 定義**

急性発症
レントゲンで両側浸潤影
PAC で PAWP ≦ 18mmHg
ALI : P/F 比 200-300
ARDS : P/F 比 ≦ 200

表4-12 **Berlin 定義**（ARDS 診療ガイドライン 2016[73] より）

重症度分類	Mild 軽症	Moderate 中等症	Severe 重症
PaO_2/FiO_2 （酸素化能, mmHg）	$200<PaO_2/FiO_2≦300$ （PEEP, CPAP≧5cmH$_2$O）	$100<PaO_2/FiO_2≦200$ （PEEP≧5cmH$_2$O）	$PaO_2/FiO_2<100$ （PEEP≧5cmH$_2$O）
発症時期	侵襲や呼吸器症状（急性/増悪）から 1 週間以内		
胸部画像	胸水，肺虚脱（肺葉/肺全体），結節では全てを説明できない両側性陰影		
肺水腫の原因 （心不全，溢水の除外）	心不全，輸液過剰では全て説明できない呼吸不全： 危険因子がない場合，静水圧性肺水腫除外のため心エコーなどによる客観的評価が必要		

　ARDS では，病理的には**びまん性肺胞障害（DAD: diffuse alveolar damage）**とよばれる像を呈しますが，臨床的に ARDS と診断される症例で DAD 以外の像を呈するものも含まれています．DAD の病期は，うっ血，透過性亢進に伴う浮腫がメインの滲出期（1 ～ 7 日以内），増殖（器質化）期（7 ～ 21 日）を経て，肺構造のリモデリングが進み線維化期（21 日～）に移行します．

　ARDS はあくまで症候群であり，その原疾患はさまざまです．肺炎や誤嚥など肺の**直接損傷**に起因するものだけでなく，敗血症や外傷，熱傷など**間接損傷**によっても ARDS は起こります．鑑別を要する ARDS 類似の疾患に心原性肺水腫のほか，再膨張性肺水腫や神経原性肺水腫，陰圧性肺水腫などの ARDS 以外の非心原性肺水腫，肺炎，急性間質性肺炎（AIP），急性好酸球性肺炎（AEP），特発性器質化肺炎（COP），びまん性肺胞出血（DAH），過敏性肺臓炎（acute HP），薬剤性肺障害などがあります．画像所見，気管支肺胞洗浄（BAL），血液検査，培養検査などを駆使し原疾患を同定することが重要です．なぜならばこれらの疾患ではステロイドなどの特異的治療が存在する可能性があるからです．

　ARDS 治療の基本は原疾患治療で，嵐が過ぎ去るのを待つしかありません．ARDS では人工呼吸"管理"を要します．**人工呼吸は"管理"であって人工呼吸"治療"とはよびません**．機械的に空気を押し込む人工呼吸器はむしろ肺障害をきたしえます．人工呼吸器による肺障害を**人工呼吸器関**

連肺障害（VILI: ventilator-induced lung injury あるいは VALI: ventilator-associated lung injury）とよびます．VILI には圧による barotrauma，高い一回換気量によって起こる volutrauma，無気肺部分を強制換気するによって生じる atelectrauma，サイトカインなどによって生じる biotrauma などがあります．炎症による血管透過性亢進の状態にある ARDS では，人工呼吸管理によりさらに炎症が惹起されこれ以上の肺障害の進行を食い止めるために，「肺保護換気」をする必要があります．

　例えば VC（従量式）の矩形波（一定の流速で空気を押し込む）モードで換気を行ったとします．押し込んでいる最中はオームの法則により流速，気道抵抗に応じ圧が発生します．この頂点が最高気道内圧です．気道抵抗が高いほど，流速が速いほど**最高気道内圧**は高くなります．肺胞が膨らんだ状態で空気の行き来がない状態（休止期＝プラトー期）を設けたとしま

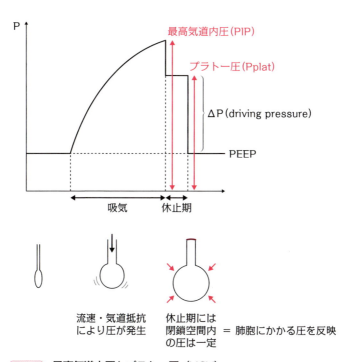

図4-27　**最高気道内圧とプラトー圧（VCV）**

す．休止期には肺胞が縮もうとする力と同じ力で，肺胞が縮まないようにする力が必要です．この力を**プラトー圧**といいます 図4-27 ．硬い肺胞，または空気をたくさん入れた肺胞の方が縮もうとする力が強いですね．言い換えると，コンプライアンスの悪い肺，または一回換気量が多い肺の方がプラトー圧が高くなります．人工呼吸管理では肺胞にかかる圧を制限したいので，最高気道内圧でなくプラトー圧を制限します．Barotrauma を防ぐためには**プラトー圧は≦ 30cmH₂O の管理が推奨**されています．

　Volutrauma を防ぐためには一回換気量の制限も必要です．一回換気量の制限はプラトー圧の上昇も防ぐことができます．**ARDS は一回換気量を 6mL/kg 以下に制限**することが推奨されています．一回換気量が減ると分時換気量（呼吸数×一回換気量）が減少し PaCO₂ が上昇します．呼吸数を上げることで対応しますがある程度の PaCO₂ 上昇は許容します．具体的には**循環が許せば pH 7.15-7.2 まではたとえ PaCO₂ が上昇しようが許容**します．PaCO₂ でなく pH が大事なのですね．これを **permissive hypercapnia** とよびます．

　また，肺胞の虚脱による atelectrauma，酸素化の悪化を防ぐために**適切な PEEP を付加する**ことも推奨されます．プラトー圧制限，低一回換気量換気（low tidal ventilation），high PEEP での人工呼吸管理を肺保護換気とよびます．

　プラトー圧を制限するという話が出ましたが，最近ではプラトー圧よりも driving pressure や経肺圧の制限がより重要ではないかといわれています．なんだかわからない言葉が出てきましたね．**Driving pressure とはプラトー圧－ PEEP のこと**です 図4-27 ．Driving pressure を低く管理することで死亡率が低下することが示されています[74]．経肺圧とは何でしょうか？　プロのトランペッターはトランペットを吹く際に気道内圧は 150cmH₂O ほどまで高まるといわれています．Barotrauma によりトランペッターの肺はボロボロになっているのでしょうか？　そうではありませんよね．なぜなら胸腔内圧が同時に 140cmH₂O 程度に高まっているためです．この場合，正味かかる圧は 150－140 ＝ 10cmH₂O ということ

になり肺胞の過膨張は起こりません[75]．

食道内にバルーンカテーテルを留置し，食道内圧を測定します．食道内圧を胸腔内圧とみなし，**気道内圧－胸腔内圧で計算されるものが経肺圧**です．自発呼吸努力が非常に強い場合，胸腔内圧陰圧により経肺圧は高くなります．経肺圧が高いと肺障害が起こるため，経肺圧を制限すべきではないかという意見もあります．

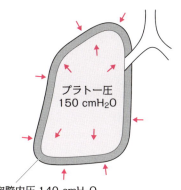
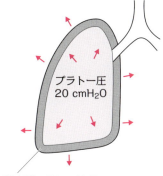

図 4-28　**経肺圧**

このように VILI だけでなく，強い自発呼吸努力自体も肺障害をきたすことがいわれており[76]，**P-SILI (patient self-inflicted lung injury)** とよばれます．「シリ」と聞いて「Hey Siri」ではなく「P-SILI」が先に思い浮かぶようになると一人前の集中治療医といわれています．冗談はさておき，自発呼吸がなぜ悪いのでしょうか？　経肺圧の上昇，Pendelluft 現象（振り子現象．自発努力によって一気に病的（背側）肺に流れ込み（背側）肺の過膨張を引き起こす），胸腔内圧低下による静脈還流増加→肺血流の増加→静水圧の上昇（陰圧性肺水腫と同様の機序），人工呼吸非同調（ダブルトリガー），呼気努力（横隔膜の押し上げと肺胞の虚脱）などにより肺胞障害，肺水腫が進行すると考えられています．ルーチンでは用いませんが，

重症の ARDS では初期（48 時間以内）に筋弛緩薬の使用を検討することもあります[77,78]．

その他，腹臥位や人工呼吸器設定として APRV，ステロイド，ECMO など様々な治療オプションがありますが，詳細は 3 学会合同の ARDS 診療ガイドライン 2016 などを参考にしても良いでしょう．

- ●ARDS の人工呼吸管理の基本は肺保護戦略．自発呼吸努力も意識する．

2) 結局変わらない ARDS の輸液管理のコンセプト

　ARDS の輸液を考える前にまず Starling の法則を復習してみましょう（1 章 7 ページ参照）．**毛細血管膜の水の移動は静水圧（P）と膠質浸透圧（π）によって規定されているのでした**．間質と血管内の電解質組成（張度）はほぼ同じです．毛細血管膜を蛋白は通過しないため，蛋白質濃度は血管内≫間質となります．これによって膠質浸透圧が形成されます．Starling の法則を式で表すと，

　　血管内→間質への水の移動：$Jv = Lp × S × \{(Pc-Pi) - σ(πc-πi)\}$

　Lp は膜の透過度 permeability，S は膜の表面積 surface area，σ は反発係数でいずれも係数です．C は capillary, i は interstitial の頭文字で Pc/i はそれぞれ血管内/間質の静水圧，πc/i はそれぞれ血管内/間質の膠質浸透圧を表しています．**血管内静水圧が高いと血管内→間質へ水が移動し，血管内膠質浸透圧が高いと間質→血管内と水が引き込まれる**ということです．修正 Starling の法則では，毛細管内→間質への水の流れは起こらず（＝ no absorption rule），リンパ管を介して吸収されるとされているのでした．

　ARDS の主病態は血管透過性亢進による非心原性肺水腫でした．グリコカリックス膜の破綻による血管透過性の亢進は上式の Lp の増加と σ の減少を起こします．それにより Jv が増加し肺水腫をきたします．一方，心原性肺水腫は，血管内静水圧（Pc）の上昇，血管内膠質浸透圧 πc の低下により Jv が増加することで起こります．しかし，たとえ ARDS の状態であったとしても，静水圧（Pc）の上昇，膠質浸透圧 πc の低下により肺水腫の悪化は助長されるはずです．よって，**ARDS のような非心原性肺水腫の状態であっても肺血管の静水圧の低下＝ドライサイドでの管理が望まれる**はずです．ARDS の原因は敗血症や肺炎など様々ですが，ARDS 患者の 60％ が循環不全を呈し，65％ がカテコラミンを要するというデータもあります．ドライサイドで管理したいけど，循環不全もある．じゃあどうやって管理するの？　という疑問が生じます．

ARDS 患者に輸液制限を行い,ドライサイドで管理を行う有効性をみた FACCT trial というランドマークスタディが 2006 年に NEJM 誌に発表されました[79].ここでもやはりフェーズを意識した管理を行っています.詳しくみてみましょう.

FACCT trial は P/F<300 以下の ARDS 患者を対象に,輸液制限を行った群(conservative strategy)と輸液制限を行わない群(liberal strategy)に分け,60 日死亡率をプライマリアウトカムとして比較した研究です.FACCT の輸液プロトコールを 表4-13 に示します.7 日間のトータルの輸液の InOut バランスは,conservative strategy 群で-136 ± 491mL,liberal strategy 群で+6992 ± 502mL という結果でした.プライマリ

表4-13 FACCT プロトコール

圧モニタリング (mmHg)				MAP<60mmHg もしくは血管収縮薬 (≦5μg/kg/min 以下のドパミンは含まない) を必要とする場合,ショックの治療を優先する
CVP		PAWP		
Conseravative strategy	Liberal strategy	Conseravative strategy	Liberal strategy	
Range 1				
>13	>18	>18	>24	血管収縮薬 ボーラス輸液
Range 2				
9-13	15-18	13-18	19-24	
Range 3				
4-8	10-14	8-12	14-18	ボーラス輸液 血管収縮薬
Range 4				
<4	<10	<8	<14	

アウトカムである60日死亡率では有意差を認めなかったものの, conservative strategy群で酸素化指数（平均気道内圧×FiO$_2$÷PaO$_2$×100）やlung injury score（レントゲン所見, P/F比, PEEP, コンプライアンスで点数化したもの）が改善し, ventilator-free daysの増加, ICU滞在期間の短縮がみられました. ARDSでは輸液を制限し静水圧を低く保った方がどうやら予後がよいらしいことがわかったのです. この研究ではinclusionされる前にすでに平均2500mL以上の輸液が入っており, ショック患者, 血管収縮薬を必要とした患者が全体の3割程度いました. 輸液制限群であっても蘇生期にはしっかり蘇生を行っていることに注意が必要です.

なかなか複雑なプロトコールなので読み解くのにしばらく時間がいると

血管収縮薬を用いずにMAP≧60mmHgを維持			
(≦5μg/kg/min以下のドパミンは含まない)			
平均尿量＜0.5mL/kg/hr		平均尿量≧0.5mL/kg/hr	
循環不安定 Cl<2.5L/min/m^2 or 冷感, CRT>2sでmottled skinを伴う	循環安定 Cl≧2.5L/min/m^2 or 冷感, CRT>2sでmottled skinを伴わない	循環不安定 Cl<2.5L/min/m^2 or 冷感, CRT>2sでmottled skinを伴う	循環安定 Cl≧2.5L/min/m^2 or 冷感, CRT>2sでmottled skinを伴わない
KVO IV ドブタミン フロセミド	KVO IV フロセミド	KVO IV ドブタミン フロセミド	KVO IV フロセミド
KVO IV ドブタミン	KVO IV フロセミド	KVO IV ドブタミン	KVO IV フロセミド
ボーラス輸液	ボーラス輸液	ボーラス輸液	Liberal KVO IV Conservative フロセミド
ボーラス輸液	ボーラス輸液	ボーラス輸液	Liberal ボーラス輸液 Consevative KVO IV

注: KVO (keep venous open); 維持輸液を指す

表4-14 FACCT-lite プロトコール

CVP (推奨)	PAWP (オプション)	MAP ≧ 60mmHg and 血管収縮薬終了12時間以上経過	
		尿量＜0.5mL/kg/hr	尿量≧0.5mL/kg/hr
＞8	＞12	フロセミド, 1時間で再評価	フロセミド, 4時間で再評価
4-8	8-12	ボーラス輸液, 1時間で再評価	フロセミド, 4時間で再評価
＜4	＜8	ボーラス輸液, 1時間で再評価	介入なし, 4時間で再評価

思いますのでしばらく表とにらめっこをしてみてください．「静的指標であるCVPとPAWPの評価」と「循環が安定しているかどうか」で取るべき戦略が分けられているのがわかります．Conservative strategy群でより輸液が制限されるようプロトコールが組まれています．Conservative strategy群でも循環不安定で前負荷が少ないと思われるケースではボーラス輸液をするようになっています．ショックの治療はしっかりやらないといけないのです．前章でROS-D〔Rescue (Resuscitation), Optimization, Stabilization, Deescalation〕の話をしましたが，やはりARDSでも輸液のフェーズを意識することが大切なのです．Rescue phaseで前負荷が足りない時は，ARDSであっても輸液が必要です．ただ，optimization期へと移行していくタイミングで早めに輸液は絞り，前負荷，輸液反応性の評価を行いながら足りない分を適宜ボーラス投与で補い輸液量を最小限にする努力をしなければなりません．FACCTプロトコールは複雑であり，簡便にしたFACCT-liteプロトコールも考案されFACCTプロトコールと同様の人工呼吸器期間で管理できるという研究もあります[80]．

　結局ARDSでは，蘇生時には必要な輸液をしつつも循環が折り返し次第，輸液量が最小になるよう気合を入れろってことなのですが，FACCTでは輸液指標として静的指標を用いています．輸液指標については前章で詳しく解説しました．FACTTプロトコールでは静的指標を用いていますが，フェーズをイメージしつつ，PAC, TPTD, FloTracなどのpulse contour analysisのできるモニターやエコーなどを駆使し，輸液をするかどうかの判断をすることは変わりません．右心不全があればPACが有効かもしれませんし（コラム参照），肺血管外水分量（EVLW）や肺血管

透過性指数（PVPI）をみながら管理したければ TPTD が有効かもしれません．FloTrac では SVV や PPV は自発努力が強い状況や low tidal ventilation 中や肺コンプライアンスが低い状況では参考になりませんが，PLR や輸液チャレンジなどの輸液反応性評価には使用できるでしょう．あらゆる指標を駆使し適切な輸液量となるよう管理をします．

　重症患者のカルテを書く際には，SOAP 形式でなく，臓器ごとの by system でアセスメントを行います．実際に治療プランを by system で考えていくのですが，多臓器不全を呈する重症患者ではその時々でどの臓器が最も重要な問題を抱えているかを考えながら優先順位をつけていく必要があります．ARDS 患者ではもちろん肺は重要臓器なのですが，同時に循環不全を呈している場合，そちらを後回しにして輸液をしないなんてしていると死んでしまうかもしれません．

COLUMN

ラシアル？[81]

　ラシックス＋アルブミンの投与は低アルブミン血症をきたすネフローゼ症候群や肝硬変患者などで浮腫改善の手段として有効ではないかという研究がありますが，未だ結論が出ていないところです．一方，重症患者でも低アルブミン血症をきたします．ARDS 患者では膠質浸透圧の低下はさらに肺水腫を悪化させる可能性があります．さらにフロセミドはアルブミンとくっつき近位尿細管に運ばれ尿細管腔側に分泌され効果を発揮するのですが，低アルブミン血症ではフロセミドの効果が減弱するともいわれています．ならば，ARDS 患者にラシックス＋アルブミンを投与すると尿量も増え，膠質浸透圧も上昇し肺水腫が改善するのではないかという仮説が立ちます．

　ARDS 患者にラシックス＋アルブミンを投与する有効性を見た研究は残念ながらほとんどありません．AECC 定義で ALI/ARDS と診断され，総蛋白 <6g/dL の低蛋白血症を有する患者を，ラシックス（ショット後持続投与）＋アルブミン（25% アルブミン 25g×3 回 / 日，3 日間もしくは 8g/dL を超えるまで）投与する介入群とラシックス＋プラセボ投与のコントロール群に分け，酸素化の改善を見た RCT があります．介入群で酸素化の改善を認め（24 時間後の P/F +43 vs. −24mmHg，3 日後の P/F +49 vs. −13mmHg），net の輸液バランスも 3 日間で−5480 vs. −1490mL と介入群でマイナスバランスとなりました．ただし，症例数が 20 例ずつの小規模であることや人工呼吸期間や死亡率を検討したものではないことに注意が必要です．Capillary leak のある状態ではグリコカリックスが破綻し投与したアルブミンは間質に漏れるだけになってしまうかもしれません．現状で，低蛋白血症を有する ARDS 患者にルーチンでラシックス＋アルブミンを使うことはありませんが，どうしても困った時には選択肢の一つとして考慮してもいいでしょう．

COLUMN

ARDS と右心[82]

ARDS 患者の約 6 割が循環不全を呈するといわれています．ショックの原因として，敗血症のほかに肺高血圧や陽圧換気による右心不全の影響があげられています．ARDS 患者が右心不全をきたすリスクとして，① ARDS の原因が肺炎，② P/F 比 < 150mmHg，③ driving pressure ≧ 18cmH$_2$O，④ PaCO$_2$ ≧ 48mmHg がいわれています．なぜ ARDS は肺高血圧や右心へ影響を及ぼすのでしょうか．

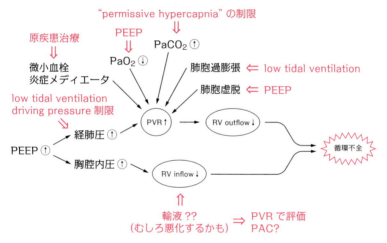

図 4-29　ARDS と右心

炎症による微小血栓，炎症メディエータや低酸素，高二酸化炭素血症，アシドーシスによる肺血管収縮により肺血管抵抗（PVR）は高くなります．ARDS では重力に依存し背側の肺胞の虚脱を生じ，わずかに背側に健常肺が残る（= baby lung）といったように，健常肺と虚脱肺が混在したような状況になります．換気により健常肺側は過膨張をきたします．そうすると過膨張肺では毛細血管が押しつぶされ PVR は上昇します．一方，虚脱肺でも低酸素性肺血管攣縮（HPV →肺胞が低酸素の状態では肺血管は収縮し V/Q ミ

スマッチを是正する生体防御反応）によりPVRは上昇します．また過度のPEEPは経肺圧を上昇させ（ゾーン2→1：3章134ページ参照），PVRの上昇をきたす可能性があります（虚脱肺をリクルートメントする適度なPEEPはHPV解除によりPVRを低下させるかもしれません）．これらの要因が重なりARDS患者でPVR上昇をきたし右室の駆出outflowは減少し，圧負荷に弱い右室がへばると右心不全を呈します．

　また，PEEPは胸腔内圧も上昇させるため，右室への流入inflow＝静脈還流も減少します．それによりさらに循環不全は悪化します．右室へのinflowを増やすため輸液負荷を行ったとしても，圧負荷にへばった右室は効果的なアウトプットを作り出せずにCOは増加しません．右室拡大をきたし左室を圧排するとCOは低下するおそれさえあります．受動的下肢挙上テスト（PLR）を行って評価すると，むしろCOは低下します．

　PVRを低下させるためには，原疾患の治療が重要なのはいうまでもありませんが，肺保護換気をする上で少々注意する点があります．高二酸化炭素血症では肺動脈が収縮してしまうため，ARDSでは通常"permissive hypercapnia"なのですがそれを制限する必要があるかもしれません．肺胞の過膨張に対してはlow tidal ventilationとdriving pressureの制限を継続します．低酸素，虚脱肺を改善させるためには適度なPEEPが必要になります．高すぎるPEEPは経肺圧上昇によるPVR上昇，胸腔内圧上昇による静脈還流の低下をきたす恐れがあるので注意が必要です．腹臥位管理や筋弛緩による過度な自発呼吸の抑制は，これらの循環改善に有利に作用する可能性があります．ARDS患者の循環管理において，右心不全は見落としがちな落とし穴になることがあります．右心不全が起こってないかな？　という目で管理をしましょう．

COLUMN

ARDS と ECMO ～VV と VA

　人工呼吸器や輸液，昇圧剤などの薬物治療で呼吸や循環を維持できない場合，ECMO（extracorporeal membrane oxygenation，体外式膜型人工肺）を考慮します．呼吸不全のみなら VV-ECMO，呼吸だけでなく循環不全も呈していたら VA-ECMO を選択します．ただし，ARDS で低酸素，高二酸化炭素による右心不全で昇圧剤を要するケースでは，VV-ECMO で酸素化と二酸化炭素が改善することで循環が改善することもあります．さて，VV-ECMO と VA-ECMO，何が違うのでしょう？

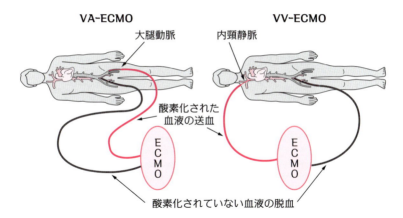

図 4-30　**VV-ECMO と VA-ECMO**

VV-ECMO では大腿静脈経由・右房脱血，内頸静脈送血（当院では北欧最大の ECMO センターであるカロリンスカ大学の方法を習い内頸静脈経由・右房脱血，大腿静脈送血を選択している．この方法だとリサーキュレーションは増えるが脱血が安定して確保できる．最近ではダブルルーメンの Avalon Elite® が開発され，脱血，リサーキュレーション両者で理想的といわれている）．VA-ECMO では大腿静脈脱血，大腿動脈送血．

　VV-ECMO は静脈血を人工肺で酸素化し静脈血に返すため生理的な循環です．一方，VA-ECMO は静脈血を酸素化し，大腿静脈から循環とは逆方向に血液を返すため，非生理的といえます．VA-ECMO でもし自己心がほとんど機能していないならば ECMO 流量がそのまま CO となります．自己心の CO

があれば，自己心の流量とECMO流量の交わる点＝mixing zoneがどこにあるかを考え，自己心の状態を意識しながら管理をします．

　そのほかにも，VV-ECMOとVA-ECMOの違いがあります．VV-ECMOではECMO管理が長期化することが多いです．長持ちする回路が必要ですし，長く使用していたら回路の血栓閉塞など様々なトラブルが起こります．回路の異常を早く察知するためには回路の圧などをモニタリングする必要があります．また，VV-ECMOではVA-ECMOより多くのECMO流量を必要とします．①VV-ECMOでは自己心は元気であることが多いため，自己心のCO分を酸素化するためには自己心のCOに近いECMO流量を必要とすること，②静脈に返した血液をまた脱血してしまう＝リサーキュレーションを起こすことからVV-ECMOでは多くのECMO流量を必要とするのです．多くのECMO流量を確保するためには太い脱血カニューレが必要となります．

表4-15　VV-ECMOとVA-ECMO

	VV-ECMO	VA-ECMO
適応	呼吸不全	循環不全±呼吸不全
送脱血	内頸静脈，大腿静脈	大腿静脈脱血，大腿動脈送血
循環	生理的	非生理的（逆行性）
ECMO流量	より多くのフローが必要	
リサーキュレーション	あり	なし
期間	長期化することが多い	

　さて，このVV-ECMOはH1N1インフルエンザパンデミック時の本邦の成績が他国より劣っており，その原因としてECMO装置の性能，脱血に必要な太いカニューレサイズの使用，施設集約化に問題があったとされています．そこで呼吸療法医学会と集中治療学会が合同でECMOプロジェクトを立ち上げ，ECMO施設の集約化を目指しています．当院もECMO施設として週1回のシミュレーション教育などを行いながらスタッフの技術・知識・コミュニケーション能力の維持に努めています．

VV-ECMO の適応を考える際にはまず原疾患が可逆的であるかどうかが最も重要です．可逆的であれば以下の場合に適応を考慮します．

VV ECMO適応

A. 適応
1. 低酸素性呼吸不全
    a. FiO_2>90% または Murray score 2-3 でかつ PaO_2/FiO_2<150 であれば，致命率は 50% 以上である → 考慮
    b. FiO_2>90% または Murray score 3-4 でかつ PaO_2/FiO_2<80 であれば，致命率は 80% 以上である → 適応
2. $PaCO_2$>80 または Pplat≧30 cmH_2O にしても，改善が得られない，原因が喘息・permissive hypercapnia による CO_2 貯留
3. 重度の air leak syndrome

B. 除外基準
　体外循環による生命補助を行っても予後改善が乏しいと想定される状態→相対的除外基準
1. 人工呼吸器が高い設定(FiO_2>0.9，Pplat>30)で 7 日間以上行われている場合
2. 薬剤による重度の免疫不全(好中球数 <400/μL)
3. 最近または増悪傾向の中枢神経系の出血

C. 特殊な患者における基準
1. 年齢：年齢制限はないが，高齢ほどリスクは高い
2. 体重：125 kg 以上
3. 致命的でない合併症は，個々の症例別に相対的適応を判断する
4. 肺移植へのブリッジング

図 4-32　**VV-ECMO 適応**

項目			点数
胸部レントゲンスコア	肺陰影なし		0
	肺水腫	全体の 25%	1
	肺水腫	全体の 50%	2
	肺水腫	全体の 75%	3
	肺水腫	全肺野	4
低酸素スコア	PaO_2/FiO_2	≧300	0
	PaO_2/FiO_2	225〜299	1
	PaO_2/FiO_2	175〜224	2
	PaO_2/FiO_2	100〜174	3
	PaO_2/FiO_2	<100	4
PEEP スコア	PEEP	<5 cmH_2O	0
	PEEP	6〜8 cmH_2O	1
	PEEP	9〜11 cmH_2O	2
	PEEP	12〜14 cmH_2O	3
	PEEP	≧15 cmH_2O	4
コンプライアンススコア	コンプライアンス	≧80 mL/cmH_2O	0
	コンプライアンス	60〜79 mL/cmH_2O	1
	コンプライアンス	40〜59 mL/cmH_2O	2
	コンプライアンス	20〜39 mL/cmH_2O	3
	コンプライアンス	<19 mL/cmH_2O	4
各項目の合計点を採用した項目の数で除した点数			
肺障害なし		0	
軽度〜中等度の肺障害		0.1〜2.5	
重度の肺障害		>2.5	

図 4-33　**Murray score**
(Murray JF et al. Am Rev Respir Dis. 1988; 138: 720-3 [83] より)

- ARDS 患者でも蘇生期はしっかり蘇生を行い，以降は肺静水圧が低くなるよう輸液制限を行う．

4. ACS
腹部コンパートメント症候群

55歳男性．アルコールが原因の重症急性膵炎を加療中．ICU 2日目．人工呼吸管理がされている．入室後の総輸液量は6000mLに達した．尿量減少し，一回換気量は軽度低下をきたしている．晶質液100mL/時で持続投与を行い，ノルアドレナリン0.1γ投与しHR 110bpm, BP 105/55 (72) mmHg.

エコーしましたけどIVCは虚脱傾向です．まだまだvolumeが必要と思うんすけど．

ACSじゃないかな？

えっ？ 心筋梗塞っすか？

そっちのACSじゃないよ，腹部コンパートメント症候群．

なんすか，それ？

急性膵炎や外傷，熱傷などで大量輸液時に腹腔内の組織，臓器の浮腫が原因でIVCや腹部臓器が圧排されて循環不全や呼吸不全，腎障害をきたす病態ね．

ほう．

膀胱内圧を測って腹腔内圧 (IAP) をモニタリングするんだよ．

膀胱内圧は 16mmHg でした．

 おっ，高いね．腹腔内高血圧（IAH）の状態とはいえそうね．

 そろそろ持続投与している輸液を絞ってもいいかもね．必要なときにアルブミンを適宜投与するようにしたら？　エコーで腹水もチェックしよう．

 すみません，知りませんでした．

 謝ることじゃないよ．癖になるから謝らなくていい．

 すみません．

 ……．

1）もう一つの ACS を知っていますか？[84]

　ACS と聞いたら「急性冠症候群」をまず思いつくと思いますが，集中治療領域においてもう一つ忘れてはならない「ACS」があります．それは**腹部コンパートメント症候群（ACS: abdominal compartment syndrome）**です．お腹は，横隔膜と腹壁の筋肉によって囲まれた閉鎖空間（コンパートメント）です．空気や組織の浮腫，腹水や出血などの液貯留，腫瘍などの塊が腹腔内スペースにあると腹腔内の容量が増加し腹腔内圧（IAP: intraabdominal pressure）が上昇します．その他にも熱傷瘢痕があり腹壁のコンプライアンスが低下した状態でも腹腔内圧は急激に上昇します 図4-34 .

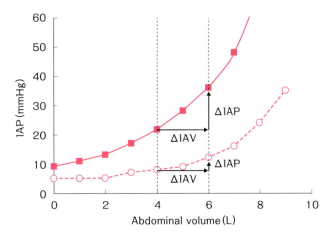

図4-33 **腹腔内容量と腹腔内圧の上昇** (Rogers WK et al. Chest. 2018; 153: 238-50[84] より)
腹壁のコンプライアンスが低いと腹腔内圧は急激に上昇する

　腹腔内圧の上昇した状態を**腹腔内高血圧（IAH: intraabdominal hypertention）**とよびます．妊娠や肝硬変による**慢性の**腹水貯留では IAP は上昇しにくいですが，capillary leak の病態で大量輸液を行うと腹腔内臓器の浮腫で急激に IAP は上昇し IAH となります．IAH となると腹腔内臓器は圧迫され，臓器障害を起こします．この状態を腹部コンパートメント症候群とよびます．灌流圧は（入口－出口）であらわされ，**腹腔内灌流**

圧（APP: abdominal perfusion pressure）は MAP − IAP（もしくは CVP の高い方）で規定されます（2章74ページ参照）．ACS では APP 低下＝臓器灌流低下により臓器障害を起こします．ACS による臓器障害を 図4-34 に示します．

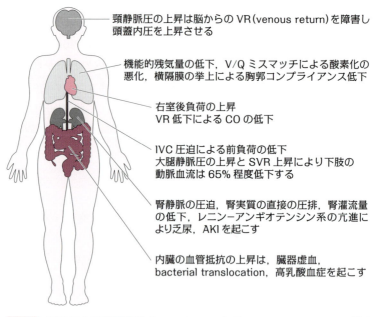

図4-34 **ACS による臓器障害** (Rogers WK et al. Chest. 2018; 153: 238-50[84]）より）

ここで一旦，用語の整理をしておきます．

表 4-16 用語の定義

腹腔内高血圧 (IAH: intraabdominal hypertention)	IAP≧12mmHg が持続
腹部コンパートメント症候群 (ACS: abdominal compartment syndrome)	IAP>20mmHg で新規の臓器障害を伴う
一次性 (Primary) IAH or ACS	腹部骨盤領域の損傷もしくは疾患によるもので，早期の外科的介入や IVR を必要とすることが多い
二次性 (Secondary) IAH or ACS	腹部骨盤領域の損傷もしくは疾患によるものではないもの
再発性 (Reccurent) IAH or ACS	一次性もしくは二次性 IAH/ACS の外科的/内科的治療後に再発した IAH/ACS
腹腔内灌流圧 (APP: abdominal perfusion pressure)	MAP-IAP

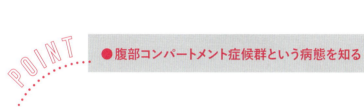

● 腹部コンパートメント症候群という病態を知る

2）膀胱内圧と IAP

　さて，腹腔内圧（IAP）はどうやってモニタリングすればよいのでしょうか？　膀胱留置カテーテルで測定する膀胱内圧が直接測る IAP とよく相関することがわかっており，**IAP は膀胱内圧で代用**します．膀胱内圧の測定法を以下に示します．PAC や CVP の測定と一緒で，**膀胱内圧も仰臥位で呼気終末の圧で読みます．**

　膀胱内血腫やひどい骨盤骨折，膀胱破裂や透析患者などでは膀胱内圧の

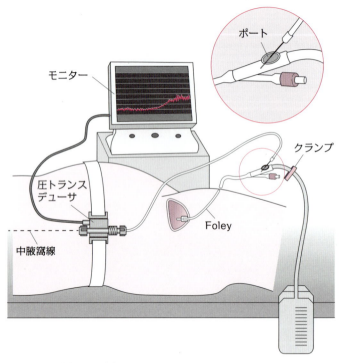

図 4-35　**膀胱内圧の測定**（UpToDate「Abdominal compartment syndrome in adults」[85] より）

1. 膀胱留置カテーテルをクランプする
2. 25mL の生食をポートから注入しカテーテル内を満たす
3. 圧トランスデューサーをポートに差し込む
4. 中腋窩線の高さでゼロ点補正を行う
5. 臥位で腹筋の緊張がない状態で呼気終末の圧を測定する

測定ができません．このような場合，腹部ドレーンで直接測定する方法や大腿静脈の CVC における CVP 上昇を検知する方法もありますが，信頼性には乏しいといわれています．また，経験のある外科医の触診による IAP の診断も信頼性に乏しいと言われています……なんてこったい．

> **POINT**
> ● 腹腔内圧（IAP）は膀胱内圧測定によって計測する．

3）ACS のマネージメント

　世界 ACS 学会（WSACS: World Society of the Abdominal Compartment Syndrome）なるものがあり，ACS 管理のガイドラインを出しています[86]．そのほかにも WSES（World Society of Emergency Surgery）からも主に「open abdomen」の管理についてのガイドラインが出されています[87]．

　IAH や ACS のリスクのある患者には 4-6 時間おきに IAP を測定します．**IAH や ACS ではまず内科的治療を優先**します．**内科治療に反応せず臓器障害が進行するような場合にのみ外科的治療＝開腹減圧術を考慮**します．腹腔内灌流圧（APP）の維持，具体的には APP>60mmHg を目標にします．最低限の MAP の維持は必要ですが，MAP を上げることよりも IAP を下げることを目標とします．NG チューブの挿入や腸管蠕動促進薬の使用，経腸栄養の中断などで腸管内容物を減らすこと，腹腔内に占拠病変があれば穿刺吸引，ドレナージなどを考慮すること，鎮静や臥位，筋弛緩薬などで腹壁のコンプライアンスを改善させること，輸液制限，必要ならば膠質液を考慮することを行い，IAP 低下を目指します．どうしてもコントロールがつかない場合は開腹管理になりますが，長期の「open abdomen」の管理は蛋白の喪失，異化亢進，腸管皮膚瘻，腹壁瘢痕ヘルニアなど様々な合併症を起こすため，open abdomen の期間は最短となるよう管理を継続します．

　ACS を起こす代表的疾患は外傷，急性膵炎，腹部大動脈瘤手術，重症なイレウスなどです．外傷では「damage control surgery」といって，出血のコントロール目的の最小限の手術を行い，open abdomen で管理し二期的に閉腹を行う戦略を取ることがあります．アシドーシス（pH<7.2），低体温（<34℃），凝固異常を外傷死の三徴と呼び，このような症例では damage control surgery を行うことが勧められています．急性膵炎では大量輸液がなくとも capillary leak と低アルブミン血症による腹腔内の浮腫により高率に IAH を起こします．急性膵炎では開腹手術はできるだけ避けるべきで，4-5 日粘れば改善することもあります．判

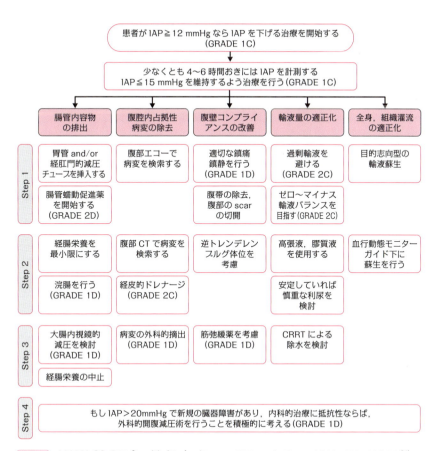

図4-36 IAH/ACS のマネージメント (Rogers WK et al. Chest. 2018; 153: 238-50[84] より改変)

断が難しいですが，内科的治療に反応しない ACS では開腹手術に踏み切ることもためらってはなりません．

　IAH では，輸液を絞るよう努力しますが，左室前負荷の評価は非常に難しいのは事実です．PPV や SVV などの閾値は上昇し輸液指標はあてにならないことが多く，PLR も正確に判断できない可能性があります．また，**IVC は圧排されているためエコーでの IVC 評価は hypovolemia と勘違いをすることもあり注意が必要**です．誤った判断により輸液負荷を行うとさらに ACS を悪化させるという悪循環を招きます．輸液指標をフルに活

用しながら輸液戦略を立てねばなりません．

●ACS の管理はまず内科的治療．どうしてもダメなら open abdomen

参考図書
- 臨床にダイレクトにつながる循環生理．石黒芳紀，讃井將満　監訳．百村伸一　監修．羊土社．
- カテーテル時代に知っておきたい新しい心血行動態入門．大西勝也　著．メディカ出版．
- INTENSIVIST．心臓血管外科　後編．術後の輸液管理．下薗崇宏　著．メディカル・サイエンス・インターナショナル．

参考文献
1) Bone RC et al. Chest. 1992; 101: 1644-55, PMID: 1303622
2) Bone RC et al. Crit Care Med. 1996; 24: 1125-8, PMID: 8674323
3) Vincent JL et al. Crit Care Med. 1997; 25: 372-4, PMID: 9034279
4) Kaukonen KM et al. N Engl J Med. 2015; 23: 1629-38, PMID: 25776936
5) Levy MM et al. Crit Care Med. 2003; 31: 1250-6, PMID: 12682500
6) Dellinger RP et al. Crit Care Med. 2013; 41: 580-637, PMID: 23353941
7) Singer M et al. JAMA. 2016; 315: 801-10, PMID: 26903338
   Sepsis-3 の定義
8) 織田成人．日内会誌．2017; 106: 120-6
9) Seymour CW et al. JAMA. 2016; 315: 762-74, PMID: 26903335
   Sepsis-3 の定義に SOFA スコア /qSOFA スコアが採用された経緯
10) Shankar-Hari M et al. JAMA. 2016; 315: 775-87, PMID: 26903336
11) Vincent JL et al. Intensive Care Med. 1996; 22: 707-10, PMID: 8844239
12) Rivers E et al. N Engl J Med. 2001; 345: 1368-77, PMID: 11794169
    EGDT の有効性を示したランドマーク RCT
13) ProCESS investigators. N Engl J Med. 2014; 370: 1683-93, PMID: 24635773
14) ARISE Investigators. N Engl J Med. 2014; 371: 1496-506, PMID: 25272316
15) Mounsey PR et al. N Engl J Med. 2015; 372: 1301-11, PMID: 25776532
    敗血症 3 部作 13) 〜 15)
16) Angus DC et al. Intensive Care Med. 2015; 41: 1549-60, PMID: 25952825
17) PRISM investigators. N Engl J Med. 2017; 376: 2223-34, PMID: 28320242
18) Rhodes A et al. Intensive Care Med. 2017; 43: 304-77, PMID: 28101605
    SSCG 2016

19) Jones AE et al. JAMA. 2010; 303: 739-46, PMID: 20179283
20) Permpikul C et al. Am J Respir Crit Care Med. 2019; 199: 1097-105, PMID: 30704260
21) Levy MM et al. Intensive Care Med. 2018; 44: 925-8, PMID: 29675566
　　敗血症1時間バンドル
22) Avni T et al. PLoS One. 2015; 10: e0129305, PMID: 26237037
23) Beck GCh et al. Crit Care. 2004; 8: 485-91, PMID: 15566620
24) Russell JA et al. N Engl J Med. 2008; 358: 877-87, PMID: 18305265
25) Gordon AC et al. JAMA. 2016; 316: 509-18, PMID: 27483065
26) Djogovic D et al. CJEM. 2015; 17: 1-16, PMID: 26067924
27) Loubani OM et al. J Crit Care. 2015; 30: 653l, PMID: 25669592
28) Lewis T et al. J Intensive Care Med. 2019; 34: 26-33, PMID: 28073314
29) Sato R et al. J Intensive Care. 2015; 3: 48, PMID: 26566443
30) Kakihana Y et al. J Intensive Care. 2016; 4: 22, PMID: 27011791
31) Vieillard-Baron A. Ann Intensive Care. 2011; 1: 6, PMID: 21906334
32) Ehrman RR et al. Crit Care. 2018; 22: 112, PMID: 29724231
　　敗血症性心筋症レビュー 28)〜31)
33) Parker MM et al. Ann Intern Med. 1984; 100: 483-90, PMID: 6703540
34) Gattinoni L et al. N Engl J Med. 1995; 333: 1025-32, PMID: 7675044
35) Wilkman E et al. Acta Anaesthesiol Scand. 2013; 57: 431-2, PMID: 23298252
36) Hernandez G et al. Intensive Care Med. 2013; 39: 1435-43, PMID: 23740284
37) Reuter DA et al. Intensive Care Med. 2016; 42: 1607-9, PMID: 27349239
38) McLean AS et al. Intensive Care Med. 2016; 42: 1610-12, PMID: 27349242
39) De Backer D et al. Intensive Care Med. 2016; 42: 1613-4, PMID: 27349240
40) Morelli A et al. JAMA. 2013; 310: 1683-91, PMID: 24108526
41) Sanfilippo F et al. Curr Med Res Opin. 2015; 31: 1817-25, PMID: 26121122
42) Annane D et al. Intensive Care Med. 2017; 43: 1781-92, PMID: 28940017
43) Annane D et al. Crit Care Med. 2017; 45: 2078-88, PMID: 28938253
44) Pastores SM et al. Crit Care Med. 2018; 46: 146-8, PMID: 29095205
　　CIRCI ガイドライン 41)〜43)
45) Annane D et al. JAMA. 2002; 288: 862-71, PMID: 12186604
46) Cooper MS et al. N Engl J Med. 2003; 348: 727-34, PMID: 12594318
47) Rhodes A et al. Intensive Care Med. 2017; 43: 304-77, PMID: 28101605
48) Sprung CL et al. N Engl J Med. 2008; 358: 111-24, PMID: 18184957
49) Venkatesh B et al. N Engl J Med. 2018; 378: 797-808, PMID: 29347874
50) Annane D et al. N Engl J Med. 2018; 378: 809-18, PMID: 29490185
51) Keh D et al. JAMA. 2016; 316: 1775-85, PMID: 27695824
52) Weber-Carstens S et al. Intensive Care Med. 2007; 33: 730-3, PMID: 17325831
53) Keh D et al. Am J Respir Crit Care Med. 2003; 167: 512-20, PMID: 12426230
54) AKI(急性腎障害)ガイドライン 2016
55) Bellomo R et al. Intensive Care Med. 2017; 43: 816-28, PMID: 28364303
　　敗血症性 AKI のレビュー

56) Perner A et al. Intensive Care Med. 2018, 44: 791-8, PMID: 29696295
    敗血症の輸液管理のレビュー
57) Semler MW et al. N Engl J Med. 2018; 378: 829-39, PMID: 29485925
58) Self WH et al. N Engl J Med. 2018; 378: 819-28, PMID: 29485926
59) Taylor BE et al. Crit Care med. 2016; 44: 390-438, PMID: 26771786
60) Levy B et al. Ann Intensive Care. 2015; 5: 52, PMID: 26152849
    心原性ショック管理の experts' recommendations
61) Abuelo JG et al. N Engl J Med. 2007; 357: 797-805, PMID: 17715412
62) Futier E et al. JAMA 2017; 318: 1346-57, PMID: 28973220
63) Post EH et al. Crit Care. 2018; 22: 81, PMID: 29566705
64) Maheshwari K et al. Intensive Care Med. 2018; 44: 857-67, PMID: 29872882
65) Lamontagne F et al. Intensive Care Med. 2016; 42: 542-50, PMID: 28691677
66) Lamontagne F et al. Intensive Care Med. 2018; 44: 12-21, PMID: 29260272
67) Forrester JS et al. Am J Cardiol. 1977; 39: 137-45, PMID: 835473
68) Nohria A et al. J Am Coll Cardiol. 2003; 41: 1797-804, PMID: 12767667
69) Ponikowski P et al. Eur J Heart Fail. 2016; 18: 891-975, PMID: 27207191
    ESC の心不全ガイドライン 2016
70) Mebazaa A et al. Crit Care Med. 2008; 36: S129-39, PMID: 18158472
    クリニカルシナリオ
71) Maurer MS et al. J Card Fail. 2005; 11: 177-87, PMID: 15812744
72) 肺高血圧症治療ガイドライン 2017 年改訂版
73) ARDS 診療ガイドライン 2016
74) Amato MB et al. N Engl J Med. 2015; 372: 747-55, PMID: 25693014
75) Slutsky AS et al. N Engl J Med. 2013; 369: 2126-36, PMID: 24283226
    VILI のレビュー
76) Yoshida T et al. Am J Respir Crit Care Med. 2017; 195: 985-92, PMID: 27786562
    ARDS における自発呼吸の害についてのレビュー
77) Papazian L et al. N Engl J Med. 2010; 363: 1107-16, PMID: 20843245
78) National Heart, Lung, and Blood Institute PETAL Clinical Trials Network et al. N Engl J Med. 2019; 380: 1997-2008, PMID: 31112383
79) National Heart, Lung, and Blood Institute Acute Respiratory Distress Syndrome (ARDS) Clinical Trials Network et al. N Engl J Med. 2006; 354: 2564-75, PMID: 16714767
    FACCT trial. ARDS での輸液制限
80) Grissom CK et al. Crit Care Med. 2015; 43: 288-95, PMID: 25599463
81) Mratin GS et al. Crit Care Med. 2005; 33: 1681-7, PMID: 16096441
82) Vieillard-Baron A et al. Intensive Care Med. 2016; 42: 739-49, PMID: 27038480
    ARDS 患者の血行動態についてのレビュー
83) Murray JF et al. Am Rev Respir Dis. 1988; 138: 720-3, PMID: 3202424
84) Rogers WK et al. Chest. 2018; 153: 238-50, PMID: 28780148
    ACS レビュー

85) UpToDate「Abdominal compartment syndrome in adults」
86) Kirkpatrick AW et al. Intensive Care Med. 2013; 39: 1190-206, PMID: 23673399
   ACS ガイドライン
87) Coccolini F et al. World J Emerg Surg. 2018; 13: 7, PMID: 29434652

終章

輸液管理のプロトコール

誰もが自分の先を行った人たちからの影響を認めている

Chrales Ormond Eames, Jr

1）急性期輸液療法のプロトコール

目標となる値＝ Goal を定め，それに基づき介入，評価を繰り返すプロトコールを用いた治療を**目標志向型治療（GDT: goal-directed therapy）** とよびます．急性期輸液では侵襲の大きさやフェーズによって輸液量は異なるというお話をしましたが，それぞれの疾患やフェーズごとにいくつものプロトコールが作られ，その有用性が検討されてきました．

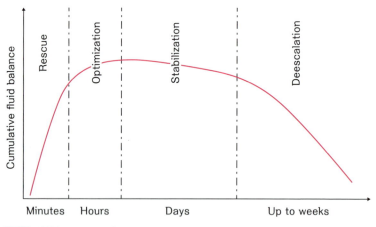

図 5-1　輸液のフェーズ

輸液プロトコールをあげ始めたらキリがありませんが，代表的なものをあげると，例えば敗血症患者の Rescue 期の治療プロトコールに EGDT（early goal-directed therapy）とよばれるものがあります．そのほか，手術中や術後の周術期輸液に関する GDT プロトコールも数多く報告されています．ARDS 患者を対象とした FACCT trial のプロトコールは Rescue 期を超えた時点で輸液量を制限するよう設計されたプロトコールでした（4 章 292 ページ参照）．

ハイリスク腹部消化管手術患者の術中，術後の輸液プロトコールを検討した大規模 RCT に OPTIMISE trial があります[1]．5% ブドウ糖液を 1mL/kg/hr で維持投与量として流しておき，膠質液 250mL を適宜 fluid challengeしながらLiDCO rapid®（FloTracと同じAライン波形からCOを測定するモニター）でSVをモニタリングしながら輸液反応性（SV>10%の増加）を評価しSVを最大化するというプロトコールです．プロトコール群36.6%，Usual care群43.4%と術後合併症と30日死亡率の複合アウトカムに有意差はありませんでしたが，OPTIMIZE trialを含めたメタアナリシスでは合併症発生率がプロトコール群で低下するという結果でした．その他のほとんどのGDTでは血行動態モニターを用いSVを最大化，最適化するプロトコールが用いられています．もちろんGDTに関して否定的なメタアナリシスもありますが，最近の腹部外科手術のGDTの有効性を見たメタアナリシスでも死亡率の低下など，有効性があるとされているものもあります[2]．また，ヨーロッパで提唱されたERAS（enhanced recovery after surgery）は，輸液だけでなく周術期の栄養管理，DVTの予防，挿入物の管理，鎮痛，早期離床などを含めた総合的なプロトコールで術後の合併症を低下させる取り組みが行われています[3]．

敗血症のプロトコール関しては，2001年にRiversらが発表したEGDT[4]により劇的に敗血症の死亡率が低下することが示されました（4章218ページ参照）．それから10数年が経ち，2014年と2015年に相次いでProCESS[5]，ARISE[6]，ProMISe[7]の3つのRCTが発表されました．

この敗血症3部作ではいずれもEGDTと「usual care」を比較したものです（ProCESS trialでは「protocol-based standard therapy」として別のプロトコールとも同時に比較しています）．いずれもEGDT群で死亡率を改善させず，輸血量やドブタミンの量は増えるといった結果となりました．そのほか腎代替療法の使用が増えたりICU滞在期間が長くなったりするという結果を示したものまであります．この敗血症3部作の結果を踏まえ，SSCGでもEGDTが推奨されなくなりました．確かにEGDTで用いられている$ScvO_2$のモニタリングやドブタミンの開始基準などはその通りに行わなくてもよいかもしれません．

これらのプロトコール研究を見ていく中で気になるのは，やはり**対照群**

が「usual care」群であるということです．Usual care の質は EGDT が出た 2001 年から 2014, 2015 年とでかなり異なっているはずで，usual care の質が高まったために EGDT と usual care に差が出なくなった可能性があると考えられます．Usual care では EGDT を実践していないけれども，酸素需給バランスの適正化と灌流圧の維持を目指した循環管理は行われていたはずです．EGDT は意味がない！　となりそうですが，この usual care というものが曲者で，usual care は時代でも変わりますし，施設ごとにも違いがあります．だからこそ多施設で研究をするのですが，研究施設の usual care を一般化していいかどうかという問題は常に付きまといます．これらの usual care を実践していない施設では，もしかしたら EGDT の実践が死亡率を改善させる可能性もあるのです．

- プロトコール研究の対照群は usual care であることに注意が必要である．
- 周術期の GDT は有効かもしれない．敗血症の EGDT はもはや推奨されなくなった．

2）プロトコールを採用すべきか？

　プロトコール研究というものは，よりよいプロトコールの開発が usual care の進歩を起こし，そこでさらによりよいプロトコールを開発し，またそれに usual care が追いつくということの繰り返しなのではないかと思います．プロトコール研究では比較対照が usual care であるため，常に曖昧さが付きまといます．プロトコールを採用するかどうかを考える際にはまずその研究施設の usual care が自施設の usual care と比較しどうだろうか？　ということを考えねばなりません．そのほかにも，プロトコールのメリット，デメリットには以下（表5-1）のようなものがあります．

　以上のメリット，デメリットを考慮した上で，個人の知識や経験，チームのマンパワー，知識や経験のばらつきなどを総合的に判断し，個人またはチームでプロトコールを採用するかどうかを決めます．経験が少ない症例の管理にはプロトコールは強い見方になるかもしれません．指導医が日中手術で対応できない場合や，人手不足で夜間休日の診療の質を担保する場合にプロトコールは有効かもしれません．一方で，プロトコールを採用せずに医療者間で意見を交わし合意形成をしていく過程で医療の質を高めていく方法もあります．患者にも多様性があります．それを個別化，細分化してプロトコールを作っていけば，患者の多様性に対応できるかもしれませんが，プロトコールは複雑化してしまいます．医療安全の面からも組

表5-1　プロトコールのメリット，デメリット

メリット	デメリット
判断，意思決定の負担を軽減 誰でも使用可能 エラーを防ぐ（標準的治療からの逸脱を防ぐ） 多職種で目標を共有しやすい コミュニケーションの改善 教育ツールとして使える	患者の多様性に対応できず，管理に個別性がなくなる 医療従事者の個性が活かされない 深く勉強しなくても使えてしまう プロトコールの作成根拠となっているエビデンスは弱い場合が多い アップデートしなければ時代遅れになる可能性がある

（高場章宏　他．輸液・ボリューム管理．INTENSIVIST[8]，輸液プロトコールの有用性の表より）

織としてどのプロトコールを採用していくのかを決めることは非常に大事です．輸液だけでなく人工呼吸管理から栄養管理など様々な分野でプロトコールを作ることはできます．当院でも様々なプロトコールを作っていますがプロトコールから得られる恩恵ははかりしれません．しかし，プロトコールばかりでガチガチに固めすぎてしまうと臨床家としての「ワクワク感」がなくなってしまうことも個人的には注意しています．バランスをよく考えながらプロトコールの導入を行わないといけませんね．

　患者ごとに個別化，細分化したプロトコールを目の前の患者に当てはめていくことは人工知能（AI）の進歩により今後発展していく可能性があると思われます．実際，敗血症の輸液循環管理の方針決定をAIで行うという論文がネイチャー誌から出されています[9]．AIが発展したとしても，われわれ臨床家は人間であり，常に真摯に患者さんと向き合い，いまだわからないことの多い疾患に立ち向かい続け，患者さんの内面に寄り添うことのできる存在と信じます．輸液・循環管理は患者さんごとにそれぞれ違った発見があるものです．飽くなき探究心を忘れずに日々の臨床を続け，一人でも多くの患者さんの循環不全の管理の向上に貢献できればと思います．

　のぼってゆく坂の上の青い天にもし一朶の白い雲がかがやいているとすれば，それをのみ見つめて坂をのぼってゆくであろう．
『司馬　遼太郎　坂の上の雲より』

● プロトコールはメリット，デメリットをよく吟味した上で導入すべし

参考文献

1) Pearse RM et al. JAMA. 2014; 311: 2181-90, PMID: 28442135
2) Sun Y et al. Crit Care. 2017; 21: 141, PMID: 28602158
3) Ljungqvist O et al. JAMA Surg. 2017; 152: 292-8, PMID: 28097305
4) Rivers E et al. N Engl J Med. 2001; 345: 1368-77, PMID: 11794169
5) Yealy DM et al. N Engl J Med. 2014; 370: 1683-93, PMID: 24635773
6) Peake SL et al. N Engl J Med. 2014; 371: 1496-506, PMID: 25272316
7) Mouncey PR et al. N Engl J Med. 2015; 372: 1301-11, PMID: 25776532
8) 高場章宏 他．輸液・ボリューム管理．INTENSIVIST．
9) Komorowski M et al. Nat Med. 2018; 24: 1716-20, PMID: 30349085

索　引

あ行

圧波形解析	142
圧容積曲線	254
アルブミン製剤	24
維持輸液	195
一回拍出量	58
エピネフリン	224

か行

拡張末期圧・容積関係	255
下肢挙上テスト	166
カテコラミン	224
観血的動脈圧測定	78
危機的酸素供給量	61
逆 Fick の式	70
急性呼吸窮迫症候群	285
急性腎障害	239
胸腔内血液容量	151
胸腔内熱容量	150
強心薬	227
グリコカリックス	34
経肺圧	288
経肺熱希釈法	149
血圧	72
血液分布異常性ショック	77, 231
血管収縮薬	227
検査後確率	186
検査閾値	184
検査前確率	184
高 Cl 性代謝性アシドーシス	19

膠質液	18
膠質浸透圧	4, 7
後負荷	59, 100
混合静脈血酸素飽和度	64

さ行

サードスペース	29
最高気道内圧	287
酢酸リンゲル	19
左室右室相互作用	272
左室拡張末期圧	92, 123, 256
左室拡張末期面積	164
左室拡張末期容積	82, 256
左室壁応力	100
左室流入血流速度波形	163
左房圧	123
三尖弁逆流圧格差	160
酸素供給量	57
酸素需給バランス	55
酸素消費量	57
時間速度時間積分値	164
自己調整能	72, 243
実効動脈エラスタンス	258
収縮末期圧・容積関係	257
収縮末期エラスタンス	257
重炭酸リンゲル	20
受動的下肢挙上テスト	171
循環血液量	3
循環血液量減少性ショック	231
循環血漿量	3
晶質液	18

静脈還流量	86
ショック	54
心原性ショック	231
心原性肺水腫	285
人工膠質液	23
人工呼吸器関連肺障害	286
心収縮力	59
心臓拡張期容量	151
心拍出量	57
心拍数	68
静水圧	4, 7
静的指標	143, 170
全身血管抵抗	75
全身性炎症反応症候群	212
前負荷	59, 82
臓器灌流圧	72
早期目標志向型治療	218
僧帽弁逆流症	280
僧帽弁狭窄症	279

た行

体外式膜型人工肺	299
代償性抗炎症反応症候群	212
大動脈弁逆流症	280
大動脈弁狭窄症	277
致死的酸素供給量	62
張度	4
治療閾値	184
動的指標	143, 170
動脈血酸素含有量	57
ドナン効果	27
ドパミン	224
ドブタミン	224

な行

乳酸値	63
乳酸リンゲル	19

ノルアドレナリン	224

は行

肺血管外水分量	151
肺血管抵抗	102
肺血管透過性指数	152
敗血症	214
敗血症性ショック	214
敗血症性心筋症	232
肺高血圧	273
肺動脈拡張期圧	123
肺動脈カテーテル	117
肺動脈楔入圧	123
肺熱容量	151
肺保護換気	287
バゾプレシン	228
非観血的動脈圧測定	79
非心原性肺水腫	285
びまん性肺胞障害	286
フェニレフリン	224
腹腔内灌流圧	305
腹腔内高血圧	305
腹部コンパートメント症候群	305
プラトー圧	288
ベイズ診断推論	184
閉塞性ショック	231
ボーラス輸液	195

ま行

末梢血管抵抗	101
ミルリノン	228
目標志向型治療	318

や行

有効浸透圧	4
尤度比	186
輸液反応性	103

輸液必要性	105

A

ACS	305
AKI	239
APCO	142, 173
APP	306
ARDS	285
arterial pulse contour analysis	142
autoregulation	72, 243

B・C

Berlin 定義	285
CaO_2	57
capillary leakage	40
cardiac function index	152
CARS	212
CIRCI	235
Clinical scenario	249
CO	57
context sensitive	40
Critical DO_2	61

D

DAD	286
distributive shock	77
DO_2	57
driving pressure	288

E

E/A	163
Ea	258
ECMO	299
EDPVR	255
Ees	257
EGDT	218
ESPVR	257

EVLW	151

F

Fick の原理	59
Fick 法	139
Forrester 分類	249
Frank-Starling 曲線	92

G

GDT	318
GEDV	151
global ejection fraction	152
Guyton の静脈還流曲線	87

H・I

heart lung interaction	143
IAH	305
inotropic agents	227
ITBV	151
ITTV	150
IVC 径	160
IVC 呼吸性変動	160
IVC collapsibility index	162
IVC distensibility index	161

L

LAP	123
Lethal DO_2	62
LVEDA	164
LVEDP	92, 123, 256
LVEDV	82, 256

P

PAC	117
PADP	123
PAWP	123
PCO_2 ギャップ	71

索引 **327**

permissive hypercapnia	288
PLR	166, 171
POCUS	167
PTV	150
PV ループ	254
PVR	102

Q・R

qSOFA	214
revised Starling 式	34
ROS-D	180
RUSH プロトコール	167

S

Sepsis-3	214
SIRS	212
Starling の式	33
Starling の法則	4, 7
Stevenson / Nohria 分類	249
stressed volume	87
Surviving Sepsis Campaign	212
SV	58
SvO_2	64
SVR	75, 101
SVV	143

T・U

TMF	163
TPTD	149
TRPG	160
unstressed volume	86

V・W

VALI	287
vasopressor	227
ventricular interdependence	272
VILI	287
VO_2	57
VR	86
VTI	164
West の Zone	135

数字

0.9％生理食塩液	13
1 号液	14
2 号液	15
3 号液	15
4 号液	16
5％ブドウ糖液	13

【著者略歴】

川 上 大 裕（かわかみ　だいすけ）
神戸市立医療センター中央市民病院 集中治療部
Intensive Care Unit（ICU）専属医師
総合内科専門医．集中治療専門医
福岡県北九州市出身．大分大学卒
2009 年　飯塚病院　初期研修医
2011 年　同院　内科専修医，総合診療科
2013 年　神戸市立医療センター中央市民病院　初代集中治療フェロー
2016 年　現職

明日のアクションが変わる
ICU 輸液力の法則　　　Ⓒ

発　行	2019 年 9 月 15 日　1 版 1 刷
	2019 年 10 月 30 日　1 版 2 刷
著　者	川　上　大　裕
発行者	株式会社　中外医学社
	代表取締役　青　木　　滋

〒 162-0805　東京都新宿区矢来町 62
電　話　（03）3268-2701（代）
振替口座　00190-1-98814 番

印刷・製本／三和印刷（株）　　＜MM・HO＞
ISBN978-4-498-16612-7　　Printed in Japan

JCOPY ＜(社)出版者著作権管理機構 委託出版物＞

本書の無断複製は著作権法上での例外を除き禁じられています．
複製される場合は，そのつど事前に，(社)出版者著作権管理機構
（電話 03-5244-5088, FAX 03-5244-5089, e-mail: info@jcopy.
or. jp）の許諾を得てください．